普通高等教育"十二五"规划教材

职业健康与安全工程

主　编　张顺堂　高德华
副主编　吴昌友　刘利军

北　京

冶金工业出版社

2018

内 容 提 要

本书共分 13 章，主要内容包括：安全科学、安全文化与安全系统工程、系统安全分析与评价、职业健康与环境管理、压力管理与应急管理等。全书在简明扼要的理论阐述基础上，引用了大量贴近实际的案例，使本书内容更具实用性和可操作性。

本书不仅可作为高等院校工业工程与安全工程专业的本科生和研究生教材或参考用书，同时也可供从事工业工程、安全工程、机械工程、土木工程等工作的管理人员和技术人员参考，亦可作为各行业在职人员职业健康与安全的培训教材。

图书在版编目(CIP)数据

职业健康与安全工程/张顺堂，高德华主编 . —北京：冶金工业出版社，2013.3 (2018.5 重印)

普通高等教育"十二五"规划教材

ISBN 978-7-5024-6198-0

Ⅰ.①职…　Ⅱ.①张…　②高…　Ⅲ.①劳动卫生—高等学校—教材　②劳动安全—高等学校—教材　Ⅳ.①R13　②X92

中国版本图书馆 CIP 数据核字 (2013) 第 033260 号

出 版 人　谭学余

地　　　址　北京市东城区嵩祝院北巷 39 号　邮编　100009　电话　(010)64027926

网　　　址　www.cnmip.com.cn　电子信箱　yjcbs@cnmip.com.cn

责任编辑　郭冬艳　美术编辑　李 新　版式设计　孙跃红

责任校对　石 静　责任印制　牛晓波

ISBN 978-7-5024-6198-0

冶金工业出版社出版发行；各地新华书店经销；三河市双峰印刷装订有限公司印刷

2013 年 3 月第 1 版，2018 年 5 月第 3 次印刷

787mm×1092mm　1/16；17 印张；408 千字；258 页

36.00 元

冶金工业出版社　投稿电话　(010)64027932　投稿信箱　tougao@cnmip.com.cn

冶金工业出版社营销中心　电话　(010)64044283　传真　(010)64027893

冶金书店　地址　北京市东四西大街 46 号(100010)　电话　(010)65289081(兼传真)

冶金工业出版社天猫旗舰店　yjgycbs.tmall.com

(本书如有印装质量问题，本社营销中心负责退换)

前　言

职业健康与安全管理体系是 20 世纪 80 年代后期在国际上兴起的现代安全生产管理模式，它与 ISO9000 和 ISO14000 等标准体系一并被称为"后工业化时代的管理方法"。而安全工程是一个复杂的系统工程，涉及企业经营的方方面面。对职业病防治与重大事故预防的重视，体现了一个社会文明的程度。因此，我国必须大力推广职业健康与安全管理体系。

当前，我国正处于艰难的社会转型时期，各类重特大事故发生频繁。有统计资料表明，我国有 50 万厂矿存在不同程度的职业危害，实际接触职业危害的职工超过 2500 万人。无论从职业病累计数量、死亡数量还是新增病人数量来说，我国都居世界首位。每年因工伤事故直接损失数十亿元，职业病的损失近百亿，每年因此造成的经济损失达 800 亿元，成千上万的家庭因此受到毁灭性的灾难造成无法治愈的创伤。党的十八大报告中提出："建立健全重大决策社会稳定风险评估机制。强化公共安全体系和企业安全生产基础建设，遏制重特大安全事故。"这体现了国家对职业健康安全的重视。

本书作为工业工程与安全工程的基础性教材，结合作者多年教学体会和研究心得编写而成。内容基础性强，体系完整，案例丰富，注重理论与实践的结合。尤其根据社会发展，与时俱进，增加了"应急管理与应急预案的编制"，"工作压力管理"两章，使得本书更具前沿性。

全书的内容分为职业健康与安全工程两大部分。安全工程部分主要论述安全、相对安全与本质安全的概念，事故模式的四个理论，事故预防与控制的基本法则，安全文化与安全管理的相互关系，安全系统工程的概念与发展；危险源的定义、分类和辨识方法；故障类型及影响分析，事件树分析和事故树的定性与定量分析；系统安全评价原理和评价方法，安全管理流程、手段，安全生产责任制的概念，安全管理组织的构成与设计，安全生产应急救援组织体系构成，应急预案编制，事故调查取证、事故调查组以及事故的原因和责任分析，事故经济损失的划分和计算等。在职业健康部分主要论述了职业病的种类，产生根源。作业场所压力、作业过程与疾病的联系；工人健康的监测等；压力、动力与阻力的关系，员工压力管理的措施，工作压力管理模型，EAP 的工作内容与实施流程，个人如何进行压力管理；职业安全健康管理体系产生、演变、作用与运行模式等。

本书各章节编写分工如下：第 1 章、第 2 章、第 4 章、第 6 章由高德华编写，第 8 章、第 9 章、第 12 章、第 13 章由张顺堂编写，第 3 章、第 10 章由刘刚、黄力波、匡绍龙编写，第 5 章、第 7 章由吴昌友编写，第 11 章由刘利军编写；全书由张顺堂统稿，李艳冰审核校对。此外，马向飞、王丛丛及崔彦秀、秦文晶、杜亚明、张宏源、房信诚等也为本书的顺利完成做了许多工作。在本书编写过程中，编者参考了国内外许多专家和学者的观点，并参阅了大量的文献资料，在此向文献作者一并表示感谢。由于各种原因，书中引用资料未能一一列出。如有疏漏，请及时与编者联系。

限于编者水平，加之时间仓促，书中的疏漏或错误望广大读者批评指正。

编　者
2012 年 12 月

目 录

1 安全与安全科学基础

本章要点：本章讲述了安全的基本含义、安全问题的根源、相对安全与本质安全的定义；实现本质化安全的基本方法，安全科学的产生与发展，安全科学的研究内容，研究领域与研究方法。重点要求掌握安全与安全科学的基本概念。

1.1　安全及安全问题的产生

1.1.1　安全的含义

安全，如果单从字面上来理解，"安"既是指不受威胁、没有危险，可谓之"无危则安"；"全"既是指完满、完整、齐备，或者说没有伤害、没有残缺、没有损坏或损失等，可谓之"无损则全"。那么，安全就是没有危险，不发生事故、灾难，不造成损失、伤害。亦即，安全是指在外界不利因素的作用下，使人的躯体及生理功能免受损伤、毒害和威胁，以及使人不感到惊恐、害怕，并能使人健康、舒适、高效率地工作和生活，参与各种社会活动的存在状态，同时也指能防止各种灾害、损伤、破坏发生的一些客观保障因素或条件。换句话说，人的身心存在的安全状态及其事物保障的安全条件构成了安全的整体。安全，既是指人的身心免受外界（不利）因素影响的存在状态（包括健康状况）及其保障条件。人的身心安全程度及其事物保障的可靠程度构成安全度的概念。

安全又分为狭义安全和广义安全。狭义安全具有技术安全的含义，是指某一领域或系统中的安全，即人们通常所说的某一领域或系统中的安全技术问题。如机械安全、矿业安全、交通安全、消防安全、航空安全、建筑安全、核工业安全等，都属于狭义安全的范畴。广义安全，指的是全民、全社会的安全，是以某一领域或系统为主的技术安全扩展到生产安全、生活安全与生存安全领域，所形成的生产、生活、生存领域的大安全。

此外，还需要注意安全与事故、危险和风险等其他相关概念的区分。安全是从人的身心需要的角度提出的，是针对人以及与人的身心直接或间接相关事物而言的。然而，安全并不能直接被人所感知。能被人直接感知的是事故、危险、风险等。

（1）事故。事故是指人们不希望发生的，导致人员伤亡或疾病、系统或设备损坏、社会财产损失，或环境破坏的意外事件。而广义地讲，人们在实现其目的的行动过程中，突然发生的、违反人意志的、迫使行动暂时或永久停止的一切意外事件，我们都称之为事故。

（2）危险。危险是指可能带来人员伤亡或疾病、系统或设备损坏、社会财产损失，或环境破坏的任何真实的或者潜在的条件。

（3）风险。风险是对事故发生的难易程度（即事故发生的可能性）及其严重程度（后果）的度量。

危险并不等于事故，它只是导致事故的潜在条件；而事故则是已经真实地发生了的人员伤亡、系统或设备损坏、财产损失或环境破坏等。只有在特定的触发事件作用下，危险才可能演变成为事故。而风险体现的则是由于事故而造成的损失。它们三者之间的相互关系如图1-1所示。

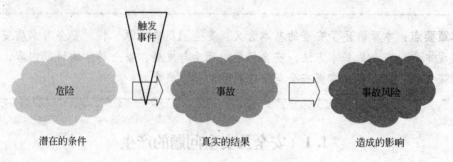

图 1-1　事故、危险与风险的关系

例如，工人可能由于触摸带有高压电的、因绝缘层破损而裸露的电线而触电，这是一种危险，或者叫隐患；工人实际触电事件的发生，就是我们通常所说的触电事故；而这类触电事故的风险大小，则需要从工人触摸到电线发生触电事故的可能性大小以及所造成的后果（如导致工人的身体机能出现损伤甚至死亡）等两个方面来综合衡量。

1.1.2　安全问题的产生

任何事物的发展，都有其自然的和人为的两个流向。一方面，事物总是要遵循自身的动力学作用，有其产生、发展、衰退以及消亡的自然过程，并受到周围环境中一些随机因素的控制和调节。这种自然的发展，可能并不完全符合人们的需要。部分事物在此过程中会产生危害、危险，也就产生了安全问题。另一方面，随着科学技术的发展和社会生产力水平的提高，人类开始不再满足于适应自然，而是开始设法改变事物发展的过程，使其向着有利于人类的方向发展，为人类服务。这就构成了事物发展的人为流向。于是，也就出现了人与自然如何保持协调、相互适应的问题。人类处于不同的社会发展阶段，对自然界或生产、生活系统的改变是不同的，也就出现了不同的安全问题：

（1）在远古的石器时代，由于人类社会的生产力水平极为低下，人类的活动完全依附于自然，人类是大自然的一部分，是一种纯粹的"自然存在物"。这一时期的安全问题也主要来自于自然，比如水灾、雷电、风暴、地震以及野兽的侵袭等。

（2）在农业经济时代，人类开始逐渐摆脱大自然的束缚。但由于在这一时期，人类对客观世界的认识还十分肤浅，与大自然抗争的手段以及可利用的自然资源也十分有限，这一时期的安全问题仍然大多数来自于自然。只有少数人为灾害，如耕作中受到的伤害、由于人为的原因而引起的火灾等。

（3）到了工业时代，随着科学技术的飞速发展和社会生产力水平的提高，人类利用各种技术手段创造了丰富的物质文明和财富，但同时也伴随着新的灾难不断发生。现代高科技的发展更是喜忧参半。科学技术的进步在很大程度上改变了灾害的原有属性，使得许多自然灾害成为人为灾害，使许多原本危害程度轻的灾害上升为人类无法控制、造成巨大损失的灾难。可以这样来说明：人类在 20 世纪所创造的成就多于 100 年前人类所创造的全部，但是 20 世纪人类所经受的灾害事故也比历史上任何一个时期都更为惨重、更加从根本上危及人类的生存。

1.2 安全的相对性与本质安全

1.2.1 安全的相对性

安全具有相对性的特征。世界上只有相对安全，没有绝对安全；只有暂时安全，没有永恒的安全。任何装置（事物）都存在着某些危险性或者潜在的危险性因素，而且人的认识能力、判断能力和控制能力也总是有限的。因此，那种理想化的、"绝对安全"的状态，在客观实际中是不存在的。安全虽然具有明确的对象，有其严格的时间、空间界限，但是在一定的时间、空间条件下，人们只能追求"最适安全"，就是在有限的经济和科技能力状况下，在一定的生理条件和心理素质条件下，通过创造或控制事故、灾害发生的条件来减小事故、灾害发生的概率和规模，将事故、灾害的损失控制在尽可能低的限度内，求得尽可能高的安全度（或者是大多数人允许和可以接受的安全度）。

社会把能够满足大多数人安全需要的最低危险度定为安全指标，只要事故率低于该指标，人们就认为是安全的。例如，美国根据交通事故的统计资料，得出小汽车的交通死亡率为 2.5×10^{-4} 死亡/（人·年），这就意味着每 10 万美国人因乘坐小汽车每年有 25 人死亡的风险率。然而，美国人并没有因为害怕这个风险而放弃使用小汽车。这说明这个风险能够被美国社会所接受，所以，这个风险率就可以作为美国人使用小汽车作为交通工具的安全标准。

但需要说明的是，在不同的社会里，不同的技术条件下、不同的经济环境中，安全指标往往是不同的。而且，随着经济、社会的进一步发展，该指标也会得到不断的提高。所以，从这一角度来讲，可以认为安全是使人们免遭不可接受和承受的危险伤害的状态和条件，如图 1-2 所示。

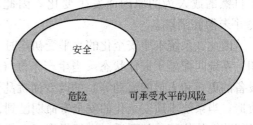

图 1-2 安全与危险的相对性

1.2.2 本质安全及本质安全化

本质安全的理念产生于二次世界大战之后，自 20 世纪中叶以来逐渐成为许多工业发达国家的主流安全理念。一般意义上的本质安全，是指相对于依靠对人的管理实现的安全，工艺过程、机械设备、装置等生产条件的安全才是本质上的安全。这涉及对人和物在事故致因中地位的认识，涉及如何采取措施防止事故发生，以及谁应该对事故负责等一系列重大认识问题。本质安全主张通过工程技术措施消除、控制系统中的危险源，创造安全的生产作业条件。这就要求企业采用先进的、安全的生产工艺、机械设备、装置等，为操作者提供安全的生产作业条件。企业必须承担主要的安全生产责任，保证足够的安全投入以提高企业的本质安全程度。

综合目前国内外研究的现状，对本质安全的定义有狭义与广义之分。狭义上的本质安全是指实现了人的本质安全、物（设备系统）的本质安全等；广义上的本质安全，则是将人、物、环境、管理等诸多要素本质安全的有机融合，是企业安全生产管理工作的综合反映，是生产过程中诸多要素的最佳集合。系统本质安全的实现，需要有以下前提条件：

（1）系统必须具备内在的可靠性。即要达到内在安全性，能够抵抗由于系统内部交互作用的波动而引起的系统性扰动。

（2）系统能够适应环境变化引起的环境性扰动。

（3）本质安全必须能够合理配置系统内外部交互作用的耦合关系，实现系统和谐，这将涉及技术创新、规范制度、法律完善、文化建设等方方面面。

（4）本质安全概念体现了事故成因的整体交互机制。因此，事故预防应该从系统整体入手，最终实现全方位的系统安全。

本质安全化是建立在"本质安全"一词内涵进一步延伸的基础之上的。它一般是针对某一个系统（或设施）而言，是表明该系统的安全技术与安全管理水平已达到了本部门当代的基本要求，系统可以较为安全可靠地运行；但并不表明该系统绝对不会发生事故，其原因是：一方面，本质安全化的程度是相对的，不同的技术经济条件有不同的本质安全化水平，当代本质安全化并不是绝对本质安全化。由于技术经济的原因，系统的许多方面尚未安全化，事故隐患仍然存在，事故发生的可能性并未彻底消除，只是有了将事故损失控制在被接受程度上的可能性。另一方面，生产是一个动态过程，许多情况是事先难以预料的。人的作业还会因健康或心理原因引起某种失误，机具及设备也会因日常检查时未能发现的缺陷产生临时性故障，环境条件也会由于自然的或人为的原因而发生变化。因此，人-机-环境系统日常随机的一般性事故损失并未彻底消除。

因此，系统本质安全化的水平受初建时经济和技术条件的限制。在系统本质安全化初期，系统匹配处于最佳状态。当生产条件（工艺、工序、工步的调整、工作场所的改变、设备的更新和人员的流动等）的改变而扰乱了匹配关系时，应及时对系统本质安全化进行改造。当系统本质安全化的安全寿命期已到，如果不再有经济和安全的价值，不再有继续进行改造的价值，就要适时进行报废，由新一轮系统本质安全化取而代之。此时，也就意味着安全水平的一次新的、飞跃性的提高。

实现本质安全化，要求：（1）安全技术的发展必须超前于生产技术的发展；（2）不断改进防护器具、安全报警装置等安全保护装置；（3）人-设备-环境必须具备相当可靠的质量。

企业的本质安全化模型，如图1-3所示。

（1）设备和机具本质安全化，即选用的设备既要考虑其生产效率，又要考虑安全可靠性。可以定义为"剃须刀"理论，传统的剃须刀刀锋暴露，需具备一定经验的理发师操作，极易划破脸部；后来在刀片两边安装上夹具，操作变得简单，对人的伤害程度受到限制，但稍不注意仍有造成伤害的可能；现在的电动剃须刀，刀片外加上细致结实有弹性的安全网，刀片与皮肤之间有隔层，很难划破皮肤，既是"傻瓜型"又是本质安全型。如果

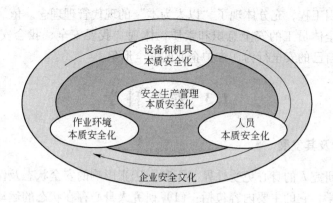

图 1-3 企业本质安全化模型

职工使用的设备和工具都具有本质安全型工具的性能，就可以弥补因人的失误而造成的事故。

（2）作业环境的本质安全化，即生产场所应确保职工的作业安全，在空间、气候等创造舒适安全的环境。可以描述为"桥"理论，过独木桥人很容易掉下去，全凭技巧和胆量、运气。如果是现在的桥面宽阔、护栏高大的钢铁大桥，行人不必小心翼翼，不论是跑还是跳也不会掉下去。这样可以减少事故的发生。

（3）人员的本质安全化，要求操作者有较好的心理、生理、技术素质，即有想（具有强烈的安全意识）、会（安全技能＋专业岗位知识）、能（能遵守制度＋能创造安全环境＋能正确操作设备），要加强本质安全化和法治教育，提高职工的安全科技文化素质。近年来，随着科技的发展，设备的可靠性不断提高，运行环境有了较大改善，因人的失误引起的伤亡事故所占比例呈上升趋势。例如航空事故，20 世纪 60 年代大约 20% 的事故归结于人的失误，90 年代达 90%。所以提高机械化程度，减少人的参与就可以大大减少因人的不可靠性引发的事故灾难。

（4）管理的本质安全化，即科学的安全管理是控制事故的决定性和起主导作用的关键措施。就目前而言，设备和机具的本质安全化受科技、经济等诸多因素制约，本质安全化程度和发展在各行业、不同企业不均衡；作业环境的本质安全化受成本、观念等因素的影响变数很大；人的本质安全化受职工的文化程度、技术水平等影响较大，不同企业人员的本质安全化素质的差异更大。实现企业本质安全化，依靠管理的科学化可弥补以上要素的不足。

传统安全管理的特点是具有强制性、被动性、事后性、经验性；现代的安全管理运用系统工程的原理和方法，注重全面、系统、超前和过程控制。从危险源辨识入手，通过系统的分析、预测、评价，采取相应措施，消除或控制危险因素，使系统达到最佳安全程度。把戴明循环管理法（即 PDCA 法）应用于企业安全管理，是近年来不断成熟的职业安全健康管理体系的核心，让企业安全生产的每一个过程、每一个环节均留下管理的"痕迹"，注重过程控制，实现无缺陷管理。实践证明，国有大中型企业的工伤事故几乎都与管理失误有关。

（5）安全文化，是安全管理的升华和最高层次，是理性的、系统安全管理的基础，是一个深层次的人因工程，充分体现了"以人为本"的现代管理理念。依靠安全文化的潜移默化作用，提高全体员工的安全意识和素质，体现"我要安全、我会安全、我能安全"，使职工自觉规范自己的安全行为，维护企业的安全形象。

1.3　安全科学

1.3.1　安全科学及其发展

安全科学是研究人的身心免受外界（不利）因素影响的安全状态及保障条件的本质及其变化规律的科学，它的主要内容包括：（1）研究人身心存在状态的运动与变化规律，揭示与其相对应的客观因素及转化条件；（2）研究安全的本质，预测、消除或控制各类危险与有害因素，建立安全、舒适、高效的人机环境；（3）研究安全的思维方法和知识体系。

从上述定义可以看出，安全科学具有以下几个方面的主要特征：

（1）安全科学要体现本质安全。现今的安全科学要区别于传统的安全学问，从本质上达到事物或系统的安全最合适化。要做到：变局部分散为整体综合，变事后归纳整理为事前演绎预测，变被动静态受制为主动动态控制。

（2）安全科学要体现理论性和科学性。安全科学不但要研究实现安全目标的技术方法和手段，还要研究安全的理论和策略。它不是简单的经验总结或推测，而要具有科学的理性。

（3）安全科学要体现交叉性。安全科学属于跨自然科学、工程技术和社会、人文科学，多学科交叉、渗透，综合性很强的一门横断科学。这就要求我们必须注重把相关学科的理论和方法综合起来，吸收各个学科的成果，形成安全科学自身的、系统的理论体系。

（4）安全科学要体现研究对象的全面化。安全科学的研究对象应包括人类生存和发展中面临的一切负效应。

（5）安全科学的目的要体现人、经济、环境和技术功能的最优化。

安全科学的产生是人类安全活动和对安全认识发展的必然结果。由于安全活动的特殊性，人类在生产活动及科学实验中对安全的认识长期落后于对生产的认识。伴随着人类社会的发展和生产技术的进步，安全科学的发展历程大致可划分为四个阶段，如表 1-1 所示。

表 1-1　安全科学发展的四个阶段

阶　　段	技术特征	认识论	方法论	安全科学的特点
工业革命前	农牧业、手工业	宿命论	无能为力	人类对自然和人为的事故灾难只能是被动地承受
17 世纪～20 世纪初	蒸汽机时代	局部安全	亡羊补牢、事后型	建立在事故与灾难的经验之上的局部安全意识
20 世纪初～20 世纪 50 年代	电气化时代	系统安全	综合对策、系统工程	建立了事故系统的综合认识
20 世纪50 年代以来	信息化时代	安全系统	本质安全化、预防型	从人-机-环境的本质安全入手，建立安全的生产系统

第一阶段，在工业革命之前农牧业社会，对安全的认识基本上是出于一种原始的、本能的安全条件反射阶段。这一时期，人类所面对的安全问题主要来自于自然界，对安全的认识、理解和追求是自觉性的、模糊的、被动的。

第二阶段，工业革命兴起之后，由于工业革命导致安全事故的快速增长，逐渐进入局部安全的认识阶段。人们开始采用一些专门的安全技术方法来处理生产过程或设备的局部安全问题。安全技术依附于生产，在不同产业的局部领域发展和应用的各种安全技术相互隔离，使人们对安全规律的认识长期停留在分散的、彼此缺乏内在联系的状态。建立在事故统计分析基础上的安全技术是经验型的、"亡羊补牢"、就事论事、事后抢救整改的方法。安全理论主要以事故为研究对象，如事故分类、事故模型、事故致因理论、事故预防理论等。

第三阶段，20世纪初，进入系统安全认识阶段。人们针对某一生产领域开始考虑实现全面、整体的安全，即系统安全。把重点放在危险源控制的整体效应上，通过运用专业技术和管理手段来实施科学型、超前防范型、综合防治型的安全管理。这一时期的安全理论主要是以危险和隐患为研究对象的危险分析和风险管理理论，包括系统分析、风险识别、安全评价、风险控制等理论和方法。

第四阶段，20世纪50年代以来，进入安全系统认识阶段。原来各学科内部产生的安全学科相互交叉和渗透，形成更高层次的、研究人类一切活动过程中的安全问题本质和普遍规律的安全科学技术。对安全的认识也不再局限于生产领域，而是从人的安全需求出发，针对人、物、人与物的关系三方面要素构成的动态安全系统，全方位、全员参与、全过程、一体化地解决具体问题，努力创造安全、舒适、高效的工作和生活环境条件，达到最佳的安全状态。这一时期的安全理论主要是以安全系统为研究对象的安全学理论。

1.3.2 安全科学的研究内容与领域

安全科学是研究事物安全与危险矛盾运动规律的科学，其研究的内容主要包括以下几个方面：

（1）安全科学的基础理论。人类面临的安全问题是各种各样的，各有自身特殊的规律。但它们在本质上又具有一些共性的特征。安全科学的基础理论就是应用现阶段各学科的成就，建立事物共有的安全本质规律。

（2）安全科学的应用理论与技术。研究安全科学的应用理论与技术问题，包括安全系统工程、安全控制工程、安全人机工程、安全管理工程、安全信息工程以及各专业领域的安全理论与技术问题。

（3）安全科学的经济规律。研究安全经济的基本理论、职业伤害事故经济损失规律、安全效益评价理论、安全技术经济管理与决策理论等。

从事故灾害的根源来看，事故灾害是人、技术、环境综合或部分欠缺的产物。从另一角度，人类安全活动所追求的是保护系统中的人、技术、设备及环境。从实现安全的手段上看，除了技术措施，还需要人的合作与环境的协同，因此，安全系统是由人-技术-环境构成的复合系统，如图1-4所示。

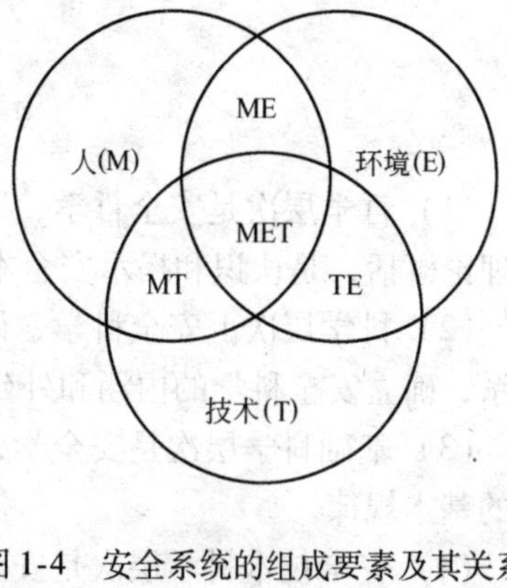

图1-4 安全系统的组成要素及其关系

安全系统包含的7个子系统，概括了安全科学的研究领域：

（1）人子系统（M）：人的安全心理、安全生理、安全教育、安全行为。

（2）环境子系统（E）：既包括劳动卫生环境、防尘、防毒、噪声与振动控制、辐射防护、"三废"治理等物化环境，也包括社会环境，社会伦理，社会经济、体制与管理等理化环境。

（3）技术子系统（T）：可靠性理论（本质安全化），以及防火、防爆、机电安全、运输安全等安全技术。

（4）人-技术子系统（MT）：人机关系，人机设计。

（5）人-环境子系统（ME）：人环境关系、职业病理、作业环境标准。

（6）技术-环境子系统（TE）：环境检测、自动报警与监控、技术风险。

（7）人-技术-环境子系统（MET）：安全系统工程、安全管理工程，安全法学、安全经济学。

1.3.3 安全科学的学科体系

根据安全系统人、技术和环境三要素的不同属性及其相互作用机制，提出安全科学技术的体系结构，如图1-5所示。

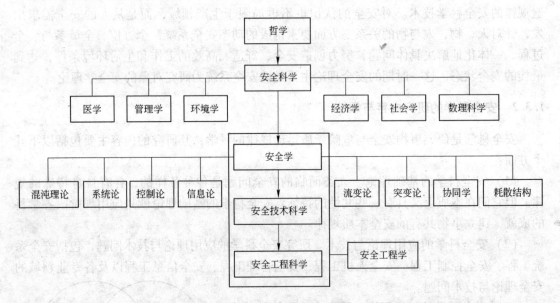

图1-5 安全科学的学科体系层次

（1）哲学层次是安全哲学，即安全观、安全认识论、安全方法论。它是安全科学的最高理论概括，是认识和揭示安全本质的思维方法。

（2）科学层次上安全科学，研究安全的范畴、基本概念、定义及其与其他科学体系的关系，确立安全科学的内涵和外延。

（3）基础科学层次是安全学，包括安全科学的基本原理和研究方法，揭示事物安全运行的基本规律。

（4）安全技术科学层次是安全学结合不同工程学分支而形成的具体技术原理与方法，

并通过不断地实践检验和修正，形成该工程学科分支所特有的安全技术。

（5）工程技术层次是安全工程，运用安全学和安全技术科学直接服务于工程项目的技术方法，包括安全的预测、设计、施工、运转、监控等工程技术。

1.3.4　安全科学的研究方法

安全科学是一个由多个学科相互交叉和渗透、综合性很强的科学分支。它不仅需要借助数学、物理学等基础科学的理论知识，还需要应用心理学、行为科学等学科的研究方法以及系统论、控制论和信息论等现代系统科学的研究思想和工具。面向系统的方法构成了安全科学的主要基础和出发点。对安全系统（即人-机-环境系统）的分析，可以揭示事故的原因，对给定的允许安全度和实际安全状况进行评价和比较。

一般来说，系统分析的常用方法主要有以下两种：

（1）经验的系统分析。通过统计手段和对已发生事故的分析，来确定安全系统的安全度及其相关属性。

（2）理论的系统分析。根据安全系统内不同要素的相互作用，从理论上推断系统的安全度，包括对可能事故的理论分析。

【案例分析 1-1】　温水煮蛙寓言中的安全道理

故事情节：一个寒冷的冬天，一只青蛙跳进了盛有温水的铁锅里，而铁锅下正在生起着小火，刚开始时，青蛙还悠然自得，认为自己找到了一个好归宿，沾沾自喜，无比地自豪。随着时间的推进，等到发觉不妙时，它的体能已随着水温的升高而耗费殆尽，最后，再也跳不出来。

安全寓意：第一、青蛙的场所本该在水塘或禾田之中，而它却跳进了不该去的烧烤着的铁锅里，是"违章"；第二、面对正在升高的温水而悠然自得，对可能导致的灾祸估计不足或根本未察觉，是"麻痹"；第三、身处险境而不自知，是对生命的"不负责任"，最终等待它的结局只有一个——死亡。

习　题

1. 结合身边实际，谈谈你对安全这一概念及其重要性的理解与认识。
2. 登录国家安全监督管理总局（http：//www.chinasafety.gov.cn/）、中国职业安全健康协会（http：//www.cosha.org.cn/）等网站，通过查阅相关资料，了解我国当前安全生产的现状与发展趋势。
3. 举例说明如何理解安全的相对性。
4. 论述本质安全与本质安全化的概念。
5. 查阅相关资料，了解安全科学及其产生与发展的历程。

2 事故致因理论

本章要点：本章定义了事故及其特征，重点论述了事故模式的四个理论，即海因里希的事故因果链锁理论、系统观点理论、轨迹交叉理论和能量转移理论。简述了事故的预防与控制的基本法则，重点是海因里希事故法则。

2.1 事故及其基本特征

2.1.1 事故的含义

我们在前面第 1 章中提到，广义上来讲，事故就是指人们在为实现某种意图或目的而进行的行动过程中，突然发生的、违反人的意志的、迫使行动暂时或永久地停止的一种意外事件。该定义包含了三个层次上的含义：

（1）事故发生的背景，即"为实现某种意图或目的而进行的行动过程"。事故是发生在人类生产和生活活动中一种特殊事件。因此，人们如果要将这些活动按照自己的意图或目的持续下去，就必须采取适当的措施来避免事故的发生。

（2）事故是一种"突然发生的、违反人的意志"的一种意外事件。由于导致事故的原因非常复杂，事故的发生往往具有随机性的特点。人们很难准确地预测什么时间、在什么地点、发生什么类型的事故。因此，事故预防也是一项非常困难的工作。

（3）事故导致的后果，即事故的发生将迫使人们将进行着的生产和生活活动"暂时或永久地停止"。因此说，事故的发生，必然会给人们正常的生产和生活活动带来某种形式的不利影响。

事故又可分为生产事故和非生产事故两大类。由于生产活动是人类一切其他活动的基础，因此，生产事故也是本书所要着重论述的重点。

生产事故是指企业在从事生产经营活动的过程中突然发生的，造成人员伤亡或疾病、系统/设备损坏、社会财产损失，或环境破坏等后果，从而导致原生产经营活动被暂时或永久性地停止的一类意外事件。根据生产事故发生后所导致后果的不同情况，又可以将其划分为人身伤害事故、设备事故和险肇事故等三种类型。其中，人身伤害事故也称为工伤事故。

2.1.2 事故的基本特征

综合事故理论的研究，事故具有以下几个基本特征：

（1）事故的因果性特征。事故的发生，是由一系列相互关联的因素共同作用的结果。

引发事故的原因是多方面的。因此，在对事故进行调查处理的过程中，需要弄清楚哪些是导致事故发生的直接原因和间接原因，哪些是导致事故发生的最根本原因。针对根源寻找有效的对策和措施。

（2）事故的随机性、必然性和规律性特征。事故是指一定的条件下可能发生、也可能不发生的随机事件。由于这一随机性的特征，事故发生的时间、地点以及事故的状态和后果等，都具有很大的偶然性和不确定性。因此，即便完全掌握了事故原因，想要完全杜绝事故的发生也是十分困难的，有时甚至是不可能的。

但另一方面，虽然对于单个的事故，人们往往不易发现其规律，然而，在特定的范围内，如果能够正确地运用一些科学手段或方法（如概率与数理统计方法），我们仍可以从大量事故的外部和表面的联系中找到其内部隐含的决定性的主要关系，略知其大致的必然性、近似的规律性。这也是事故预防的主要依据。

（3）事故的潜在性、再现性和预测性。事故的发生，往往具有随机性的特征。然而，导致事故的危险因素则是长期存在的。随着时间的推移，一旦受到特定事件的触发，这些危险因素就会显现出来，酿成事故。这就是事故的潜在性特征。

事故一经发生，就成为过去。时间是不可逆的，完全相同的事故不会重复出现。然而，如果我们没有真正地了解导致事故的根本原因，并有针对性地采取一些控制措施，类似的事故再次出现就不可避免。

如前所述，人们根据对过去事故规律的认识和经验总结，借助于科学的手段和方法，仍然可以实现对未来可能发生的事故进行预测。并进而采取相应的控制措施，把隐患或危险因素消除在萌芽状态，做到防患于未然。不过需要指出的是，事故预测的难度是远远高于其他预测的。

2.2 事故模式理论

2.2.1 事故模式理论概述

事故模式理论是通过对大量典型事故本质原因的分析，提炼出的事故机理与事故模型。这些机理和模型描述了事故的成因、经过和后果，反映了事故内在的规律性，对于人们认识事故本质，指导事故调查、事故分析及事故预防等有着十分重要的作用和意义。

随着科学技术的发展和人类生产方式的变革，事故的本质规律不断变化，人们对事故的认识也在不断深入，目前，世界上先后出现了十几种具有代表性的事故模式理论和事故模型。其中对我国影响较大的主要有如下几种：

（1）事故因果链锁理论；

（2）系统观点理论；

（3）轨迹交叉理论；

（4）能量转移理论；

（5）事故原点理论；

（6）心理动力理论；

（7）扰动起源事故理论；

（8）事故倾向理论等。

限于篇幅，我们仅对其中的部分事故模式理论和事故模型做简要介绍。要更为详细的论述，读者可查阅相关文献。

2.2.2　海因里希的事故因果链锁理论

美国著名安全工程师海因里希（W. H. Heinrich）在其《工业事故预防》一书中，最早提出了事故因果链锁理论（也称为多米诺骨牌理论），用以阐明导致伤害事故的各种因素之间以及这些因素与事故之间的关系。该理论的核心思想是：伤害事故的发生并不是一个孤立的事件，而是由一系列互为因果的原因事件相继发生所导致的结果。根据海因里希的理论，伤害事故的因果链锁过程主要包括以下五种因素：

（1）社会环境及先天的遗传因素（M）。社会环境及先天的遗传因素是造成人性格存在缺陷的原因。社会环境可能妨碍人安全素质的培养，助长一些不良性格的发展；而先天的遗传因素则可能是造成人粗鲁、固执等不良性格的根源。因此，该因素是事故因果链上的最基本因素。

（2）人的缺点（P）。由于社会环境及先天的遗传因素造成的人的缺点，是导致人的不安全行为和物的不安全状态的原因。这些缺点既包括诸如粗鲁、固执、轻率等先天上的性格缺陷，也包括诸如安全生产知识或技能欠缺等后天上的不足。

（3）人的不安全行为或物的不安全状态（H）。所谓人的不安全行为与物的不安全状态，是指那些曾经引起事故或者可能引起事故的人的行为，或机械、物质的状态。它们是造成事故的最直接原因。

（4）事故（D）。这里的事故是指物体、物质或放射线等由于失去控制而作用于人体，使人受到或可能受到伤害的一类意外性事件。

（5）人员的伤害（A）。即由事故直接产生的人身伤害后果。

海因里希认为，工业伤害事故的发生、发展过程，可以描述为以上五种因素的因果关系链：

（1）人员的伤害（A）的发生是事故（D）的结果。

（2）事故（D）的发生，是由于人的不安全行为或者物的不安全状态（H）所致。

（3）人的不安全行为或物的不安全状态（H），是由于人的缺点（P）造成的。

（4）人的缺点（P），起源于不良的社会环境或先天的遗传因素（M）。

人们通常用多米诺骨牌来形象地描述这一事故因果链锁关系，如图2-1所示。如果某一块骨牌倒下（意味着原因要素的出现），则将发生连锁反应，后面的骨牌相继被碰倒（各因素的相继发生）。

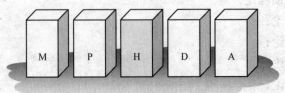

图 2-1　海因里希事故因果链锁理论模型

海因里希事故因果链锁理论确立了正确分析事故致因的事件链这一重要概念，简单、明了、直观显示了事故发生的因果关系。该理论的积极意义在于：只要抽去因果链锁中的任意一块骨牌，即可破坏事故链的因果关系，阻断事故发生与发展的进程。海因里希强调，企业安全的中心工作就是要移去 H 牌——防止人的不安全行为或物的不安全状态，从而阻止事故的发生。

然而事实上，各骨牌（要素）之间的联系并不是单一的，具有随机性、复杂性的特征。海因里希事故因果链锁理论的不足之处就在于把事故致因的事件链描述得过于绝对化和简单化，而且过多地考虑了人的因素。尽管如此，该理论模型由于其形象化和在事故致因理论研究中的先导作用，因而有着重要的历史地位。

2.2.3 系统观点理论

系统观点理论把人、机和环境作为一个系统（整体），研究人-机-环境之间的相互作用，反馈和调整，从中发现事故的致因，揭示预防事故的途径。该理论着眼于下列问题的研究：

（1）机械的运行情况和环境的状况如何，是否正常？

（2）人的特性（生理、心理、知识技能）如何，是否正常？

（3）人对系统中的危险信号的感知，认识理解和行为响应如何？

（4）机械的特性与人的特性是否相容？

（5）人的行为响应时间与系统允许的响应时间是否相容？

……

在这些问题中，又特别关注对人的特性的研究，如：

（1）人对机械和环境状态变化信息的感觉和察觉怎样？

（2）对这些信息的认识和理解怎样？

（3）采取适当响应行动的知识怎样？

（4）面临危险时的决策怎样？

（5）响应行动的速度和准确性怎样？

……

系统观点理论认为，事故的发生是来自人的行为与机械特性间的失配或不协调，是多种因素互相作用的结果。该理论有许多种事故致因模型，其中比较具有代表性的是美国人瑟利（J. Surry）在 1969 年提出的瑟利模型。该模型根据人的认知过程对事故致因进行分析，把事故的发生过程分为危险出现和危险释放两个阶段，这两个阶段各自包括一组类似认知信息处理过程，即感觉、认识和行为响应，如图 2-2 所示。

首先，在危险出现阶段，如果人的信息处理的每个环节都正确，危险就能被消除或得到控制；反之，就会使操作者直接面临危险。然后，在危险释放阶段，如果人的信息处理过程的各个环节都是正确的，则虽然面临已经显现出来的危险，但仍然可以避免危险释放出来，不会带来伤害或损害；反之，危险就会转化成伤害或损害。

该模型从人、机、环境的综合上，对危险从潜在到显现、从而导致事故和伤害或损害的过程进行了深入细致地分析，给人以多方面的启示。比如，为了防止事故，关键之一就在于对危险的发现与识别。这涉及操作者的感知能力、环境的干扰、危险相关的知识和技

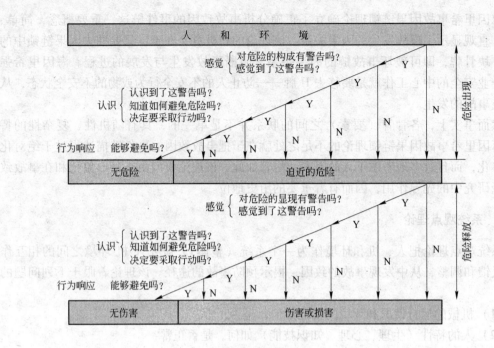

图 2-2　瑟利模型

能等。因此，对安全管理的改善就应该致力于这些方面问题的解决：如人员的选拔和培训、作业环境的改善、监控报警装置的设置等等。

2.2.4　轨迹交叉理论

　　轨迹交叉理论的基本思想是：伤害事故是由许多相互关联的事件顺序发展的结果。这些事件可概括为人和物（包括环境）两大发展系列。当人的不安全行为和物的不安全状态在各自发展过程中，在一定的时间和空间内发生接触（交叉），能量"逆流"于人体时，伤害事故就会发生。而人的不安全行为和物的不安全状态之所以产生和发展，又是多种因素作用的结果，如图 2-3 所示。

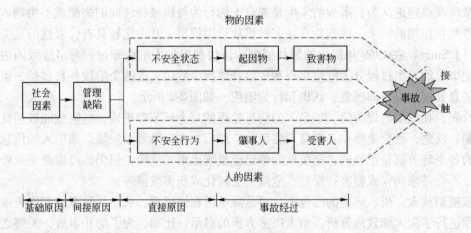

图 2-3　轨迹交叉理论模型

  轨迹交叉理论反映了绝大多数事故的情况。按照这一理论模型，人的不安全行为和物的不安全状态是导致事故的最直接原因。通过加强安全教育和安全技能培训、进行科学的安全管理等措施来控制人的不安全行为，或者通过改进生产工艺、设置有效的安全防护装置等措施来根除生产过程中的危险条件，消除生产作业重物的不安全状态，使人与物两大发展轨迹避免交叉，可以有效地防止事故的发生。

2.2.5　能量转移理论

  在人类社会生产和生活活动中，往往需要涉及各种形式的能量，如机械能、热能、电能、电离辐射、化学能、生物能等。正常的生产过程中，必须对能量采取各种措施进行有效的控制，使其按照人们的意愿流动、转换和做功，以实现生产的目的。如果由于某种原因，能量由于失去控制而发生异常或意外的释放，就有可能导致事故。从能量的观点出发，美国安全专家哈登（Haddon）等人把事故的本质定义为：事故是能量的不正常转移。如果意外释放的能量作用于人体，并超过了人体的承受能力，则人体将受到伤害；如果意外释放的能量作用于设备或建筑物，并且超过了它们的抵抗能力，则将造成设备或建筑物的损坏。

  由能量引起的人身伤害，大致分为两大类：一类为人体由于受到超过其承受能力的各种形式能量的作用而造成的伤害；另一类是由于人体与外界能量交换受到影响而造成的伤害，如表 2-1 和表 2-2 所示。

表 2-1　能量类型与伤害

能量类型	造成的伤害	举例
机械能	刺伤、割伤、撕裂、挤压皮肤和肌肉、骨折、内部器官损伤	物体打击、车辆伤害、机械伤害、起重伤害、高处坠落、坍塌、冒顶片帮、放炮、火药爆炸、瓦斯爆炸、锅炉爆炸、压力容器爆炸等
热能	皮肤发炎、烧伤、烧焦、焚化、伤及全身	灼伤、火灾
电能	干扰神经-肌肉功能、电伤	触电
电离辐射	细胞和亚细胞成分与功能的破坏	辐射装置泄漏、核材料临界事故、放射性废物污染
化学能	化学性皮炎及烧伤、致癌、致遗传突变、致畸胎、急性中毒、窒息	中毒和窒息、火灾

表 2-2　影响能量交换的类型与伤害

影响能量交换的类型	造成的伤害	举例
氧的利用	局部或全身生理损害	中毒和窒息
其他	局部或全身生理损害（冻伤、冻死）、热痉挛、热衰竭、热昏迷	

  与其他事故模式理论相比，能量转移理论的优点在于：一是把伤亡事故的直接原因归结于各种能量对人体的伤害，从而决定了将对能量源及能量传送装置的控制作为防止或减少伤害事故发生的最佳手段这一原则；二是依据该理论建立的伤亡事故统计分类方法，可以对伤亡事故的类型和性质等作出全面、系统地概括和阐述。

2.3　事故的预防与控制

2.3.1　海因里希事故法则

海因里希事故法则又称 1∶29∶300 法则，是由美国安全工程师海因里希 (H. W. Heinrich) 对 55 万起工伤事故进行统计分析的基础上提出的，即：在每 330 起事故中，会造成死亡或重伤事故 1 起，轻伤或微伤事故 29 起，无伤事故 300 起，如图 2-4 所示。这一有关事故的统计规律，得到了安全界的普遍认同。

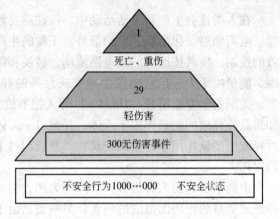

该事故法则告诉人们：若不对现实中广泛存在的人的不安全行为和物的不安全状态进行有效的控制，就有可能形成 300 起无伤害的虚惊事件，而这 300 起无伤害虚惊事件的控制失效，则有可能出现 29 起轻伤害事故，直至最终导致死亡或重伤事故的出现。因此，如果要消除 1 起死亡或重伤事故以及 29 起轻伤或微伤事故，就必须首先消除 300 起无伤事故。

图 2-4　海因里希事故法则

也就是说，防止灾害事故发生的关键，在于必须从基础上抓好安全工作。如果安全的基础工作做得不好，导致小事故接连不断，就很难避免重大事故的发生。

将海因里希事故法则应用于企业安全生产管理，我们可得到以下几点启示：第一，任何一起事故都有其发生与发展的原因，并且是有征兆的；第二，企业生产活动是可以控制的，事故是可以避免的；第三，该事故法则可以为企业管理者提供一种安全生产管理的方法，用以及时发现事故的征兆并进行控制。

利用海因里希事故法则进行安全生产管理的主要步骤如下：

（1）生产过程程序化。只有实现生产过程的程序化，才能使整个生产过程都变得可以考量，这是发现事故征兆的前提。

（2）划分责任。对每一个程序都要划分相应的责任，并落实到人；要让他们认识到安全生产的重要意义。

（3）找出可能发生事故的程序点。根据生产程序，列出每一个可能发生事故的程序点及事故征兆，培养员工对事故先兆的敏感性和警觉性。

（4）定期检查。在每一个程序上，都要制定相应的检查制度，并监督实施，以及早发现事故的征兆。

（5）及时报告隐患。在任何程序上，一旦发现生产事故的隐患，就要及时报告、及早排除。

（6）重视小事故。在生产过程中，如果总有一些小事故发生，即便避免不了，也应引起足够的重视并及时进行排除。如果当事人无法排除，应向有关负责人报告，以便找出这些小事故背后的隐患，避免更大事故的发生。

2.3.2 事故预防与控制的原则

美国安全工程师海因里希通过对美国 75000 起工业伤害事故的调查分析发现：大约占总数 98% 的事故都是可以预防的，而只有 2% 的事故超出了人能力所能达到的范围，是不可预防的。在这些可预防的工业事故中，以人的不安全行为作为主要原因的事故有 88%，以物的不安全状态为主要原因的事故占 10%，如图 2-5 所示。

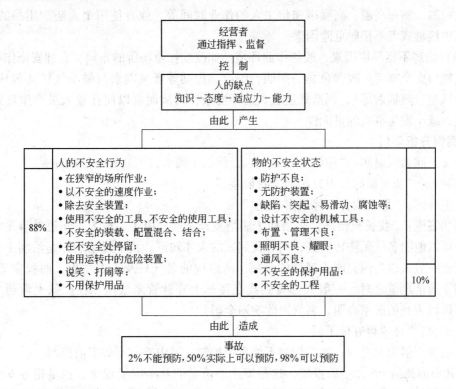

图 2-5　海因里希关于事故的原因分析

结合海因里希的研究，我们给出事故预防与控制的原则如下：

（1）以人为本，提高人的可靠性，控制事故。在由人、机、环境等要素组成的安全系统中，人始终起着主导性的作用。有统计资料表明，70% ~75% 的伤亡事故都是由人的违章指挥、违章操作等原因引起的。以人为本，通过对上岗作业人员的选拔、心理素质和安全知识技能的培训以及必要的监控手段等措施来提高人的可靠性，已成为控制人的不安全行为，减少伤亡事故发生的有效方法。

（2）采用危险控制技术，对危险源实施分级控制。根据危险源意外释放能量的大小，可将其可能造成的危险划分为可容许的、尽可能降低的与不容许的三种。对于可容许的危险，我们暂时可以不必采取措施，但对于后两者，则应当根据实际情况尽可能地采取措施，或立即采取措施。

1）消除危险。即通过选择适当的设计方案、工艺过程或者原材料，来彻底消除生产工艺过程或设备中存在的危险因素，实现物的本质安全。例如，用不可燃材料来代替可燃材料，以防止火灾；用液压系统代替气压和电气系统，既可避免压力容器或管线破裂造成冲击波，又可防止电气事故的发生等。

2）降低危险。在一些危险因素不能被根除的情况下，可以通过实施工艺改革，用低毒、低燃性物质来代替高毒、高燃性物质，或者通过附加安全防护装置、将危险源与操作者相隔离等办法，来对危险因素进行限制。例如，对进入油库的人员作禁止烟火的规定，就是把可燃物、助燃物与火源分开，以防止火灾的发生等。

3）限制危险。通过采取一些工程技术措施或管理措施，如对有爆炸危险的锅炉实现自动化控制、缩短高温、高噪声岗位工人的作业时间等，或者使用个人防护用品的方法，使工人少接触或者不接触危险因素。

（3）治理不良环境因素，改善作业环境。如改变作业场所的布局，合理安排作业者的作业区域与安全宽度；改善色彩、照明、噪声、振动等环境因素与微小气候（包括温度、湿度、风速、热辐射等），创造舒适宜人的环境条件，从而可以使作业人员产生良好的健康心理，减小发生事故的可能性。

【案例分析 2-1】

魏文王问名医扁鹊："你们家兄弟三人，都精于医术，到底哪一位最好呢?"

扁鹊答："长兄最好，中兄次之，我最差。"

文王再问："那么为什么你最出名呢?"

扁鹊答说："我长兄治病，是治病于病情发作之前。由于一般人不知道他事先能铲除病因，所以他的名气无法传出去，只有我们家的人才知道。我中兄治病，是治病于病情初起之时。一般人以为他只能治轻微的小病，所以他的名气只及于本乡里。而我扁鹊治病，是治病于病情严重之时。一般人都看到我在经脉上穿针管来放血、在皮肤上敷药等大手术，所以以为我的医术高明，名气因此响遍全国。"

文王说："你说得好极了。"

小故事折射出大道理：事后控制不如事中控制，事中控制不如事前控制。

1 元事前预防 = 5 元事后投资，这是安全经济学的基本定量规律，也是指导安全经济活动的重要基础，同时也告诉我们：预防性的"投入产出比"大大高于事故整改的"产出比"。工业实践安全效益的"金字塔法则"也告诉我们：设计时考虑 1 分的安全性，相当于加工和制造时的 10 分安全性效果，而能达到运行或投产时的 1000 分安全性效果。

习　题

1. 如何理解事故的概念及其相关特性？
2. 比较几种常见事故模式模型具有哪些相同点和不同点。
3. 论述海因里希事故法则的基本思想，及其对事故预防的重要意义。
4. 查阅相关资料，并结合自身边实际论述事故预防的重要现实意义；如何在企业安全生产管理中实现对事故的预防，切实做到"防患于未然"？

3 安全文化

本章要点：本章讲述了安全文化的起源、内涵、层次和功能，介绍了企业安全文化建设的特点、意义、内容、步骤和评价。

3.1 安全文化概述

3.1.1 安全文化的概念

要对安全文化下定义，首先需要理解文化的概念。

目前，有关文化的概念有 100 余种。在各自不同的应用领域，人们根据不同的应用目的，从众多不同的角度给出了对文化的理解和定义。例如，根据美国社会学家克罗伯在 20 世纪 50 年代提出的观点，文化至少应包含如下五个层次的含义：

（1）"文化应当包括行为的模式和指导行为的模式"，亦即已经习惯的或者是已经成形的一种行为模式。

（2）"这个模式不论是内涵还是外延都是由后天学习得来的"。不会有一个人自然而然地形成一种文化，肯定是通过一些学习、模仿、熏陶才能形成一种行为的规范、行为的方式。

（3）"行为模式和指导行为的模式的人工物化品也属文化"。比如说一本书，一个录像带，类似这样的产品，它是规范人行为的，所以这种物化产品也属于文化。

（4）"历史上形成的价值观是文化的核心，是不同质文化的区别"。价值观是一种或者明确或者隐含的观念，这种观念制约着人类生存的一切选择，一切愿望及其行为的方法和目标。一个文化和另一个文化的区别，最容易的就是从他的核心价值观去判断。

（5）文化系统既是限制人类活动的原因，又是人类活动的产物和结果。也就是说文化是建设出来的。

关于安全文化这一概念，国内外的许多学者也给出了许多不同的定义。按照国际核安全咨询组（INSAG）的定义，安全文化是指"单位和个人所具有的有关安全素质和态度的总和"。安全文化就是人们可接受行为的价值、标准、道德和准则的统一体，体现为个人和群体对安全的态度、思维程度及采取的行动方式。它建立一种超出一切之上的观念，即核电厂的安全问题由于它的重要性而要保证得到应有的重视。

由此，可以认为安全文化是安全价值观与安全行为准则的总和。这其中，安全价值观是指安全文化的核心结构，安全行为准则是指安全文化的表层结构。也就是说，安全文化就是以安全第一、生命至上为核心价值观，这种价值观体现为企业和企业中的每一个人大家共同持有的态度、意识、行为特征，这就叫安全文化。

安全文化由两个部分构成。一个是组织（企业）的安全素质，一个是个人的安全素质，两个部分之间存在着相对独立又相互融合、相互影响的关系。

组织的安全素质是指，作为组织行为建立的安全管理机制、安全政策、管理活动、风气、氛围、物态环境等所传达表现出的安全理念、安全态度和行为特征；个人的安全素质是指，作为决策者、管理者或者一般员工的每个组织成员个人所具有的安全理念、安全态度和行为特征。

作为组织的一员，每个人自身的安全素质水平，尤其是作为决策者和管理者的个人安全素质，必然会通过参与的组织活动和组织行为影响到组织的安全素质水平。反过来，组织的安全素质水平也会影响每个人的安全素质水平。同样，两者之间的安全素质在相互影响过程中，在某些方面相互融合。一个决策者或者管理者的安全素质，决定着他的思维习惯和认识水平，并支配他的决策和管理行为。这种行为和决策的结果，可成为组织的安全素质特征。每个成员的安全素质最终又表现为组织整体的安全素质。

3.1.2　安全文化的起源

安全文化自古以来就有。但实际上这个名词或者概念的提出，则是源自 20 世纪 80 年代的国际核工业领域。1986 年，由国际原子能机构主持召开的"切尔诺贝利核电站事故后评审会"认识到了"核安全文化"对核工业事故的影响。当年，美国 NASA 机构把安全文化应用到航空航天的安全管理中。1988 年，在其"核电的基本原则"中将安全文化的概念作为一种重要的管理原则予以落实，并逐渐渗透到核电厂以及相关的核电保障领域。其后，国际原子能机构在 1991 年编写的"75—INSAG—4"评审报告中，首次定义了"安全文化"的概念，并建立了一套核安全文化建设的思想和策略。

我国核工业总公司不失时机地跟踪国际核工业安全的发展，把国际原子能机构的研究成果和安全理念引入国内。1992 年，《核安全文化》一书的中文版得以出版。1993 年，我国原劳动部部长李伯勇同志指出："要把安全工作提高到安全文化的高度来认识"。在此基础上，我国安全科学界把这一高技术领域的思想引入了传统产业，把核安全文化深化到一般安全生产与安全生活领域，从而形成一般意义上的安全文化。安全文化从核安全文化、航空航天安全文化等，拓展到全民安全文化。

安全文化的发展，大致可划分为以下四个阶段：

（1）17 世纪前，人类安全观念是宿命论的，行为特征是被动承受型的，这是人类古代安全文化的特征。

（2）17 世纪末期至 20 世纪初，人类的安全观念提高到经验论水平，行为方式有了"事后弥补"的特征；这种由被动式的行为方式变为主动式的行为方式，由无意识变为有意识的安全观念，不能说不是一种进步。

（3）20 世纪初至 20 世纪 50 年代，随着工业社会的发展和技术的不断进步，人类的安全认识论进入了系统论阶段，从而在方法论上能够推行安全生产与安全生活的综合型对策，进入了近代的安全文化阶段。

（4）20 世纪 50 年代以来，伴随大量高新技术的不断发展与应用，如宇航技术、核技术的利用、信息化社会的出现，人类的安全认识论进入了本质论阶段，超前预防型成为现代安全文化的主要特征；这一高技术领域的安全思想和方法论在很大程度上推进了传统产业和技术领域的安全手段及对策的进步。

人类安全文化的发展脉络，如表3-1所示。

表 3-1 人类安全文化的发展脉络

时代的安全文化	观念特征	行为特征
古代安全文化	宿命论	被动承受型
近代安全文化	经验论	亡羊补牢，事后型
现代安全文化	系统论	人机环对策，综合型
发展的安全文化	本质论	超前、预防型

对安全文化理论和实践的认识和研究是一项长期的任务，随着人们对安全文化的理解和自觉地运用实践，人类安全文化的内涵必定会丰富起来；社会安全文化的整体水平也将得到不断提高；企业通过建设安全文化提升员工安全素质、创造有效预防事故的人文氛围和物化条件的效果将会进一步显现。

3.1.3 安全文化的层次结构

一个企业的安全文化是企业在长期安全生产和经营活动中逐步培育形成的、具有本企业特点、为全体员工认可遵循并不断创新的观念、行为、环境、物态条件的总和。企业安全文化包括保护员工在从事生产经营活动中的身心安全与健康，既包括无损、无害、不伤、不亡的物质条件和作业环境，也包括员工对安全的意识、信念、价值观、经营思想、道德规范、企业安全激励进取精神等安全的精神因素。广义的安全文化的层次结构，由表及里包括了安全物质文化、安全制度文化和安全教育文化、安全精神文化，如图3-1所示。

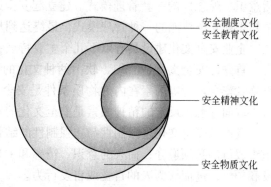

图 3-1 安全文化的层次结构

（1）表层：安全物质文化。安全物质文化是社会生产、生活、文化、娱乐各方面的安全环境、安全条件、安全设施等物质要素的总和。它居于安全文化的表层，是安全文化的物质载体，是安全文化的基础、实质和根本。

（2）核心层：安全精神文化。安全精神文化是指为社会成员所共同遵守的、用于指导和支配人们行为的意识观念，诸如理想信念、价值观念、法律意识、道德规范、心理行为习惯等多种意识形态。它是安全文化的核心，是所有社会成员安全理念、安全价值观念和价值取向的灵魂和源泉，在文化体系中起主导作用。

（3）中介层包括两方面的内容：

1）安全制度文化。安全制度文化是协调生产关系、规范组织和个体行为的各项法规和制度。它介于安全文化的核心层和表层之间，是安全物质文化和安全精神文化的载体，在体系中发挥着协调、保障、制约和促进的作用。

2）安全教育文化。安全教育文化是通过各种形式的教育活动影响人们的思想观念和道德品质，增进人们的知识和技能。它是居于物质层与制度层、精神层之间的转换层，在安全文化结构中最能表现出人的本质主体地位及主观能动性的自我调节和自我规范特性。安全教育文化源于生产层的人的本质发展要求转换为管理制度和价值观理论，并通过制度文化和精神文化来实现。同时又使安全制度文化及安全价值观念的理论认识和理性规范要求，通过安全教育文化转换为物质生产层的人的本质的内在素质，使之与他人相互协作，更好地发挥个体的特殊行为能力。

安全文化作为文化的一个特殊分支，是人类在获取生产资料和生活资料的实践活动中，为维护自身免受意外伤害而创造的各类物质产品及意识领域成果的总和。安全文化与生活的结合形成社会发展秩序，安全文化与企业生产经营活动的结合形成经济实力，这一点正在被社会和企业的发展实践所证实。

3.2 企业安全文化建设

3.2.1 企业安全文化建设的特点及现实意义

对于企业来讲，安全文化建设不妨理解为一套针对个人安全行为和群体安全行为（包括意识、观念）的一套管理模式。建立起安全第一、安全永远优先，大家都具备相应的安全知识和安全技能的一种管理模式，最终达到从根本上杜绝事故的目的。

企业安全文化建设具有以下几个主要特点：

首先，安全文化是"硬、软"两种文化的结合。包括安全设计、安全生产、安全设备设施及安全环境等因素在内的物质条件是安全文化的硬件；而人的道德规范、价值观念、行为取向等意识反常的精神因素是安全文化的软件。

其次，安全文化是强制性与非强制性的结合。管理制度、行为准则是强制地要求每个组织成员都必须遵守；而人的意识、情感和主观能动作用又可以通过精神力量去暗示、启发和领悟，进而成为人的自觉或自发行为。

再次，安全文化是普遍性与独特性的结合。安全文化追求的安全价值观念体现了普遍的安全文化特征；而每个领域、每个时期、每个行业的个性特点，使得安全文化又呈现出多姿多彩的独特特征。

搞好安全文化建设，对于企业来讲，具有以下四个方面的重要现实意义：

（1）建设安全文化是企业文化建设发展的需要。企业安全文化是企业文化的重要组成部分，企业安全文化建设依赖于企业文化的发展；同时，安全文化的发展又推动了企业文化的进一步向前发展。

（2）加强安全文化建设是企业生存发展的需要。加强企业安全文化建设，营造浓厚的安全氛围，实行安全自主管理，良好的安全生产环境才能形成。

（3）加强安全文化建设是企业安全生产管理向深层次发展的需要。要保证人的行为、设施和设计等物态和生产环境的安全性，更好地预防事故的发生，达到安全生产的目的，就需要从人的基本素质出发，建立起以"人"为核心内容的企业安全文化新对策和手段，进行系统的安全文化建设。有了这个保障，企业的安全生产管理才能实现规范化、科学化，才能够有效控制事故的发生，从而实现安全生产长周期良性循环发展。

（4）加强安全文化建设是保持国家稳定、经济持续发展的重要前提。建设好企业的安全文化是企业安全生产的重要前提和保障。做好安全文化工作，关系到人民群众的生命财产安全，关系到社会的稳定和经济的健康发展。

3.2.2 企业安全文化建设的内容

根据对安全文化的概念及其内涵的理解，企业安全文化建设应涵盖以下四个方面的主要内容：

（1）建立"安全第一、预防为主"的安全观念文化。安全观念是对安全活动、安全行为、安全环境、安全事物、安全标准、安全原则、安全现实条件等的基本态度和观点的总和，是人们安全行为的基础和准则。当代我们需要建立"安全第一、预防为主"的观念、安全也是生产力的观点、安全就是效益的观点、安全性是生活质量的观点、风险最小化的观点、最行之有效安全性的观点、安全超前的观点、安全管理科学化的观点等，同时需要树立自我保护的意识、保险的意识、防患于未然的意识等。

（2）建立规范有序、遵章守纪的安全行为文化。行为既是时代文化的反映，同时又作用于和改变社会的文化。现代工业社会，我们需要发展的安全行为文化是：进行科学的安全思维、强化高质量的安全学习、执行严格的安全规范、进行科学的安全指挥、掌握必需的应急自救技能、进行合理的安全操作，等等。

（3）建立稳定可靠、标准规范的安全物质文化。物质是文化的体现，又是文化发展的基础。生产中的安全物质文化体现在：一是生产技术、生活方式与生产工艺的本质安全性，二是生产和生活中所使用的技术和工具等人造物及与自然相适应有关的安全装置、用品等物态本身的可靠性。

（4）建立健全完善、切实可行的安全制度文化。从建立法制观念、强化法制意识、端正法制态度，到科学地制定法规、标准和规章，严格地执法程度和自觉地执法行为等。同时，还包括行政手段的改善和合理化、经济手段的建立与强化等等。只有建立了合理的规章制度，每一个员工都受到它的约束，才能形成良好的安全文化，确保安全生产。

企业在安全文化建设过程中，应充分考虑自身内部和外部的文化特征，引导全体员工的安全态度和安全行为，实现在法律和政府监管要求基础上的安全自我约束，通过全员参与实现企业安全生产水平持续提高。

企业安全文化建设基本要素包括：

（1）安全承诺。企业应建立包括安全价值观、安全愿景、安全使命和安全目标等在内的安全承诺。安全承诺应做到切合企业特点和实际，反映共同安全志向；明确安全问题在组织内部具有最高优先权；声明所有与企业安全有关的重要活动都追求卓越；含义清晰明了，并被全体员工和相关方知晓和理解。必要时，企业还应要求供应商、承包商等相关方提供相应的安全承诺。

在企业安全文化建设的过程中，领导者的职责主要有：提供安全工作的领导力，坚持保守决策，以有形的方式表达对安全的关注；在安全生产上真正投入时间和资源；制定安全发展的战略规划，以推动安全承诺的实施；接受培训，在与企业相关的安全事务上具有必要的能力；授权组织的各级管理者和员工参与安全生产工作，积极质疑安全问题；安排对安全实践或实施过程的定期审查；与相关方进行沟通和合作。

各级管理者的职责主要有：清晰界定全体员工的岗位安全责任；确保所有与安全相关的活动均采用了安全的工作方法；确保全体员工充分理解并胜任所承担的工作；鼓励和肯定在安全方面的良好态度，注重从差错中学习和获益；在追求卓越的安全绩效、质疑安全问题方面以身作则；接受培训，在推进和辅导员工改进安全绩效上具有必要的能力；保持与相关方的交流合作，促进组织部门之间的沟通与协作。

所有员工的职责主要有：在本职工作上始终采取安全的方法；对任何与安全相关的工作保持质疑的态度；对任何安全异常和事件保持警觉并主动报告；接受培训，在岗位工作中具有改进安全绩效的能力；与管理者和其他员工进行必要的沟通。

（2）行为规范与程序。企业内部的行为规范是企业安全承诺的具体体现和安全文化建设的基础要求。企业应确保拥有能够达到和维持安全绩效的管理系统，建立清晰界定的组织结构和安全职责体系，有效控制全体员工的行为。行为规范的建立和执行应做到：体现企业的安全承诺；明确各级各岗位人员在安全生产工作中的职责与权限；细化有关安全生产的各项规章制度和操作程序；行为规范的执行者参与规范系统的建立，熟知自己在组织中的安全角色和责任；由正式文件予以发布；引导员工理解和接受建立行为规范的必要性，知晓由于不遵守规范所引发的潜在不利后果；通过各级管理者或被授权者观测员工行为，实施有效监控和缺陷纠正；广泛听取员工意见，建立持续改进机制。

在行为规范中，程序是其重要的组成部分。企业应通过建立必要的程序，来实现对与安全相关的所有活动进行有效控制的目的。程序的建立和执行应做到：识别并说明主要的风险，简单易懂，便于操作；程序的使用者（必要时包括承包商）参与程序的制定和改进过程，并应清楚理解不遵守程序可导致的潜在不利后果；由正式文件予以发布；通过强化培训，向员工阐明在程序中给出特殊要求的原因；对程序的有效执行保持警觉，即使在生产经营压力很大时，也不能容忍走捷径和违反程序；鼓励员工对程序的执行保持质疑的安全态度，必要时采取更加保守的行动并寻求帮助。

（3）安全行为激励。企业在审查和评估自身安全绩效时，除使用事故发生率等消极指标外，还应使用旨在对安全绩效给予直接认可的积极指标。员工应该受到鼓励，在任何时间和地点，挑战所遇到的潜在不安全实践，并识别所存在的安全缺陷。对员工所识别的安全缺陷，企业应给予及时处理和反馈。

企业应建立员工安全绩效评估系统，建立将安全绩效与工作业绩相结合的奖励制度。审慎对待员工的差错，应避免过多关注错误本身，应以吸取经验教训为目的。应仔细权衡惩罚措施，避免因处罚而导致员工隐瞒错误。企业宜在组织内部树立安全榜样或典范，发挥安全行为和安全态度的示范作用。

（4）安全信息传播与沟通。企业应建立安全信息传播系统，综合利用各种传播途径和方式，提高传播效果。企业应优化安全信息的传播内容，将组织内部有关安全的经验、实践和概念作为传播内容的组成部分。企业应就安全事项建立良好的沟通程序，确保企业与政府监管机构和相关方、各级管理者与员工、员工相互之间的沟通。沟通应满足：确认有关安全事项的信息已经发送，并被接受方所接收和理解；涉及安全事件的沟通信息应真实、开放；每个员工都应认识到沟通对安全的重要性，从他人处获取信息和向他人传递信息。

（5）自主学习与改进。企业应建立有效的安全学习模式，实现动态发展的安全学习过程，保证安全绩效的持续改进。企业应建立正式的岗位适任资格评估和培训系统，确保全体员工充分胜任所承担的工作。应制定人员聘任和选拔程序，保证员工具有岗位适任要求的初始条件；安排必要的培训及定期复训，评估培训效果；培训内容除有关安全知识和技能外，还应包括对严格遵守安全规范的理解，以及个人安全职责的重要意义和因理解偏差或缺乏严谨而产生失误的后果；除借助外部培训机构外，应选拔、训练和聘任内部培训教师，使其成为企业安全文化建设过程的知识和信息传播者。

企业应将与安全相关的任何事件，尤其是人员失误或组织错误事件，当做能够从中汲取经验教训的宝贵机会，从而改进行为规范和程序，获得新的知识和能力。鼓励员工对安全问题予以关注，进行团队协作，利用既有知识和能力，辨识和分析可供改进的机会，对改进措施提出建议，并在可控条件下授权员工自主改进。经验教训、改进机会和改进过程的信息宜编写到企业内部培训课程或宣传教育活动的内容中，使员工广泛知晓。

（6）安全事务参与。全体员工都应认识到自己负有对自身和同事安全做出贡献的重要责任。员工对安全事务的参与是落实这种责任的最佳途径。企业组织应根据自身的特点和需要确定员工参与的形式。员工参与的方式可包括但不局限于以下类型：建立在信任和免责备基础上的微小差错员工报告机制；成立员工安全改进小组，给予必要的授权、辅导和交流；定期召开有员工代表参加的安全会议，讨论安全绩效和改进行动；开展岗位风险预见性分析和不安全行为或不安全状态的自查自评活动。

所有承包商对企业的安全绩效改进均可做出贡献。企业应建立让承包商参与安全事务和改进过程的机制，将与承包商有关的政策纳入安全文化建设范畴；应加强与承包商的沟通和交流，必要时给予培训，使承包商清楚企业的要求和标准；应让承包商参与工作准备、风险分析和经验反馈等活动；倾听承包商对企业生产经营过程中所存在的安全改进机会的意见。

（7）审核与评估。企业应对自身安全文化建设情况进行定期的全面审核，审核内容包括：领导者定期组织各级管理者评审企业安全文化建设过程的有效性和安全绩效结果；领导者应根据审核结果确定并落实整改不符合、不安全实践和安全缺陷的优先次序，并识别新的改进机会；必要时，应鼓励相关方实施这些优先次序和改进机会，以确保其安全绩效与企业协调一致。在安全文化建设过程中及审核时，应采用有效的安全文化评估方法，关注安全绩效下滑的前兆，给予及时的控制和改进。

3.2.3　安全文化建设的操作步骤

（1）建立机构。领导机构可以定为"安全文化建设委员会"，必须由生产经营单位主要负责人亲自担任委员会主任，同时要确定一名生产经营单位高层领导人担任委员会的常务副主任。其他高层领导可以任副主任，有关管理部门负责人任委员。其下还必须建立一个安全文化办公室，办公室可以由生产（经营）、宣传、党群、团委、安全管理等部门的人员组成，负责日常工作。

（2）制定规划。具体包括：

1）对本单位的安全生产观念、状态进行初始评估。

2）对本单位的安全文化理念进行定格设计。

3）制定科学的时间表及推进计划。

（3）培训骨干。培养骨干是推动企业安全文化建设不断更新、发展，非做不可的事情。训练内容可包括理论、事例、经验和本企业如何实施的方法等。

（4）宣传教育。宣传、教育、激励、感化是传播安全文化，促进精神文明的重要手段。规章制度那些刚性的东西固然必要，但安全文化这种柔的东西往往能起到制度和纪律起不到的作用。

（5）努力实践。安全文化建设是安全管理中高层次的工作，是实现零事故目标的必由之路，是超越传统安全管理来解决安全生产问题的根本途径。安全文化要在生产经营单位安全工作中真正发挥作用，必须让所倡导的安全文化理念深入到员工头脑里，落实到员工的行动上。在安全文化建设过程中，紧紧围绕"安全—健康—文明—环保"的理念，通过采取管理控制、精神激励、环境感召、心理调适、习惯培养等一系列方法，既推进安全文化建设的深入发展，又丰富安全文化的内涵。

3.2.4　企业安全文化建设评价

安全文化评价的目的是为了解企业安全文化现状或企业安全文化建设效果，而采取的系统化测评行为，并得出定性或定量的分析结论。开展企业组织的安全文化状况分析和评价，是企业安全文化得以发展的基础。但是，企业安全文化涉及到企业人、物、环境的各个方面，与全企业的理念、价值观、氛围、行为模式等深层次的人文内容密切相关，客观地分析和评价一个组织机构的安全文化水平是很困难的。为了对一个企业安全文化的状况进行评价，首先应该确定评价的因素集合，然后给出各因素的评价等级，再对照企业的现状，给出企业安全文化当前所处的状态或发展阶段。

对企业安全文化进行评价首先要确定从哪些方面对安全文化进行衡量，每一个衡量的方面可看成一个因素，一个因素应该代表安全文化的一个特征。目前，对安全文化进行衡量的因素，究竟应该有哪些，还没有定论。国外的一些文献提出过 2 到 19 个不等的因素。如亚洲地区核安全文化项目研讨会提出衡量安全文化的因素有 6 个。韦格曼等人在分析了大量评价系统的基础上，总结出安全文化至少有 5 个评价因素，即组织承诺、管理参与、员工授权、奖惩系统和报告系统，如图 3-2 所示。

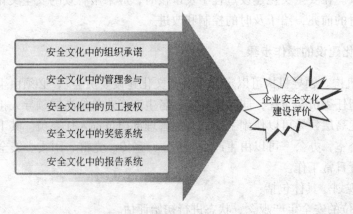

图 3-2　安全文化建设的评价体系

（1）安全文化中的组织承诺。就是企业组织的高层管理者对安全所表明的态度。组织高层领导对安全的承诺不应该口是心非，而是组织高层领导将安全视作组织的核心价值和指导原则。因此，这种承诺也能反映出高层管理者始终积极地向更高的安全目标前进的态度，以及有效激发全体员工持续改善安全的能力。只有高层管理者做出安全承诺，才会提供足够的资源并支持安全活动的开展和实施。

（2）安全文化中的管理参与。是指高层和中层管理者亲自积极参与组织内部的关键性安全活动。高层和中层管理者通过每时每刻参加安全的运作，与一般员工交流注重安全的理念，表明自己对安全重视的态度，这将在很大程度上促使员工自觉遵守安全操作规程。

（3）安全文化中的员工授权。是指组织有一个"良好的"授权员工的安全文化，并且确信员工十分明确自己在改进安全方面所起的关键作用。授权就是将高层管理者的职责和权力以下级员工的个人行为、观念或态度表现出来。在组织内部，失误可以发生在任何层次的管理者身上，然而，第一线员工常常是防止这些失误的最后屏障，从而防止伤亡事故发生。授权的文化可以带来员工不断增加的改变现状的积极性，这种积极性可能超出了个人职责的要求，但是为了确保组织的安全而主动承担责任。根据安全文化的含义，员工授权意味着员工在安全决策上有充分的发言权，可以发起并实施对安全的改进，为了自己和他人的安全对自己的行为负责，并且为自己组织的安全绩效感到骄傲。

（4）安全文化中的奖惩系统。就是指组织需要建立一个公正的评价和奖惩系统，以促进安全行为，抑制或改正不安全行为。一个组织的安全文化的重要组成部分，是其内部建立的一种行为准则，在这个准则之下，安全和不安全行为均被评价，并且按照评价结果给予公平一致的奖励或惩罚。因此，一个组织用于强化安全行为、抑制或改正不安全行为的奖惩系统，可以反映出该组织安全文化的情况。但是，一个组织的奖惩系统并不等同于安全文化或安全文化的一部分，从文化的角度说，奖惩系统是否被正式文件化、奖惩政策是否稳定、是否传达到全体员工和被全体员工所理解等才更属于文化的范畴。

（5）安全文化的报告系统。是指组织内部所建立的、能够有效地对安全管理上存在的薄弱环节在事故发生之前就被识别并由员工向管理者报考的系统。有人认为，一个真正的安全文化要建立在"报告文化"的基础之上，有效的报告系统是安全文化的中流砥柱。一个组织在工伤事故发生之前，就能积极有效地通过意外事件和险肇事故取得经验并改正自己的运作，这对于提高安全来说，是至关重要的。一个良好的"报告文化"的重要性还体现在：对安全问题可以自愿地、不受约束地向上级报告，可导致员工在日常的工作中对安全问题的关注。需注意的是，员工不能因为反映问题而遭受报复或其他负面作用；另外要有一个反馈系统告诉员工他们的建议或关注的问题已经被处理，同时告诉员工应该如何去做以帮助其解决问题。总之，一个具有良好安全文化的组织应该建立一个正式的报告系统，并且该系统被员工积极地使用，同时向员工反馈必要的信息。

除了上述韦格曼等人所提出的5种评价因素外，实际上还应该有一个评价安全文化的重要因素，就是培训教育。安全文化所指的培训教育，既包括培训教育的内容和形式，也包括安全培训教育在企业重视的程度、参与的主动性和广泛性以及员工在工作中通过传帮带自觉传递安全知识和技能的状况等。

【案例分析3-1】 解读哈里伯顿安全文化

美国劳工部每年要对美国所有的油田服务公司进行20万工时可记录事故率和事故发

生情况进行一次统计，哈里伯顿能源服务集团的可记录事故率和事故发生情况一直低于平均值的一半左右，安全生产名列前茅。哈里伯顿中国公司在中国区的安全记录也一直优秀，其中，2003年哈里伯顿中国公司在中国区作业安全记录为：20万工时可记录事故率为零，可记录事故数为零，连续4年获得业主颁发的南海西江作业安全奖。能把安全生产做得这样好，其中奥秘何在？

据了解，作为国际著名的油田服务公司，哈里伯顿将其企业的安全文化概括为"在零的左面（Left of Zero）"。其含意为以时间为坐标轴将事故的发生时刻界定为零点，则零的左侧即事故发生之前，零的右侧为事故发生之后，零的左侧为避免事故发生所作出的努力，可以视为未雨绸缪；而零的右侧则是对事故调查改进所作的努力，可视为亡羊补牢。"在零的左面"就是倡导大家要积极认真地对待生活和生产中的每个安全隐患，避免事故的发生。

哈里伯顿公司安全文化中最重要的理念是：相信所有的事故都是可以避免的。如果说无事故发生是"零"的话，我们不应该把这个"零"视为平安无事而高枕无忧，应该积极地对待那些目前虽然还未发生但可能会导致事故发生的隐患，始终站在零的左面。

习　题

1. 谈谈你对人类安全文化的发展过程的认识。
2. 安全文化的内涵包括哪四个层次的内容？
3. 结合具体实例，论述如何搞好企业安全文化建设。
4. 对企业安全文化建设的评价，需要考虑哪些主要的因素？
5. 某煤矿连续12年实现安全生产，在谈及煤矿安全时，矿长有一段堪称经典的诠释："如果说煤矿的安全，一年靠的是机遇，三年靠的是侥幸，五年靠的是管理，那么十年八年则要靠安全文化的加盟和支持。技术可以仿制，管理可以引进，企业的安全文化却只能产生于企业内部"。试结合上述材料，论述你对安全文化及其在企业生产中的重要性作用的理解和认识。

4 安全系统工程概述

本章要点：本章简述安全系统工程的概念与发展，安全系统工程的研究对象及研究内容等。

4.1　安全系统工程的发展

安全系统工程产生于 20 世纪 60 年代初期的美、英等工业发达国家。

1957 年，苏联发射了第一颗人造地球卫星，在全世界范围内引起了很强的反响。美国为了同苏联争夺空间优势，加快进行导弹技术的开发。但由于对系统的安全性和可靠性认识不足，在仅仅一年半的时间里，就连续发生了四起重大事故，损失惨重，迫使其逐渐认识到系统安全的重要性。1961 年，美国贝尔实验室在系统安全的基础上，提出了事故树分析方法，促成了美国民兵式导弹的研制。美国空军以系统工程的基本原理和管理方法来研究导弹系统的安全性和可靠性问题，于 1962 年提出了"弹道导弹系统安全工程"，制定了"武器系统安全标准"，并于 1963 年提出了"系统安全程序"。该标准于 1967 年 7 月得到美国国防部的确认，将其提格为美军标准；之后又经两次修订，成为现在的 MIL-STD-882B "系统安全程序要求"。在这个标准中，首次奠定了安全系统工程的概念，以及设计、分析和综合等基本原则。

1965 年，美国波音公司和华盛顿大学在西雅图召开了安全系统工程专门学术讨论会议，以波音公司为中心，针对航空工业开展安全性、可靠性和设计的研究，在导弹和超音速飞机的安全性评价方面取得了很好的效果。

1968 年和 1971 年，美国航天局先后两次召开全国国家工业安全系统工程会议，专门介绍和讨论了安全系统工程，并推广应用安全系统工程。

1974 年美国原子能委员会发表了拉斯姆逊教授的"商用核电站风险评价报告"（WASH-1400），在世界范围内引起很强的反响，推动了安全系统工程的进一步发展。

当前，安全系统工程已受到世界各国的普遍重视，安全系统工程方法在宇航、化工、电子、铁路、汽车、冶金、原子能等领域得到了广泛的应用，为事故预防和减少事故损失作出了十分重要的贡献。

4.2　安全系统工程的概念与特点

4.2.1　系统与系统工程的基本概念

按照我国学者钱学森先生的观点，系统就是由相互作用、相互依赖的若干组成部分结合而成的具有特定功能的有机整体。系统有自然系统与人造系统、封闭系统与开放系统、静态系统与动态系统、实体系统与概念系统、宏观系统与微观系统、软件系统与硬件系统之分。但不管系统如何划分，凡是能称其为系统的，大多都具有整体性、相关性、目的性、有序性、环境适应性等基本特性。

为了更好地达到系统目标，对系统的组成要素、组织结构、信息流动和控制机制等进行分析与设计的技术，我们称之为系统工程。也就是说，系统工程是对系统的规划、设计、制造、试验和使用过程进行有效组织和管理的技术方法，它是一种对所有系统都具有普遍意义的科学方法。这个定义表示：

（1）系统工程属工程技术范畴，主要是组织管理各类工程的方法论，即组织管理工程。

（2）系统工程是解决系统整体及其全过程优化问题的工程技术。

（3）系统工程对所有系统都具有普遍适用性。

系统工程以系统为研究对象，以现代科学技术为研究手段，以系统最佳化为研究目标，自20世纪50年代产生以来，很快发展为一门新兴的管理科学。它广泛应用，为各行各业、各个领域的管理现代化提供了一套基本的理论和方法。

4.2.2　安全系统工程及其特点

安全系统就是由人、机、环境、技术、经济等因素构成的整体。安全活动要以保障社会生产、促进社会经济发展、降低事故和灾害对人类自身生命和健康的影响为目的。安全系统的基本功能和任务就是为了保障社会经济生产与发展，满足人类安全地生产与生存的需要。

安全系统除了具有系统的整体性、关联性、目的性、有序性、环境适应性等一般特点之外，还具有一些其他特点，如：

（1）系统性。与安全有关的诸影响因素构成了安全系统。与一般系统不同的是，安全系统总是把环境因素也看成是其系统的组成部分之一，安全系统典型的组成因素及其关系如图1-4所示。

依据安全问题所涉及范围大小的不同，安全系统的大小也可能相差比较悬殊。一般来说，纯属技术领域的安全系统比如一台设备或器具，可能只涉及机和物的因素；而对于一个车间甚至一个工厂，则就不仅限于机和物，而是肯定要把人-机-环境都考虑进来。

由于安全系统具有内在的目标多元化，以及安全目标的相对性和时间迟滞性等特征，因此，安全系统的目标通常并不是寻求最优解，而是能够找到具有一定灰度的满意解或者可接受解即可。

（2）开放性。安全系统是建立在安全功能构件的物质基础之上的，是客观存在的。但同时安全系统又总是寄生在特定客体（如企业生产系统、交通运输系统等）之中。安全系统是通过客体的能量流、物流和信息流的流入-流出的非线性变化趋势，确认安全和事故发生的可能性，因此具有开放性特点。

开放性特征不仅是安全系统在动态中保持稳定存在的前提条件，同时也是安全系统复杂性以及安全-事故转换发生的重要机制。

（3）确定性与非确定性。"确定性"是指制约安全系统发展的内在规则是确定性的，不包含任何随机性的因素。确定性的特征指的是系统演化发展的方向及结果是确定性的，可以进行精确预测的。"非确定性"主要包括随机性和模糊性两个方面。

"随机性"可以分为两类：一类是在不含任何外在的随机影响因素的作用下，完全由"确定性"系统演化发展而产生的随机性（例如产生混沌），我们称之为本质随机性。另一类是系统还可能因其外在影响因素的随机作用而产生随机性行为，从而使系统在一定条件下表现出随机性的特征，我们称之为外在随机性。由于安全系统通常把环境看成是它的重要组成部分之一，所以对安全系统而言，本质随机性和外在随机性的区分并不是绝对的。

"模糊性"是指事物的本身不清楚或衡量事物的尺度不清楚。对于安全系统而言，其构成要素以及它们之间的相互关系，系统要素与目标之间的关系等，都往往是不清楚的。造成这些不清楚的可能来源在于主观和客观两方面，即具有主观模糊性和客观模糊性。首先，刻画安全系统运行轨迹的以模糊数学方法建立的数学模型常常不可能"严格地"确定安全系统各要素之间及其与目标之间完整的客观关系，具有主观上的模糊性。尤其是对于社会的因素及其与技术因素的耦合关系等，由于它们内在的复杂性特征，通常很难建立起准确的数学关系。这里需要强调的是，出现上述问题有时并不完全是由于安全系统本身的原因，它也可能只是人们对安全系统主观模糊性的表现。

另外，对安全系统安全度的评价尺度以及构成安全度等级的评价指标体系也往往具有客观上的模糊性，即从事物的本质上无法给出其客观衡量尺度。

（4）安全系统是有序与无序的统一体。序是反映系统内在规律和时域的一个重要参量。依据序的性质，可分为有序、混沌序和无序。有序通常同稳定性、规则性相关联，主要表现为空间有序、时间有序和结构有序；无序通常与不稳定、无规则相关联；而混沌序则是指不具备严格周期和对称性的一种有序态。按照复杂系统的演化理论，在系统发展的过程中，不同性质的序之间可以相互转化。安全系统的序的转化结果是否引发灾害或使灾害扩大，主要取决于其序结构的类型以及系统对特定序结构下的运动的（灾害意义上的）承受能力。

有序和无序，确定性和非确定性都会在系统发展的过程中通过其空间结构、时间结构、功能结构和信息结构的改变体现出来。

（5）突变性或畸变性。安全系统发展过程的突变或畸变，或者说由连续到非连续的变化，在本质上遵从"量变引起质变"的哲理。量变到质变的转化形式可以用畸变、突变或飞跃来描述，但也可通过渐变实现。所以安全系统的渐变也可能孕育着事故，而突变、畸变则是致灾物质或能量的突然释放，肯定对应于灾害事故的发生。

4.2.3 安全系统工程

安全问题是一个复杂的系统工程问题。或者说解决安全问题需要运用系统工程的理论和方法。这种认识目前已经具有广泛的共识。将系统工程的基本原理和方法应用于安全系统，通过预先识别、分析和评价系统中存在的危险因素，来采取相应的措施来消除或控制系统风险，以保证系统的安全性达到预期的目标，这就是我们所说的安全系统工程。

对安全系统工程的概念，可以从以下几个方面来理解：

首先，安全系统工程的理论基础是安全科学和系统科学，它是工矿企业劳动安全卫生领域的系统工程。

其次，安全系统工程追求的是整个系统的安全和系统全过程的安全。

第三，安全系统工程的重点是系统危险因素的识别、分析，系统风险评价和系统安全决策与事故控制。

最后，安全系统工程要达到的预期安全目标是将系统风险控制在人们能够容忍的限度以内，也就是在现有的经济技术条件下，通过最经济、最有效的手段来对事故进行控制，使系统风险保持在安全指标以下。

4.3　安全系统工程的研究对象和主要内容

4.3.1　安全系统工程的研究对象

大量事故的调查分析结果表明，事故的发生，主要是由于人的不安全行为、物的不安全状态和不良环境引起的。也就是说，导致事故的原因主要包括人的因素、物的因素和环境条件三个方面的要素。安全系统工程的研究对象，就是由这三个方面的要素所构成的人-机-环境系统。而这每一个方面的要素，可以看做是该系统的一个子系统，我们分别称之为人子系统、机器子系统和环境子系统。

（1）人子系统。主要涉及到人的生理和心理因素，以及规章制度、规程标准、管理手段、方法等是否适合人的特性，是否易于为人们所接受的问题。研究人子系统时，不仅把人当做"生物人"、"经济人"，更要看作是"社会人"。必须从社会学、人类学、心理学、行为科学的角度来分析和解决问题；不仅把人子系统看做系统固定不变的组成部分，更要看到人是一种自尊自爱、有感情、有思想、有主观能动性的人。

（2）机器子系统。对于该子系统，不仅要从产品的形状、大小、材料、强度、工艺、设备的可靠性等方面来考虑其安全性，而且要考虑仪表、操作部件对人提出的要求，以及从人体测量学、生理学、心理与生理过程等有关参数对仪表和操作部件的设计提出要求。

（3）环境子系统。既包括噪声、振动、粉尘、有毒气体、射线、光、温度、湿度、压力、热、化学有害物质等微小气候环境；也包括管理制度、工时定额、班组结构、人际关系等社会环境的因素。

三个子系统相互影响、相互作用的结果就使系统总体上的安全性处于某一状态之中。例如，微小气候环境影响机器的寿命、精度甚至损坏机器；机器产生的噪声、振动、温度、尘毒等又对人和环境产生影响；人的心理状态、生理状况往往是引起误操作的主观因素；社会环境的因素又会影响人的心理状态，给安全带来一些潜在的威胁。这三个相互联系、相互制约、相互影响的子系统构成了一个人-机-环境系统的有机整体。分析、评价、控制人-机-环境系统的安全性，只有从三个子系统内部及三个子系统之间的这些关系出发，才能真正解决好系统的安全问题。

4.3.2　安全系统工程的研究内容

安全系统工程是专门研究如何用系统工程的原理和方法确保实现系统安全功能的科学技术。其主要技术手段有系统安全分析、系统安全评价、系统安全评价和安全决策与事故控制等四个方面，如图4-1所示。

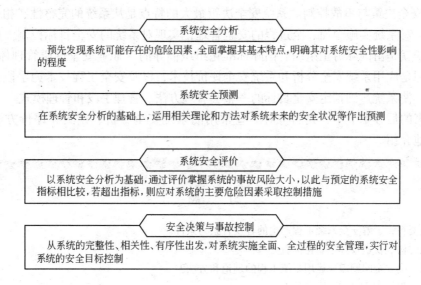

图4-1 安全系统工程研究内容的四个方面

（1）系统安全分析。要提高系统的安全性，使其不发生或者少发生事故，其前提条件就是要预先发现系统可能存在的危险因素，全面掌握其基本特点，明确其对系统安全性影响的程度。只有这样，才有可能抓住系统中可能存在的主要危险，采取有效的安全防护措施来改善系统安全状况。这里强调的"预先"是指：无论系统生命过程处于哪个阶段，都要在该阶段开始之前进行系统的安全分析，发现并掌握系统的危险因素。这就是系统安全分析要解决的问题。

系统安全分析是运用系统工程的原理和方法，辨别、分析系统存在的危险因素，并根据实际需要对其进行定性、定量描述的方法技术。系统安全分析的方法有几十种，在使用的过程中应当特别注意：任何一种方法都有其自身的特点和局限性，因此，我们需要根据系统的特点、分析的要求和目的，来选用合适的分析方法。有时还可能需要根据实际的情况对其进行适当的改造或简化。或者对多种方法加以综合应用。

（2）系统安全预测。在系统安全分析的基础上，运用相关的理论和方法对系统未来的安全状况等进行预测，预测有哪些危险以及它们的危险程度，以便对可能发生的事故进行预防和预报。通过安全预测，我们可以掌握系统中事故的发展与变化趋势，以制订相应的政策、发展规划与技术方案。

但这里需要说明的是，对系统中的危险因素和事故进行预测的难度远远高于其他预测。

（3）系统安全评价。系统安全评价往往要以系统安全分析为基础。在分析、了解和掌握系统存在危险因素的基础上，通过评价得到系统的事故风险大小，以此与预定的系统安全指标相比较，如果超出指标，则应采取相应的措施对系统的主要危险因素进行消除或控制，使其降至该标准以下。这就是系统安全评价的任务。

系统安全评价方法也有许多种。在评价方法的选择上，应综合考虑评价对象的特点、规模，评价的要求和目的等因素。同时，在使用过程中也应和系统安全分析的使用要求一样，坚持实用和创新的原则。

（4）安全决策与事故控制。系统安全决策最大的特点是从系统的完整性、相关性、有序性出发，对系统实施全面、全过程的安全管理，实现对系统的安全目标控制。最具典型的一个例子就是由国际劳工组织、国际标准化组织倡导的《职业安全健康管理体系》。系统安全管理是应用系统安全分析和系统安全评价技术，以及安全工程技术为手段，控制系统安全性，使系统达到预定安全目标的一整套管理方法、管理手段和管理模式。

在本书的后续章节中，我们将对一些常用的系统安全分析、预测和评价方法作一系统、全面地介绍。

习　题

1. 查阅相关资料，了解安全系统工程产生的客观背景与条件。
2. 安全系统的构成要素及其主要特征有哪些？
3. 为什么说解决安全问题需要运用系统工程的理论和方法？
4. 安全系统工程的主要研究内容是什么？

5 危险源辨识

本章要点：本章要求掌握危险的定义、产生和分类方法，其分类方法主要包括按《生产过程危险和有害因素分类与代码》、《企业职工伤亡事故分类标准》、《常用危险检查表》和《职业危害因素分类目录》进行分类；介绍了危险源的定义、分类和辨识方法。重点介绍了重大危险源国内外辨识的标准。

5.1 危险因素根源及分类

5.1.1 危险因素概述

危险因素是指能对人造成伤亡、对物造成突发性损坏或影响人的身体健康导致疾病、对物造成慢性损坏的各种因素。通常为了区别客体对人体不利作用的特点和效果，可将其划分为危险因素和危害因素。这里，危险是指特定危险事件发生的可能性与后果的结合，强调突发性和瞬间作用。危害是指可能造成人员伤害、职业病、财产损失、作业环境破坏的根源或状态，强调在一定时间范围内的积累作用。有时对两者不加以区分，而统称为危险、有害因素或直接称之为危险因素。客观存在的危险、有害物质和能量超过临界值的设备、设施和场所，都可能成为危险因素。

尽管各种危险因素表现形式不同，但从本质上讲，之所以能造成危险后果（伤亡事故、损害人身健康和物的损坏等），均可归结为存在能量、有害物质和能量、有害物质失去控制两方面因素的综合作用，并导致能量的意外释放或有害物质泄漏、散发的结果。故可以认为，存在能量、有害物质和能量、有害物质的失控是危险因素产生的根源，也是最根本的危险因素。

5.1.1.1 能量与有害物质

一般说来，系统具有的能量越大、存在的有害物质的数量越多，系统的潜在的危险性也就越大。另一方面，只要进行生产活动，就需要相应的能量和物质，因此所产生的危险因素是客观存在的，是不能完全消除的。

能量就是做功的能力，它既可以造福人类，也可以造成人员伤亡和财产损失；一切产生、供给能量的能源和能量的载体在一定条件下，都可能是危险因素。例如：锅炉、爆炸危险物质爆炸时产生的冲击波、温度和压力，高空作业的势能，带电导体上的电能，行驶车辆的动能，噪声的声能，激光的光能，高温作业及剧烈热反应工艺装置的热能，各类辐射能等，在一定条件下都能造成各类事故。静止的物体棱角、毛刺、地面等之所以能伤害人体，也是人体运动、摔倒时的动能、势能造成的。这些都是由于能量意外瞬间释放而形成的危险因素。

有害物质在一定条件下能损伤人体的生理机能和正常代谢功能，破坏设备和物品的效能，也是最根本的危害因素。例如，作业场所中由于有毒物质、腐蚀性物质、有害粉尘、窒息性气体等有害物质的存在，当它们直接、间接与人体与物体发生接触，能导致人员的死亡、职业病、伤害、财产损失或环境的破坏等，都是危险因素。

5.1.1.2　能量和有害物质的失控

通过生产工艺和工艺装备使能量、物质（包括有害物质）按人们的意愿在系统中流动、转换，进行生产；同时又必须约束和控制这些能量与物质，消除、减弱产生不良后果的条件，使之不能发生危险。如果发生失控（没有控制、屏蔽措施或控制、屏蔽措施失效），就会发生能量、有害物质的意外释放和泄漏，从而造成人员伤害和财产损失。所以失控也是一类危险因素，它主要体现在设备故障（或缺陷）、人员失误和管理缺陷3个方面，并且三者之间是相互影响的；它们大部分是一些随机出现的现象和状态，很难预测它们在何时、何地，以何种方式出现，是决定危险发生的条件和可能性的主要因素。

（1）设备故障。设备故障包括生产、控制、安全装置和辅助设施等。故障是指系统、设备、元件等在运行过程中由于性能低下而不能实现预定功能的现象。在生产过程中故障的发生是不可避免的，迟早都会发生；故障的发生具有随机性、渐近性或突发性，故障的发生是一种随机事件。造成故障发生的原因很复杂，即认识程度、设计、制造、磨损、疲劳、老化、检查和维修保养、人员失误、环境、其他系统的影响等，但故障发生的规律是可知的，通过定期检查、维修保养和分析总结可使多数故障在预定期间内得到控制。掌握故障发生的规律和故障率是防止故障发生造成严重后果的重要手段，则需要应用大量统计数据和概率统计的方法进行分析、研究。系统发生故障并导致事故发生的危险、危害因素主要表现在发生故障、误操作时的防护、保险、信号等装置缺乏、缺陷和设备在强度、刚度、稳定性、人机关系上有缺陷。例如，电气设备绝缘损坏、保护装置失效造成漏电伤人，短路保护装置失效又造成交配电系统的破坏；控制系统失灵为化学反应装置压力升高，泄压安全装置故障使压力进一步上升，导致压力容器破裂、有毒物质泄漏散发、危险气体泄漏爆炸，造成巨大的伤亡和财产损失；管道阀门破裂、通风装置故障有毒气体浸入作业人员呼吸带；超载限制或起升限位安全装置失效使钢丝绳断裂、重物坠落，围栏缺损、安全带及安全网质量低劣为高处坠落事故提供了条件等，都是故障引起的危险因素。

（2）人员失误。人员失误泛指不安全行为中产生不良后果的行为，即职工在劳动过程中，违反劳动纪律、操作程序和方法等具有危险性的做法。人员失误在一定经济、技术条件下，是引发危险因素的重要因素。人员失误在生产过程中是不可避免的。它具有随机性和偶然性，往往是不可预测的意外行为；但发生人员失误的规律和失误率通过大量的观测、统计和分析是可以预测的。由于不正确态度、技能或知识不足、健康或生理状态不佳和劳动条件（设施条件、工作环境、劳动强度和工作时间）影响造成的不安全行为，各国根据以往的事故分析、统计资料将某些类型的行为各自归纳为不安全行为。我国《企业职工伤亡事故分类标准》（GB 6441—1986）附录中将不安全行为归纳为操作失误（忽视安全、忽视警告）、造成安全装置失效、使用不安全设备、手代替工具操作、物体存放不当、冒险进入危险场所、攀坐不安全位置，在吊物下作业，机器运转时加油、修理、检查、调整、清扫等，有分散注意力行为、忽视使用必须使用的个人防护用品或用具、不安全装束、对易燃易爆等危险品处理、储藏等13类。例如误合开关使检修中的线路或电气设备带电、使检修中的设备意外启动；未经检测或忽视警告标志，不佩戴呼吸器等护具进入缺氧作业、有毒作业场所；汽车起重机吊装作业时吊臂误触高压线；不按规定穿戴工作服（帽），使头发或衣袖卷入运动工件；吊具选用不当、吊重绑挂方式不当，使钢丝绳断裂、吊重失稳坠落等，都是人员失误形成的危险、危害因素。

（3）管理缺陷。职业安全卫生管理是为保证及时、有效地实现目标，在预测、分析的基础上进行的计划、组织、协调、检查等工作，是预防事故、人员失误的有效手段。管理缺陷是影响失控发生的重要因素。

（4）环境因素。温度、湿度、风雨雪、照明、视野、噪声、振动、通风换气、色彩等环境因素都会引起设备故障或人员失误，也是发生失控的间接因素。

5.1.2 危险因素的分类

对危险因素进行分类，是为便于进行危险因素分析。接下来介绍几种常用的危险因素分类方法。

5.1.2.1 按《生产过程危险和有害因素分类与代码》进行分类

根据《生产过程危险和有害因素分类与代码》（GB/T 13816—2009）的规定，将生产过程中的危险因素与有害因素分为4类。此种分类方法所列危险、有害因素具体、详细、科学合理，适用于各企业在规划、设计和组织生产时，对危险因素的辨识和分析。这4类危险因素分别如表5-1所示。

表5-1 生产过程危险和有害因素分类表

大类	小类	细类	细小类	说明
人的因素	心理生理性危险有害因素	负荷超限	体力负荷超限	
			听力负荷超限	
			视力负荷超限	
			其他负荷超限	
		健康状况异常		
		从事禁忌作业		
		心理异常	情绪异常	
			冒险心理	
			过度紧张	
			其他心理异常	
		辨识功能缺陷	感知延迟	
			辨识错误	
			其他辨识功能缺陷	
	行为性危险有害因素	指挥错误	指挥失误	包括生产过程中各级管理人员的指挥
			违章指挥	
			其他指挥错误	
		操作错误	误操作	
			违章操作	
			其他操作错误	
		监护失误		
		其他行为性危险和有害因素		

大类	小类	细类	细小类	说明
物的因素	物理性危险和有害因素	设备、设施、工具、附件缺陷	强度不够	
			刚度不够	
			稳定性差	抗倾覆、抗位移能力不够。包括重心过高、底座、支撑不稳定等
			密封不良	指密封件、密封介质、设备附件、加工精度、装配工艺等缺陷以及磨损、变形、气蚀等造成的密封不良
			耐腐蚀性差	
			应力集中	
			外形缺陷	指设备、设施表面的尖角利棱和不应有的凹凸部分
			外露运动件	指人员易触及的运动件
			操纵器缺陷	指结构、尺寸、形状、位置、操纵力不合理及操纵器失灵、损坏等
			制动器缺陷	
			控制器缺陷	
			其他设备、设施、工具附件缺陷	
		防护缺陷	无防护	
			防护装置、设施缺陷	指防护装置、设施本身安全性、可靠性差，包括防护装置、设施、防护用品损坏、失效、失灵等
			防护不当	指防护装置、设施和防护用品不符合要求，使用不当。不包括防护距离不够
			支撑不当	包括矿井、建筑施工支护不合要求
			防护距离不够	指设备布置、机械、电气、防火、防爆等安全距离不够和卫生防护距离不够等
			其他防护缺陷	
		电伤害	带电部位裸露	
			漏电	
			静电和杂散电流	
			电火花	
			其他电伤害	
		噪声	机械性噪声	
			电磁性噪声	
			流体动力性噪声	
			其他噪声	
		振动危害	机械性振动	
			电磁性振动	
			流体动力性振动	
			其他振动	

大类	小类	细类	细小类	说明
物的因素	物理性危险和有害因素	电离辐射	包括 X 射线、γ 射线、α 粒子、β 粒子、中子、质子、高能电子束等	
		非电离辐射	紫外辐射	
			激光辐射	
			微波辐射	
			超高频辐射	
			高频电磁场	
			工频电场	
		运动物伤害	抛射物	
			飞溅物	
			坠落物	
			反弹物	
			土、岩滑动	
			料堆（垛）滑动	
			气流卷动	
			其他运动物伤害	
		明火		
		高温物质	高温气体	
			高温液体	
			高温固体	
			其他高温物质	
		低温物质	低温气体	
			低温液体	
			低温固体	
			其他低温物质	
		信号缺陷	无信号设施	指应设信号设施处无信号，如无紧急撤离信号等
			信号选用不当	
			信号位置不当	
			信号不清	指信号量不足，如响度、亮度、对比度、信号维持时间不够等
			信号显示不准	包括信号显示错误、显示滞后或超前等
			其他信号缺陷	
		标志缺陷	无标志	
			标志不清晰	
			标志不规范	
			标志选用不当	
			标志位置缺陷	
			其他标志缺陷	
		有害光照		包括直射光、反射光、眩光、频闪效应等
		其他物理性危险和有害因素		

大类	小类	细类	细小类	说明
物的因素	化学性危险和有害因素	爆炸品		
		压缩气体和液化气体		
		易燃液体		
		易燃固体、自燃物品和遇湿易燃物品		
		氧化剂和有机过氧化物		
		有毒物品		
		放射性物品		
		腐蚀品		
		粉尘与气溶胶		
		其他化学性危险和有害因素		
	生物性危险和有害因素	致病微生物	致病微生物	
			细菌	
			病毒	
			真菌	
			其他致病微生物	
		传染病媒介物		
		致害动物		
		致害植物		
		其他生物性危险和有害因素		
环境因素	室内作业环境不良	室内地面湿滑		
		室内作业场所狭窄		
		室内作业场所杂乱		
		室内地面不平		
		室内楼梯缺陷		
		地面、墙和天花板上的开口缺陷		
		房屋基础下沉		
		室内安全通道缺陷		
		房屋安全出口缺陷		
		采光不良		
		作业场所空气不良		
		室内温度、湿度、气压不适		
		室内给、排水不良		
		室内涌水		
		其他室内作业场所环境不良		

大　类	小　类	细　类	细小类	说　明
环境因素	室外作业环境不良	恶劣气候与环境		
		作业场地和交通设施湿滑		
		作业场地狭窄		
		作业场地杂乱		
		作业场地不平		
		巷道狭窄、有暗礁或险滩		
		脚手架、阶梯或活动梯架缺陷		
		地面开口缺陷		
		建筑物和其他结构缺陷		
		门和围栏缺陷		
		作业场地基础下沉		
		作业场地安全通道缺陷		
		作业场地安全出口缺陷		
		作业场地光照不良		
		作业场地空气不良		
		作业场地温度、湿度、气压不适		
		作业场地涌水		
		其他室外作业场地环境不良		
	地下（含水下）作业环境不良	隧道/矿井顶面缺陷		
		隧道/矿井正面或侧壁缺陷		
		隧道/矿井地面缺陷		
		地下作业面空气不良		包括通风差或气流过大、缺氧。有害气体超限
		地下火		
		冲击地压		指井巷（采场）周围的岩体（如煤体）等在外载作用下产生的变形能，当力学平衡状态受到破坏时，瞬间释放，将岩体、气体、液体急剧、猛烈抛（喷）出造成严重破坏的井下动力现象
		地下水		
		水下作业供氧不足		
		其他地下（水下）作业环境不良		

续表 5-1

大　类	小　类	细　类	细小类	说　明
环境因素	其他作业环境不良	强迫体位		指生产设备、设施的设计或作业位置不符合人类工效学要求而易引起作业人员疲劳、劳损或事故的一种作业体位
		综合性作业环境不良		指两种以上作业致害环境因素不能分清主次的情况
		以上未包括的其他作业环境不良		
管理因素	职业安全卫生组织机构不健全			包括组织机构的设置和人员配备
	职业安全卫生责任制未落实			
	职业安全卫生管理规章制度不完善	建设项目"三同时"制度未落实		
		操作规程不规范		
		事故应急预案及响应缺陷		
		培训制度不完善		
		其他职业安全卫生管理规章制度不健全		
	职业安全卫生投入不足			
	职业健康管理不完善			
	其他管理因素缺陷			

5.1.2.2　按《企业职工伤亡事故分类标准》进行分类

《企业职工伤亡事故分类标准》(GB 6441—1986)是一部劳动安全管理的基础标准,它适用于企业职工伤亡事故统计工作。为劳动部门、行业主管部门劳动,安全卫生管理人员和企业广大职工、安全管理人员所熟悉,易于接受和理解,便于实际应用。但缺少全国统一规定,尚待在应用中进一步提高其系统性和科学性。依据该标准综合考虑引起事故的先发的诱导性原因、致害物、伤害方式等,将危险因素分为20类。

(1)物体打击。是指物体在重力或其他外力的作用下产生运动,打击人体造成人身伤亡事故,不包括因机械设备、车辆、起重机械、坍塌等引发的物体打击。

(2)车辆伤害。是指企业机动车辆在行驶中引起的人体坠落和物体倒塌、飞落、挤压伤亡事故,不包括起重设备提升、牵引车辆和车辆停驶时发生的事故。

（3）机械伤害。是指机械设备运动（静止）部件、工具、加工件直接与人体接触引起的夹击、碰撞、剪切、卷入、绞、碾、割、刺等伤害。不包括车辆、起重机械引起的机械伤害。

（4）起重伤害。是指各种起重作用（起重机安装、检修等）中发生的挤压、坠落、物体打击和触电。

（5）触电。包括雷击伤亡事故。

（6）淹溺。包括高处坠落淹溺，不包括矿山、井下透水淹溺。

（7）灼烫。是指火焰烧伤、高温物体烫伤、化学灼伤（酸、碱、盐、有机物引起的体内外灼伤）、物理灼伤（光、放射性物质引起的体内外灼伤），不包括电灼伤和火灾引起的烧伤。

（8）火灾。

（9）高处坠落。是指在高处作业中发生坠落造成的伤亡事故，不包括触电坠落事故。

（10）坍塌。是指物体在外力或重力作用下，超过自身的强度极限或因结构稳定性破坏而造成的事故，如挖沟时的土石塌方、脚手架坍塌、地置物倒塌等，不适用于矿山冒顶片帮和车辆、起重机械、爆破引起的坍塌。

（11）冒顶片帮。

（12）透水。

（13）爆破。是指爆破作业中发生的伤亡事故。

（14）火药爆炸。是指火药、炸药及其制品在生产中引发爆炸的事故。

（15）瓦斯爆炸。

（16）锅炉爆炸。

（17）容器爆炸。

（18）其他保障。是指容器超压爆炸、轮胎爆炸等。

（19）中毒和窒息。包括中毒、缺氧窒息、中毒性窒息。

（20）其他伤害。是指除上述以外的危险因素，如摔、扭、挫、擦、刺、割伤和非机动车碰撞、轧伤等。

5.1.2.3 按《常用危险检查表》进行分类

对照《常用危险检查表》有助于进行危险辨识。表5-2是一个常用危险检查表，表中一部分危险是针对某种危险场景所特有的，还有些危险是交错于多个子系统之间的普通因素所导致的。这类危险在其他分类中也有所体现。

5.1.2.4 按《职业危害因素分类目录》进行分类

依据卫生部颁发的《职业病危害因素分类目录》和《建设项目职业病危害评价规范》，将危害因素分为粉尘类、化学物质类、物理因素、生物因素、导致职业性皮肤病的危害因素、导致职业性耳鼻喉口腔疾病的危害因素、职业性肿瘤的职业病危害因素、其他职业病危害因素等10类。

（1）粉尘类，如矽尘、煤尘、石墨尘、炭黑尘、石棉尘、滑石尘、水泥尘、云母尘、陶瓷尘、铝尘、电焊烟尘、铸造粉尘、其他粉尘。

（2）放射性物质类（电离辐射）。

表 5-2　常用危险检查表

危险类型	危险类型	危险类型
加速度/减速 （acceleration/deceleration） 1. 加速度/减速； 2. 物体坠落； 3. 碎片/抛射物； 4. 碰撞； 5. 疏忽的机械装置； 6. 晃动的液体	电的（electrical） 1. 不正确的电压、电流、循环； 2. 感应或电容连接器； 3. 雷击； 4. 磁波； 5. 电气连接器不相配； 6. 极性； 7. 绝缘不好； 8. 电力中断； 9. 触电； 10. 电击、断路； 11. 静电释放； 12. 杂散电流/电火花	爆炸物（explosives） 1. 静电释放； 2. 爆炸液体、气体或蒸汽； 3. 摩擦； 4. 高温/寒冷； 5. 湿度水平； 6. 碰撞/振动； 7. 闪电； 8. 粉末状形式存在的正常情况下非可燃性物料（灰尘、铝、镁等）； 9. 自燃； 10. 焊接； 11. 振动
污染/腐蚀（contamination/corrosion） 1. 化学分解； 2. 化学置换/组合； 3. 电解腐蚀； 4. 氢脆性； 5. 潮湿； 6. 氧化； 7. 有机物（真菌/细菌等）； 8. 微粒； 9. 应力腐蚀	环境/天气（environmental/weather） 1. 雾； 2. 杂质污染； 3. 真菌/细菌； 4. 湿度； 5. 闪电； 6. 外部对内部环境； 7. 降落（雾、雨、雪、结冰、冻雨、冰雹）； 8. 辐射； 9. 盐渍； 10. 沙子/灰尘； 11. 湿度极限（与变动）； 12. 真空	火灾（fire） 1. 化学变化（放热/吸热）； 2. 可燃物质、易燃气体； 3. 存在于压力与点火源下的燃料与氧化剂； 4. 压力释放； 5. 高热源
控制系统（control systems） 1. 电弧； 2. 弯曲插头； 3. 绝缘体破坏； 4. 灼伤； 5. 电晕； 6. 反送电； 7. 电气噪声； 8. 电气滑脱； 9. 电磁干扰； 10. 过度焊接； 11. 接地； 12. 点燃易燃物质； 13. 不恰当的电气连接（不相配）与布线； 14. 不充分的散热； 15. 不小心激活	人机工程学（ergonomic） 1. 疲劳； 2. 有缺陷的/不适当的控制/读数标签； 3. 有缺陷的操作台设计； 4. 强光； 5. 加热、通风与空气调节装置； 6. 难接近； 7. 不恰当/不合适的照明； 8. 不恰当控制/读数位置	人为因素（human factor） 1. 操作失败； 2. 粗心大意操作； 3. 操作时间太短/太长； 4. 过早/过晚操作； 5. 不按次序操作； 6. 操作失误； 7. 正确操作/错误控制
	爆炸物（explosives） 1. 化学污染； 2. 灰尘爆炸	泄露/溢出（leaks/spills） 1. 灰尘； 2. 溢流； 3. 气体/蒸汽； 4. 多孔性； 5. 放射性泄漏； 6. 径流； 7. 固体
		生命周期（life cycle） 1. 维修； 2. 启动

（3）化学物质类，如铅、汞、锰、镉、铍、铊、钡、钒、磷、砷、铀、砷化氢、氯气、二氧化硫、光气、氨、偏二甲基肼、氮氧化合物、一氧化碳、二硫化碳、硫化氢、磷化氢、磷化锌、磷化铝、氟、氰及腈类化合物、四乙基铅、有机锡、羰基镍、苯、甲苯、二甲苯、正己烷、汽油、一甲胺、有机氟聚合物单体及其热裂解物、二氯乙烷、四氯化碳、氯乙烯、三氯乙烯、氯丙烯、氯丁二烯、苯胺、甲苯胺、二甲苯胺、N，N-二甲苯胺、二苯胺、硝基苯、硝基甲苯、对硝基苯胺、二硝基苯、二硝基甲苯、三硝基甲苯、甲醇、酚、五氯酚、甲醛、硫酸二甲酯、丙烯酰胺、二甲基甲酰胺、有机磷农药、氨基甲酸酯类农药、杀虫脒、溴甲烷、拟除虫菊酯类、导致职业性中毒性肝病的化学物质，根据《职业性急性中毒诊断标准及处理原则总则》可以诊断的其他职业性急性中毒的危害因素。

（4）物理因素，如高温、高气压、低气压、局部振动。

（5）生物因素，如炭疽杆菌、森林脑炎病毒、布氏杆菌。

（6）导致职业性皮肤病的危害因素，如导致接触性皮炎的危害因素、导致光敏性皮炎的危害因素、导致电光性皮炎的危害因素、导致黑变病的危害因素、导致痤疮的危害因素、导致溃疡的危害因素、导致化学性皮肤灼伤的危害因素、导致其他职业性皮肤病的危害因素。

（7）导致职业性眼病的危害因素，如导致化学性眼部灼伤的危害因素、导致电光性眼炎的危害因素、导致职业性白内障的危害因素。

（8）导致职业性耳鼻喉口腔疾病的危害因素，如导致噪声聋的危害因素、导致铬鼻病的危害因素、导致牙酸蚀病的危害因素。

（9）职业性肿瘤的职业病危害因素，如石棉、联苯胺、苯、氯甲醚、砷、氯乙烯、焦炉、烟气、铬酸盐。

（10）其他职业病危害因素，如氧化锌、二异氰酸甲苯酯、嗜热性放线菌、棉尘、不良作业条件。

5.2　危险源辨识方法

5.2.1　危险源概述

5.2.1.1　第一类危险源

作用于人体过量的能量或干扰人体与外界能量交换的危险物质是造成人员伤害的直接原因。于是，把系统中存在的、可能发生意外释放的能量或危险物质称作第一类危险源。实际工作中往往把产生能量的能量源或拥有能量的能量载体看作第一类危险源来处理。例如带电的导体、奔驰的车辆等。常见的第一类危险源包括：产生、供给能量的装置、设备，使人体或物体具有较高势能的装置、设备、场所；能量载体，一旦失控可能产生巨大能量的装置、设备、场所；如强烈放热反应的化工装置等；一旦失控可能发生能量蓄积或突然释放的装置、设备、场所，如各种压力容器等；危险物质，如各种有毒、有害、可燃烧爆炸的物质等；生产、加工、储存危险物质的装置、设备、场所，人体一旦与之接触将导致人体能量意外释放的物体。

第一类危险源具有的能量越多，一旦发生事故，其后果越严重。反之，系统比较安全。伤害事故类型与第一类危险源的关系如表5-3所示。

表5-3　伤害事故类型与第一类危险源

事故类型	能量源	能量载体或危险物质
物体打击	产生物体落下、抛出、破裂、飞散的设备、场所、操作	落下、抛出、破裂、飞散的物体
车辆伤害	车辆，使车辆移动的牵引设备、坡道	运动的车辆
机械伤害	机械的驱动装置	机械的运动部分、人体
起重伤害	起重、提升机械	被吊起的重物
触电	电源装置	带电体、高跨步电压区域
灼烫	热源设备、加热设备、炉、灶、发热体	高温物体、高温物质
火灾	可燃物	火焰、烟气
高处坠落	高差大的场所人员借以升降的设备、装置	人体
坍塌	土石方工程的边坡、料堆、料仓、建筑物、构筑物	边坡土（岩）体、物料、建筑物、构筑物、载荷
冒顶片帮	矿山采掘空间的围岩体	顶板、两帮围岩
爆破、火药爆炸	炸药	
瓦斯爆炸	可燃性气体、可燃性粉尘	
锅炉爆炸	锅炉	蒸汽
压力容器爆炸	压力容器	内容物
淹溺	江、河、湖、海、池塘、洪水、贮水容器	水

5.2.1.2　第二类危险源

在生产、生活中，为了利用能量，让能量按照人们的意图在系统中流动、转换和做功，必须采取措施约束、限制能量，即必须控制危险源。约束、限制能量的屏蔽应该可靠地控制能量，防止能量意外释放。实际上，绝对可靠的控制措施不存在。在许多因素的复杂作用下约束、限制能量的控制措施可能失效，能量屏蔽可能被破坏而发生事故。导致约束、限制能量措施失效或破坏的各种不安全因素称作第二类危险源，包括人的失误、物的故障、环境因素三个方面的问题：

（1）人的失误。人因失误可能直接破坏对第一类危险源的控制，造成能量或危险物质的意外释放。例如，合错了开关使检修中的线路带电、误开阀门使有害气体泄放等。人因失误也可能造成物的故障，物的故障进而导致事故。例如，超载起吊重物造成钢丝绳断裂，发生重物坠落事故。

（2）物的故障。物的故障可能直接使约束、限制能量或危险物质的措施失效而发生事故。例如，管路破裂使其中的有毒有害介质泄漏等。有时一种物的故障可能导致另一种物的故障，最终造成能量或危险物质的意外释放。例如，压力容器的泄压装置出现故障，使容器内部介质压力上升，导致容器破裂。物的故障有时会诱发人因失误、人因失误会造成物的故障，实际情况比较复杂。

（3）环境因素。环境因素主要指系统运行的环境，包括温度、湿度、照明、粉尘、通风换气、噪声和振动等物理环境，以及企业和社会的软环境。不良的物理环境会引起物的故障或人因失误。例如，潮湿的环境会加速金属腐蚀而降低结构或容器的强度、工作场所强烈的噪声影响人的情绪，分散人的注意力而发生人因失误、企业的管理制度、人际关系或社会环境影响人的心理，可能引起人因失误。

5.2.1.3　第三类危险源

不符合安全的组织因素，如组织程序、组织文化、规则制度等，包含组织人的不安全行为、失误等，都称为第三类危险源。如强调预防事故的"第三双手（安全文化）"和面向人及组织不安全行为控制的研究，都属于第三类危险源的控制。

值得强调的是，事故的发生往往不是一类危险源作用的结果，而是三类危险源共同作用，导致防御系统失效的结果。第一类危险源的存在是事故发生的物质性前提，它影响事故发生后果的严重程度，是事故发生的物质根源。没有第一类危险源就没有能量或危险物质意外释放，也就不存在事故。第二类危险源的出现是第一类危险源导致事故的必要条件，没有第二类危险源破坏对第一类危险源的控制，也不会发生能量或危险物质的意外释放。第三类危险源不同于个体的人，个体的人存在于第二类危险源里，第三类危险源是第一类危险源和第二类危险源之后的深层原因，是事故发生的一个组织性前提，是充分条件。以汽车为例，高速行驶的汽车本身就是危险源，它里面的汽油是第一类危险源，司机的违章、汽车的部件失灵、天气不好、能见度比较差等，属于第二类危险源，安全文化理念缺失，有关的交通规则或者安全培训缺失、交通安全管理松懈、司机的单位对汽车的维护管理或者司机的挑选、考核、配备等方面的问题，都属于第三类危险源。

5.2.2　危险源辨识方法

对于危险源辨识的方法有直观经验分析方法和系统安全分析方法。

5.2.2.1　直观经验分析方法

直观经验分析方法适用于有可供参考先例、有以往经验可以借鉴的系统，不能应用在没有可供参考先例的新开发系统。具体又可分为对照、经验法和类比法两类。

（1）对照、经验法。指对照有关标准、法规、检查表或依靠分析人员的观察分析能力，借助于经验和判断能力对评价对象进行直观分析的方法。

以前，人们主要根据以往的事故经验进行危险源辨识。例如，海因里希建议通过与操作人员交谈或到现场安全检查、查阅以往的事故记录等方式发现危险源、日本中央劳动灾害防治协会推广危险预知活动进行危险源辨识。

20 世纪 60 年代以后，国外开始根据法规、标准和安全检查表进行危险源辨识。例如，美国职业安全卫生局（OSHA）等安全机构制定、发行了各种安全检查表。安全检查表是集合以往的事故分析、找出的问题形成的，其优点是简单易行，缺点是重点不突出，又难免挂一漏万。

（2）类比方法。利用相同或相似工程系统或作业条件的经验和劳动安全卫生的统计资料来类推、分析评价对象，辨识危险源。

5.2.2.2　系统安全分析方法

系统安全分析就是运用相关性原理、类推和概率推断原理、惯性原理等系统安全理论，对工业生产系统（包括生产工艺过程、生产装置、工作环境以及工作人员等）的安全状况进行定性定量诊断分析，对系统存在的事故隐患进行辨识。目前，系统安全分析的方法有许多种，可适用于不同的系统安全分析过程。其中在危险因素的辨识过程中得到广泛应用的主要有安全检查表法、危险性预先分析、故障类型及影响分析、危险与可操作性研究、事件树分析、事故树分析、原因-后果分析等。参见本书第6章的介绍。

(1) 定性分析方法。定性分析方法主要是根据工作经验和判断能力对生产系统的工艺、设备、环境、管理、人员等方面的安全状况进行定性分析与评价。安全检查表法，预先危险性分析，故障危险分析，运行危险分析（OHA），系统危险分析及子系统危险分析（SHA），故障模式、影响及致命度分析（FMECA），危险可操作性研究（OS）等方法均可归属于定性分析方法。这类方法的特点是理论简单、便于操作、评价过程及结果直观。该方法一般通过检查表形式来实施，在我国安全管理实践中得到了广泛应用。

(2) 概率危险评价技术。概率危险评价技术是根据系统元部件或子系统的事故发生概率，求解整个系统的事故发生概率。这类分析评价技术方法常用事故树分析法、事件树分析法来具体实施。应用概率危险评价技术，通过对系统可能发生的事故进行事故树分析或事件树分析，建立数学模型、选定目标函数，然后求解。该方法是一种定性与定量相结合的技术方法，通常要求基础数据准确、逻辑分析正确、判断和假设合理。

(3) 危险指数评价方法。典型的危险指数评价方法有美国道化学公司的火灾、爆炸指数法，英国帝国化学公司蒙德工厂的蒙德评价法，日本劳动省的六阶段安全评价法，我国化工厂普遍采用的危险程度分级方法等。定量指数的采用使得化工厂这类系统结构复杂、用概率难以表述各类因素危险性的危险源的评价有了一个可行的方法。危险指数评价方法以危险物质为基础，同时考虑了工艺过程中的操作方式、工艺条件、设备状况、物料处理、安全装置等因素的影响，来计算各单元的危险度数值，然后按照数值大小划分危险度等级。该方法操作简单实用，广泛应用于石油化工、兵器工业等领域。

(4) 基于人-机-环-管四因素的系统综合评价方法主要通过对系统综合管理、系统危险性、设备危险性、作业环境、人员素质等因素进行可靠性分析，从系统固有危险性、系统安全管理及系统现实危险性三个方面，建立综合的系统安全分析评价方法。它在我国机械、化工、航空、地质、冶金、煤炭等行业不同程度地得到了应用。该方法在工艺设备比较规范、操作人员比较稳定、管理档案及统计数据比较齐全的条件下有较高的置信度。

(5) 系统安全分析的人工神经网络方法因影响系统安全性的基本因素多，关系复杂，数据干扰大，因素测度难以确定，将高度非线性的人工神经网络模型应用于系统安全分析评价，通过不同层之间神经元之间的学习、组织和推理，以网络输出层的评价模式作为分析评价的结果，为系统安全分析与评价提供了新思路。

5.3 重大危险源辨识

重大危险源定义为长期地或临时地生产、加工、搬运、使用或贮存危险物质，且危险物质的数量等于或超过临界量的单元。单元指一个（套）生产装置、设施或场所，或同属一个工厂的且边缘距离小于500m的几个（套）生产装置、设施或场所。

5.3.1 国际上重大危险源辨识依据

5.3.1.1 英国ACMH重大危险源辨识标准

英国是最早系统地研究重大危险源控制技术的国家，1976年英国重大危险源咨询委员会（ACMH）首次建议了重大危险源的标准，并于 1979 年提出了修改标准，如表 5-4 所示。

表 5-4 辨识重大危险源的修改标准

重大危险源类别	物 质 种 类	数量/t
第一类为毒物	光 气	2
	氯 气	10
	丙烯腈	20
	氯化氢	20
	二硫化碳	20
	二氧化硫	20
	溴	40
	氨	100
第二类为极毒物质	1mg 以内能将人致死的极毒液体、气体及固体物质	10^{-4}
第三类为高反应性物质	氢 气	2
	环氧乙烷	5
	环氧丙烯	5
	无机过氧化物	5
	硝化火药	50
	硝酸铵	500
	氯酸钠	500
	液 氧	1000
第四类为其他物质和工艺过程	上述 1~3 类未包括的易燃气体	15
	上述 1~3 类未包括的易燃液体	20
	液化石油气（如民用煤气、丙烷和丁烷）	30
	$1.01 \times 10^5 Pa$（1atm）下沸点低于 $0^{\circ}C$，未包括在上述 1~3 类液化易燃气体	50
	闪点低于 $21^{\circ}C$，未包括在上述 1~3 类易燃液体	10000
	复合化肥	500
	泡沫塑料	500
	具有 5MPa 以上的眼里且容积超过 200m³ 高压能量设施	

5.3.1.2 其他的重大危险源辨识标准

1982 年 6 月欧共体颁布了《工业活动中重大事故危险法令》，简称《塞韦索法令》。该法令列出了 180 种物质及其临界标准。1996 年 12 月欧共体通过了 82/501/EEC 的修正件，其中修正件的第一部分列出了 29 种（类）物质及临界量，第二部分列出了 10 类物质及临界量，如表 5-5 所示。

表5-5 欧共体用于重大危险源辨识的重点控制危险物质

类 别	物质名称	临界量/t	类 别	物质名称	临界量/t
一般性易燃物质	易燃气体	200	一般性易燃物质	极易燃液体	50000
特殊易燃物质	氢 气	50	特殊易燃物质	环氧乙烷	50
特殊爆炸性物质	硝 铵	2500	特殊爆炸性物质	硝酸甘油	10
	梯恩梯	100		氢 气	500
特殊毒性物质	丙烯腈	200	特殊毒性物质	二氧化硫	250
	硫化氢	50		氰化物	20
	二氧化碳	200		氟化物	50
	氯化氢	250		三氧化硫	75
极毒物质	甲基异氰酸盐	0.15	极毒物质	光 气	0.75

国际经济合作与发展组织在 OECD Council Act（88）84 中列出了 19 种重点控制的危险物质，如表5-6 所示。

表5-6 OECD 用于重大危险源辨识的重点控制危险物质

类 别	物质名称	临界量/t	类 别	物质名称	临界量/t
易燃、易爆和易氧化物质	易燃气体	200	易燃、易爆和易氧化物质	极易燃液体	50000
	环氧乙烷	50		氯酸钠	250
	硝酸铵	2500			
毒 物	氢 气	500	毒 物	氯 气	25
	氰化物	20		氟化物	50
	甲基异氰酸盐	0.15		二氧化硫	250
	丙烯腈	200		光 气	0.75
	甲基溴化物	200		四乙铅	50
	乙拌磷	0.1		硝苯硫磷脂	0.1
	杀鼠灵	0.1		涕天威	0.1

1988 年，国际劳工组织编写了《重大事故控制使用手册》，1991 年，该组织又出版了《重大工业事故的预防》，而这均对重大危险源的辨识方法及控制措施提出了建议，1993 年通过了《预防重大工业事故公约》。

1992 年美国劳工部职业安全卫生管理局颁布了《高度危害化学品处理过程的安全管理》标准，该标准定义的处理过程是指涉及一种或一种以上高危险化学物品的使用、贮存、制造、处理、搬运等任何一种活动或这些活动的结合，在标准中提出了 138 种（类）化学物质及其临界量。随后，美国环境保护署（EPA）颁布了《预防化学泄漏事故的风险管理程序》（RMP）标准，对重大危险源的辨识提出了规定。

5.3.2 我国重大危险源辨识依据

依据 GB 18218—2009《危险化学品重大危险源辨识》，根据物质不同的特性，将危险物质分为爆炸品、易燃气体、易燃液体、易燃固体、易于自燃的物质、遇水放出易燃气体的物质、气体的物质、氧化性物质、有机过氧化物和毒性物质十类，如表5-7 和表5-8 所示。

表 5-7 危险化学品名称及其临界量

类别	危险化学品名称和说明	临界量/t	类别	危险化学品名称和说明	临界量/t
爆炸品	叠氮化钡	0.5	易燃液体	环己烷	500
	叠氮化铅	0.5		环氧丙烷	10
	雷酸汞	0.5		甲苯	500
	三硝基苯甲醚	5		甲醇	500
	三硝基甲苯	5		汽油	200
	硝酸甘油	1		乙醇	500
	硝化纤维素	10		乙醚	10
	硝酸铵（含可燃物＞0.2%）	5		乙酸乙酯	500
易燃气体	丁二烯	5		正己烷	500
	二甲醚	50	易于自燃的物质	黄磷	50
	甲烷，天然气	50		烷基铝	1
	氯乙烯	50		戊硼烷	1
	氢	5	遇水放出易燃气体的物质	电石	100
	液化石油气（含丙烷、丁烷及其混合物）	50		钾	1
				钠	10
	一甲胺	5	氧化性物质	发烟硫酸	100
	乙炔	1		过氧化钾	20
	乙烯	50		过氧化钠	20
毒性气体	氨	10		氯酸钾	100
	二氟化氧	1		氯酸钠	100
	二氧化氮	1		硝酸（发红烟的）	20
	二氧化硫	20		硝酸（发红烟的除外，含硝酸＞70%）	100
	氟	1			
	光气	0.3		硝酸铵（含可燃物≤0.2%）	300
	环氧乙烷	10		硝酸铵基化肥	1000
	甲醛（含量＞90%）	5	有机过氧化物	过氧乙酸（含量≥60%）	10
	磷化氢	1		过氧化甲乙酮（含量≥60%）	10
	硫化氢	5	毒性物质	丙酮合氰化氢	20
	氯化氢	20		丙烯醛	20
	氯	5		氟化氢	1
	煤气（CO，CO 和 H_2、CH_4 的混合物等）	20		环氧氯丙烷（3 氯 1，2 环氧丙烷）	20
	砷化三氢（胂）	12		环氧溴丙烷（表溴醇）	20
	锑化氢	1		甲苯二异氰酸酯	100
	硒化氢	1		氯化硫	1
	溴甲烷	10		氰化氢	1
易燃液体	苯	50		三氧化硫	75
	苯乙烯	500		烯丙胺	20
	丙酮	500		溴	20
	丙烯腈	50		乙撑亚胺	20
	二硫化碳	50		异氰酸甲酯	0.75

表 5-8   未在表 5-7 中列举的危险化学品类别及其临界量

类　别	危险性分类及说明	临界量/t
爆炸品	1.1A 项爆炸品	1
	除 1.1A 项外的其他 1.1 项爆炸品	10
	除 1.1 项外的其他爆炸品	50
易燃气体	易燃气体：危险性属于 2.1 项的气体	10
	氧化性气体：危险性属于 2.2 项非易燃无毒气体且次要危险性为 5 类的气体	200
	剧毒气体：危险性属于 2.3 项且急性毒性为类别 1 的毒性气体	5
	有毒气体：危险性属于 2.3 项的其他毒性气体	50
易燃液体	极易燃液体：沸点不高于 35℃ 且闪点低于 0℃ 的液体或保存温度一直在其沸点以上的易燃液体	10
	高度易燃液体：闪点低于 23℃ 的液体（不包括极易燃液体）、液态退敏爆炸品	1000
	易燃液体：23℃ 不高于闪点低于 61℃ 的液体	5000
易燃固体	危险性属于 4.1 项且包装为 I 类的物质	200
易于自燃的物质	危险性属于 4.2 项且包装为 I 或 II 类的物质	200
遇水放出易燃气体的物质	危险性属于 4.3 项且包装为 I 或 II 的物质	200
氧化性物质	危险性属于 5.1 项且包装为 I 类的物质	50
	危险性属于 5.1 项且包装为 II 或 III 类的物质	200
有机过氧化物	危险性属于 5.2 项的物质	50
毒性物质	危险性属于 6.1 项且急性毒性为类别 1 的物质	50
	危险性属于 6.2 项且急性毒性为类别 2 的物质	500

注：以上危险化学品危险性类别及包装类别依据 GB 1268 确定，急性毒性类别依据 GB 20592 确定。

在实际应用过程中可参考如表 5-7 和表 5-8 所示的危险物质及其限量，作为判定重大危险源的依据。

标准中规定，当单元内存在危险物质的数量等于或超过标准中的临界量时，该单元即被定为重大危险源。辨识单元内存在危险物质的数量是否超过临界量，需根据处理物质种类的多少区分。

（1）单元内存在的危险物质为单一品种，则该物质的数量即为单元内危险物质的总量，若等于或超过相应的临界量，即定为重大危险源。

（2）单元内存在的危险物质为多品种时，则按下式计算，若满足，则定为重大危险源。

$$\frac{q_1}{Q_1} + \frac{q_2}{Q_2} + \cdots + \frac{q_n}{Q_n} \geq 1 \tag{5-1}$$

式中，q_1，q_2，$\cdots$，q_n 为每种危险物质的存在量（t）；Q_1，Q_2，$\cdots$，Q_n 为与各种危险物质相

对应的生产场所或贮存区的临界量（t）。

习　题

1. 危险、有害因素的分类有哪些？
2. 二类危险源和三类危险源的内容包括什么，两者之间的区别是什么？
3. 危险源辨识方法有哪些？
4. 国内外重大危险源辨识标准是什么？
5. 什么是危险源，三类危险源是如何界定的？
6. 试分析汽车生产系统可能存在的危险源。在重大危险源的管理措施方面，你有什么想法和建议？

6 系统安全分析

本章要点： 本章主要介绍系统安全分析的内容和方法，安全检查表、危险性预先分析、故障类型及影响分析、事件树分析和事故树分析。

6.1 系统安全分析概述

6.1.1 系统安全分析的内容

系统安全分析是安全系统工程的核心内容之一。通过安全分析，人们可以充分认识和了解系统中存在的危险、估计事故发生的可能性以及可能造成伤害和损失的程度，为确定哪些危险能够通过修改系统设计或变更系统运行程序来进行预防提供重要依据。系统安全分析通常包括以下内容：

（1）对系统中可能出现的初始的、诱发的及直接引起事故的各种危险因素及其相互关系进行调查和分析。

（2）对与系统有关的人员、设备、环境条件及其他有关的各种因素进行调查和分析。

（3）对能够利用适当的设备、规程、工艺或材料控制或根除某种特殊危险因素的措施进行分析。

（4）对系统中可能出现危险因素的控制措施以及实施这些措施的最好方法进行调查和分析。

（5）对系统中不能根除的危险因素失去或减少控制可能导致的后果进行调查和分析。

（6）对系统中危险因素一旦失去控制，为防止伤害和损害而应采取的安全防护措施进行调查和分析。

6.1.2 系统安全分析方法

我们需要根据系统所处生命周期的不同阶段，来选择相应的系统安全分析方法。例如，在系统的开发、设计初期，可以应用危险性预先分析方法；在系统运行阶段，可以应用危险与可操作性研究，故障类型及影响分析等方法进行详细分析，或者应用事件树分析，事故树分析或原因-后果分析等方法对特定的事故或系统故障进行详细分析，等等。

系统生命周期各阶段适用的常用系统安全分析方法，见表6-1。

表6-1 系统安全分析方法的选用

安全分析方法＼系统阶段	开发研制	方案设计	样机	详细设计	建造投产	日常运行	改建扩建	事故调查	拆除
安全检查表		√	√	√	√	√	√		√
危险性预先分析	√	√	√				√		
故障类型及影响分析			√	√		√	√	√	
危险与可操作性研究			√	√			√		
事件树分析				√		√	√		
事故树分析		√	√	√		√	√		
因果分析						√	√		

在进行系统安全分析方法选择时，应根据实际的具体情况，并需要考虑以下几个问题：

（1）分析的目的。系统安全分析方法的选择应该能够满足分析的要求。尽管系统安全分析的最终目的是辨识危险源，但在实际工作中还往往要达到一些更为具体的目的，如查明系统中存在的所有危险源并列出清单、列出由危险源可能导致的潜在事故隐患清单、列出降低危险性的措施和需要深入研究部位的清单、将所有危险源按照危险性的大小进行排序，以及为定量的危险性评价提供数据等。

（2）资料的影响。资料收集的多少、详细程度、内容的新旧、质量的高低等，都会对系统安全分析方法选择有着至关重要的影响。一般来说，资料获取的情况与被分析系统所处的阶段有直接的关系。例如，在方案设计阶段，采用危险性和可操作性研究或故障类型和影响分析的方法就难以获取详细的资料，而随着系统的发展，可获得的资料也越来越多，越来越详细。

（3）系统自身的特点。针对被分析系统的规模、复杂程度、工艺类型、工艺过程中的操作类型等影响，来选择合适的系统安全分析方法。例如，对于化工工艺过程的分析，可考虑采用危险与可操作性研究方法，对于机械、电气系统的分析，可考虑采用故障类型及影响分析方法等。

（4）系统的危险性。当系统的危险性较高时，一般需要采用系统、严格、预测性的方法，如危险与可操作性研究、故障类型及影响分析、事件树分析、事故树分析等方法，而当系统的危险性较低时，则可以采用一些经验少、不太详细的分析方法，如安全检查表法等。

这里需要说明的是，对系统危险性的认识，通常与系统无事故运行的时间、严重事故发生的次数以及系统状态变化的情况等因素密切相关。此外，还与分析者所掌握的知识和经验、完成期限、经费状况，以及分析者和管理者的喜好等有关。

6.2 安全检查表

6.2.1 基本概念

安全检查表（Safety Check List，SCL）是分析和辨识系统危险性的一种最基本的、简便而行之有效的方法，也是进行系统安全分析和评价的重要技术手段之一。它实际上是一份安全检查和诊断的清单，由一些有经验的，并且对被检查对象比较熟悉的人员，运用安全系统工程的方法，对系统以及设备、机器装置和操作管理、工艺、组织措施中的各种不安全因素进行详细分析，确定需要检查的项目和要点，并编制成表，以备在系统设计或检查时，可以按照规定的项目进行系统地安全检查和诊断，逐项落实安全措施，避免遗漏，以保证系统的安全。这种表就叫做安全检查表。

安全检查表的种类较多、适用面广，而且使用方便，人们可根据不同的要求来编制各种不同类型的安全检查表，进行安全检查。

根据其用途和内容，可以将安全检查表划分为以下几种类型：

（1）设计审查用安全检查表。主要供系统设计人员进行安全设计时使用，也以此作为审查设计的依据。设计审查用安全检查表是从安全的角度，对某项工程设计和验收进行安全分析和评价的一种表格，其主要内容包括：厂址选择，平面布置，工艺流程的安全性，建筑物、安全装置、操作的安全性，危险物品的性质、储存与运输，消防设施等。

（2）工厂级安全检查表。工厂级安全检查表是全厂进行安全检查、安全分析与评价、危险源辨识时所采用的一种检查表。安全技术部门、防火部门进行日常巡回检查时，也可使用这种安全检查表。其内容主要集中在火灾、交通、保安、人身伤亡等事故方面，具体包括：厂区内各种产品的工艺和装置的危险部位、主要安全装置与设施、危险物品的贮存与使用、消防通道与设施、操作管理以及遵章守纪情况等。

（3）车间用安全检查表。供车间进行定期或者预防性的安全检查，安全分析与评价时使用。其内容主要集中在人身、设备、运输、机械加工等不安全行为和不安全状态方面，具体包括工人人身安全、设备布置、通道、通风、照明、噪声、振动、安全标志、消防设施及操作管理等。

（4）工段及岗位用安全检查表。通常用于某一工段或岗位的日常性安全检查、工人自查、互查或者安全教育。其重点集中在防止人身伤害以及由误操作而引起的多发性事故方面，主要内容包括工段或岗位的设备、环境、操作人员等方面的不安全因素，具体则应根据工段或岗位的设备、工艺过程、危险部位、防灾控制点及整个系统的安全性等来确定，要求内容具体，简明易行。

（5）专业性安全检查表。由专业机构或职能部门负责编制和使用，主要用于对重点设备与设施、要害部位、特殊工种、专业操作人员进行定期的专业检查或季节性检查，如对电气、压力容器、特殊装置与设备等的专业检查表。其内容应符合有关专业安全技术的要求。

（6）事故分析预测用安全检查表。根据对事故的分析和研究，结合有关规程与技术标准，并借鉴同类事故的经验教训等进行编制。在分析事故时，用这类检查表来进行对照检查，找出事故发生的原因、在预防事故时，按照检查项目逐条加以控制，以防止事故的发生。如触电死亡事故分析检查表，高空坠落死亡事故预测检查表等。

不论何种类型的安全检查表，总体上的基本要求：第一内容必须全，避免遗漏主要的潜在危险。第二要重点突出，简明扼要。否则，检查要点太多，容易掩盖主要危险，分散注意力，反而据此得出一些不确切的结论。为此，可以对表格中比较重要的检查条款作出标记，以便在安全检查的过程中认真查对。

安全检查表的主要特点有：

（1）在对系统进行详细调查研究和全面分析的基础上，编制的安全检查表检查项目系统、完整，可以做到不遗漏任何可能导致危险的关键因素，保证安全检查的质量。

（2）可以根据已有的规章制度、标准、规程等，检查执行情况，得出对系统安全状况的准确评价。

（3）安全检查表可以采用提问的方式，有问有答，给人的印象深刻，能使我们知道如何做才是正确的，因而可以起到安全教育的作用。

（4）编制安全检查表的过程本身就是一个系统安全分析的过程，可以使检查人员对系统的认识更加深刻，便于发现系统中存在的危险因素。

6.2.2 安全检查表的内容

表6-2为安全检查表的基本格式，其主要内容可从以下六个方面来考虑：

（1）总体要求，如建厂条件、工厂设置、平面布置、建筑标准、交通、道路等。

（2）生产工艺，如原材料、燃料、生产过程、工艺流程、物料输送及贮存等。

（3）机械设备，如防护装置、监控仪表、设备的安全状态、可靠性等。

（4）操作管理，如管理体制、规章制度、安全教育及培训、人的行为等。

（5）人机工程，如工作环境、工业卫生、人机配合等。

（6）防灾措施，如急救、消防、安全出口、事故处理计划等。

表6-2 安全检查表的基本格式

检查时间	检查单位	检查部位	检查结果	安全要求	整改期限	整改负责人
序　号	安全检查内容				结论与说明	

安全检查表的常用形式有两种，一种是提问式的，检查项目内容采用提问方式进行，另一种是对照式的，检查项目内容后附上合格标准，检查时对照合格标准作答，分别如表6-3和表6-4所示。

表6-3 灭火器安全检查表

序　号	检查内容	检查结果		备注
		是（√）	否（×）	
1	手持灭火器数量是否足够			
2	灭火器的放置地点是否使人都易马上看到			
3	通往灭火器的通道是否畅通无阻			
4	每个灭火器是否都有有效的检查标志			
5	灭火器对所要扑灭的火灾是否适用			
6	大家是否都熟悉灭火器的操作			
7	是否已用其他灭火器取代了四氯化碳灭火器			
8	在规定的所有地点是否都配备了灭火器			
9	灭火药剂易冻的灭火器是否采取了防冻措施			
10	是否能保证用过的或损坏的灭火器及时更换			
11	是否每个人都知道自己工作区域内的灭火器所在地点			
12	汽车库内是否有必备的手持灭火器			
检查对象	检查人	检查时间	被检查单位负责人	整改负责人

58

表6-4　某厂桥式起重设备岗位安全检查表

序 号	检查项目	标准及要求	标准依据	检查情况					
				1	2	3	4	5	6
1	操作室电气柜门是否完好	完整关严	国发（56）40						
2	电铃是否完好	完好，声音清晰	16 条						
3	紧急开关	可靠	27 条						
4	大、小钩限位器	完好	19 条						
5	大、小车极限	完好	19 条						
6	仓门、栏杆开关	完好	24 条						
7	各部制动器是否完好	完好	15 条						
8	照明是否完好	工作区明亮	（56）40						
9	外露传动部分防护保护罩	完好、可靠	18 条						
10	钢丝绳是否完好	完好	65 条						
11	走梯、平台、走台栏杆是否完好	完好	GB 4053						

岗位个人签字

6.2.3　安全检查表的编制

安全检查表应列举需要查明的所有可能导致事故发生的危险因素。为了使安全检查表在内容上能够结合实际、突出重点、简明易行、符合安全要求，一般应依据以下几个方面来进行编制：

首先，国家及有关部门为了保证安全生产所发布的一系列法律、法规、标准和规程等文件，这是编制安全检查表的一个主要依据。为了便于工作，有时可以将检查条款的出处在表格中加以注明，以便能够尽快地统一各种不同的意见。

其次，要搜集国内外同行业及同类产品行业的事故案例，从中发掘出不安全因素，作为我们安全检查的内容。此外，国内外及本单位在安全管理及生产中的有关经验，也是一项很重要的内容。

最后，通过安全分析和评价所确定的系统危险部位及防范措施，同样可以作为编制安全检查表的依据。

安全检查表的编制，一般应遵循以下几个步骤：

（1）确定相关人员。要编制一个符合客观实际、能够全面识别系统危险性的安全检查表，首先需要建立一个小组，其成员应包括熟悉系统安全分析的行业专家或技术人员、管理人员以及有经验的生产一线工人等。

（2）熟悉系统，包括系统的结构、功能、工艺流程、操作条件、布置和已有的安全防护措施等。

（3）收集资料。收集有关安全法律、法规、规程、标准、制度以及本系统过去曾经发生的事故等资料，作为编制安全检查表的依据。

（4）判别危险源。按功能或结构将系统划分为若干个子系统或单元，对它们存在的危险因素进行逐一分析。

（5）列出安全检查表。针对系统危险因素有关的规章制度，以往的事故教训以及本单位的经验等，确定安全检查表的项目和内容，然后按照特定的格式列写成表。

在编制安全检查表的过程中，还需要特别注意如下几个问题：

（1）编制安全检查表的过程，实质上是一个理论知识、实践经验系统化的过程。一个高质量的安全检查表需要专业技术的全面性、多学科的综合性和对实际经验的统一性。为此，应组织技术人员、管理人员、操作人员和安全技术人员深入现场，共同编制。

（2）为排查系统中存在的安全隐患，要求所列出的检查项目应当齐全、具体、明确，突出重点，抓住要害。为了避免重复，通常尽可能地将同类性质的问题列写在一起。此外，还应当规定具体的检查方法，并附有检查标准，防止编制的安全检查表过于笼统化。

（3）各类安全检查表都有其特定的适用对象。例如，专业检查表和日常性的检查表就应当加以区分，通常专业检查表应当编制得更加详细些，而日常性的检查表则侧重于简明扼要，突出重点。

（4）对系统的危险性部位应当进行详细检查，以确保一切隐患在可能发生事故之前就被发现。

（5）编制安全检查表应当同安全系统工程中的事故树分析、事件树分析、危险性预先分析、危险与可操作性研究等方法综合进行，把这些方法的分析结果列入检查项目之中。

6.2.4 应用举例

【案例分析 6-1】 某加油站用安全检查表，如表 6-5 所示。

表 6-5 加油站用安全检查表

检查项目内容		检 查 标 准	类别	事实记录	结论
安全管理	加油站管理制度	有健全的安全管理制度，包括各类人员的安全责任制、教育培训、防火、动火、检修、检查、设备安全管理制度，岗位操作规程等	A		
	从业人员资格	（1）单位主要负责人和安全管理人员经县级以上地方人民政府安全生产监督管理部门的考核合格，取得上岗资格；	A		
		（2）其他从业人员经本单位专业培训或委托专业培训，并经考核合格，取得上岗资格；	B		
		（3）特种作业人员经有关监督管理部门考核合格，取得上岗资格	A		
	安全管理组织	有安全管理组织，配备专职（兼职）安全管理人员	A		
	基础资料	有设计、施工、验收文件资料	B		
	事故应急救援预案	建立事故应急救援预案，基本内容包括： （1）事故类型、原因及防范措施； （2）可能事故的危险、危害程度（范围）的预测； （3）应急救援的组织和职责； （4）事故应急处理原则及程序； （5）报警与报告； （6）现场抢险； （7）培训和演练	B		

续表6-5

检查项目内容		检 查 标 准	类别	事实记录	结论
经营和储存场所		（1）在城市建成区内不应建一级加油站； （2）加油站站房及其他附属建筑物的耐火等级不应低于二级，建筑物经公安消防部门验收合格； （3）加油站的油罐、加油机和通气管口与站外建（构）筑物的防火距离不应小于 GB 50156—2002 中表4.0.4 的规定； （4）加油站的工艺设施与站外建（构）筑物之间的距离不大于25m 以及小于等于 GB 50156—2002 表4.0.4 中防火距离的1.5 倍时，相邻一侧应设置高度不低于2.2m 的燃烧实体围墙，距离大于 GB 50156—2002 表4.0.4 中防火距离的1.5 倍且大于25m 时，相邻一侧应设置隔离墙，隔离墙可为非实体墙； （5）加油站内设施间的防火距离，不应小于 GB 50156—2002 中表5.0.8 的规定； （6）车辆入口与出口应分开设置； （7）站内单车道宽度不应小于3.5m，双车道宽度不应小于6m，站内道路转弯半径不宜小于9m，道路的坡度不得大于6%； （8）站内停车场和道路路面不应采用沥青路面； （9）站内不得种植油性植物； （10）加油场地及加油岛设置的罩棚，有效高度不应小于4.5m，应采用非燃烧体建造； （11）加油站内的采暖通风设施应符合 GB 50156—2002 中第11.1 的要求			
经营储存条件	储油罐	（1）加油站的汽油罐和柴油罐，严禁设在室内或地下室内； （2）油罐的各结合管应设在油罐的顶部； （3）汽油罐和柴油罐的通气管应分开设置，管口应高出地面4m 及以上、沿建筑物的墙（柱）向上敷设的通气管口，应高出建筑物顶1.5m 及以上，其与门窗的距离不应小于4m，通气管公称直径不应小于50mm，并安装阻火器。通气管管口距离围墙不应小于3m（采用油气回收系统时不应小于2m）； （4）油罐的量油孔应设带锁的量油帽、铜或铝等有色金属制作的尺槽； （5）油罐的入孔应设操作井； （6）操作孔的上口边缘要高出周围地面20cm，操作孔的盖板及翻起盖的螺杆轴要选用不产生火花材料，或采取其他防止产生火花的措施； （7）顶部覆土厚度不应小于0.5m，周围加填沙子或细土厚度应不少于0.3m； （8）进油管应向下伸至罐内距罐底0.2m 处； （9）罐车卸油必须采用密闭卸油方式			
	油管线	（1）油管线应埋地敷设，管道不应穿过站房等建（构）筑物、穿过车行道时，应加套管，两端应密封，与管沟、电缆沟、排水沟交叉时，应采取防渗漏措施； （2）管线设计压力不应小于0.6MPa； （3）卸油软管、油气回收软管应采用导电耐油软管，软管公称直径应不小于50mm； （4）采用油气回收装置时，应满足 GB 50156—2002 中第6.2.3 的要求			

续表 6-5

检查项目内容		检查标准	类别	事实记录	结论
经营储存条件	加油机	（1）加油机不得设在室内； （2）自吸式加油机应按加油品种单独设置进油管； （3）加油机与储油罐及油管线之间应用导线连接起来并可靠接地； （4）加油枪的流速应不大于60L/min，加油枪软管应加绕螺旋形金属丝作静电接地			
	电气装置	（1）一、二级加油站消防泵房、罩棚、营业室，均应设事故照明； （2）加油站设置的小型内燃发电机组，其内燃机的排烟管口应安装阻火器。排烟管口至各爆炸危险区域边界的水平距离应符合下列规定：1）排烟口高出地面4.5m以下时不应小于5m，2）排烟口高出地面4.5m以上应大于5m； （3）电气线路宜采用电缆并直埋敷设。当采用电缆沟敷设电缆时，电缆沟内必须充沙填实。电缆不得与油品、热力管道敷设在同一沟内； （4）地下油罐与露出地面的工艺管道做电气连接并接地； （5）爆炸危险区域内的电气设备选型、安装、电力线路敷设等，应符合现行国家标准《爆炸和火灾危险环境电力装置设计规范》GB 50058的规定； （6）加油站内爆炸危险区域以外的站房、罩棚等建筑物内的照明灯具可选用非防爆型，但罩棚下的灯具应选用防护等级不低于IP44级的节能型照明灯具； （7）独立的加油站或邻近无高大建（构）筑物的加油站，应设可靠的防雷设施，如站房及罩棚需要防直击雷时，要采用避雷带（网）保护； （8）防雷、防静电装置必须符合GB 50156—2002中第10.2和10.3要求； （9）防雷、防静电装置应有资质部门出具的检测合格报告			
	消防设施	（1）固定式消防喷淋冷却水的喷头出口处给水压力不应小于0.2MPa，移动式消防水枪出口处给水压力不应小于0.25MPa，并应采用多功能水枪； （2）每2台加油机应设置不少于1只4kg手提式干粉灭火器和1只6L泡沫灭火器、加油机不足2台按2台计算； （3）地上储罐应设35kg推车式干粉灭火器2个，当两种介质储罐之间的距离超过15m时应分别设置； （4）地下储罐应设35kg推车式干粉灭火器1个，当两种介质储罐之间的距离超过15m时应分别设置； （5）一、二级加油站应配置灭火毯5块、沙子2m³、三级加油站应配置灭火毯2块，沙子2m³			

注：1. 类别栏标注"A"的，属否决项、类别栏标注"B"的，属非否决项；

2. 根据现场事件确定的检查项目逐项考核，评价加油站安全状况；

3. A项中有1项不合格，视为该加油站不符合安全要求；

4. B项中有5项不合格，视为不符合安全要求，少于5项（含5项）为基本符合安全条件；

5. 据检查表记录的情况，可以对加油站的整体安全水平做一个了解；

6. 对A、B项中的不合格项均应进行整改；

7. 资料来源：高建忠（2006）。

6.3　危险性预先分析

6.3.1　基本概念

危险性预先分析（Preliminary Hazard Analysis，PHA），又称为预先危险性分析，是一种用于对系统内存在的危险因素及其危险程度进行定性分析和评价的方法。即：在每项工程活动之前，如设计、施工、生产之前或者技术改造之后（即制定操作规程和使用新工艺等情况之后），对系统存在的危险性类型、出现条件、导致事故的后果以及有关对策措施等，作一概略性的分析。目的在于防止操作人员直接接触对人体有害的原材料、半成品、成品和生产废弃物，防止使用具有危险性的生产工艺、装置、工具和采用不安全的技术路线。如果必须使用时，也应从工艺上或设备上采取相应的安全措施，以保证这些危险因素不至于发展成为事故。

危险性预先分析的主要特点在于在系统设计或开发的初期就可以识别、控制危险因素，用最小的代价来消除或减少系统的危险性，从而为制定整个系统全生命周期的安全操作规程提供依据。因此，该方法具有以下优点：

（1）分析工作做在行动之前。尽可能地在行动方案付诸实施之前就采取措施对系统的危险性进行消除、降低或控制，避免由于考虑不周而造成损失。

（2）分析的结果可为系统初步设计、开发、制造、安装、检修等提供应遵循的注意事项和指导方针。

（3）分析的结果可为制定相关的标准、规范化技术文档等提供必要的技术支持。

（4）可根据分析的结果来编制安全检查表，以保证行动方案实施过程的安全，并可作为安全教育的材料。

通过危险性预先分析，我们力求达到以下四项基本的目标：

（1）大体识别与系统有关的一切主要危险性因素。在初始识别中暂不考虑事故发生的概率。

（2）鉴别产生危险性的原因。

（3）假设危险性确实出现，估计和鉴别其对系统的影响。

（4）将系统中已经识别的危险性进行等级划分。在确定系统的危险性之后，应对其划分等级，以便根据危险性的先后次序和重点分别进行处理。危险性的等级划分标准如表6-6所示。

表6-6　危险性的等级划分标准

危险性等级	说　明
Ⅰ级	可忽略的，不至于造成人员伤害和系统损害
Ⅱ级	临界的，不会造成人员伤害和主要系统的损坏，并且可能排除和控制
Ⅲ级	危险的（致命的），会造成人员伤害和主要系统的损坏，为了人员和系统安全，需立即采取措施
Ⅳ级	破坏性的（灾难性），会造成人员死亡或众多伤残、重伤及系统报废等灾难性事故

6.3.2 危险性预先分析的内容

危险性预先分析主要是根据系统的结构或特性来详细地对系统存在的危险性进行分析。其内容可以从以下几个方面来重点考虑：

(1) 识别危险的设备、零部件，并分析其发生的可能性条件。

(2) 分析系统中各子系统、各元件的交接面及其相互关系与影响。

(3) 分析原材料、产品、特别是有害物质的性能与贮运。

(4) 分析工艺过程及其工艺参数或状态参数。

(5) 人、机关系（操作、维修等）。

(6) 环境条件。

(7) 用于保证安全的设备、防护装置等。

危险性预先分析的结果，通常以危险性预先分析表的形式来体现。尽管对危险性预先分析表的形式并没有严格的要求，但一般来说，该表格应至少包括以下 5 个方面的信息：危险/危险因素，危险可能导致的结果，危险产生的原因，事故风险评估（包括采取控制措施之前和之后两种情况），对危险进行消除或控制的对策措施。

表 6-7 与表 6-8 给出了两种常用的危险性预先分析表的基本格式。

表 6-7 危险性预先分析表的基本格式（一）

危险与意外事故	阶 段	起 因	影 响	分 类	对策措施
事故名称 ……	危险发生的阶段	产生危险的原因	对人员及设备的影响		消除、减少或控制危险因素的措施

表 6-8 危险性预先分析表的基本格式（二）

潜在事故	危险因素	触发事件	导致事故的原因	事故后果	危险等级	对策措施

6.3.3 危险性预先分析的步骤

运用危险性预先分析方法进行安全分析和评价时，一般是先利用安全检查表、经验和技术初步查明系统中危险因素的大概存在方位，然后识别促使危险因素演变成为事故的触发因素和必要条件，对可能出现的事故后果进行分析，并采取相应的对策措施。

危险性预先分析的一般步骤如下：

(1) 准备阶段。在进行分析之前，首先要确定分析对象，明确所分析系统的功能及分析范围，调查系统所涉及的生产目的、工艺过程、操作条件和周围环境，收集设计说明书、本单位生产经验、国内外事故情报以及有关的标准、规范、规程等资料。

(2) 分析实施阶段。通过对方案设计、主要工艺和设备的安全审查，辨识其中存在的主要危险因素。此外，也要审查设计规范以及对危险因素进行消除或控制所采取的措施。主要内容包括：

1) 危险场所、设备或物质；

2) 系统安全有关的设备、物质之间的交接面，如物质的相互反应、火灾或爆炸的发

生与传播、控制系统等;

3)可能对设备或物质产生影响的环境因素,如地震、洪水、高(低)温、潮湿、振动等;

4)系统运行、试验、维修、应急程序,如人的误操作后果的严重性、操作者的任务、设备布置及通道情况、对人员的防护等;

5)辅助设施,如物质或产品的存储、系统试验、人员训练、动力供应等设施;

6)有关系统安全的设备,如系统冗余设备、安全监控系统、个人防护设备等。

(3)结果汇总阶段。根据分析所得的结果,确定系统中存在的主要危险因素,研究其产生的原因以及可能导致的事故,并以表格的形式进行汇总。

【案例分析6-2】 某家用燃气热水器的结构示意图如图6-1所示。热水器用煤气加热,装有温度、煤气开关联动装置。当水温超过规定温度时,联动装置将调节煤气阀的开度。如果发生故障而导致热水器内压力过高时,则由泄压安全阀放出热水,防止发生事故。

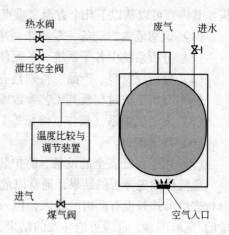

图6-1　燃气热水器结构示意图

运用危险性预先分析法对该燃气热水器系统进行分析,结果如表6-9所示。

表6-9　燃气热水器的危险性预先分析表

危险因素	触发事件	现象	形成事故的原因事件	事故情况	结果	危险等级	措　施
水压高	煤气连续燃烧	有气泡产生	安全阀不动作	热水器爆炸	伤亡、损失	3	定期检查安全阀
水温高	煤气连续燃烧	有气泡产生	安全阀不动作	水过热	烫伤	2	定期检查安全阀
煤气	火嘴熄灭,煤气阀开煤气泄漏	煤气充满	火花	爆炸火灾	伤亡、损失	3	火源与煤气阀装连锁,定期检查,通风,气体检测器
毒气	火嘴熄灭,煤气阀开煤气泄漏	煤气充满	人在室内	煤气中毒	伤亡	2	火源与煤气阀装连锁,定期检查,通风,气体检测器
燃烧不完全	排气口关闭	一氧化碳充满	人在室内	煤气中毒	伤亡	2	一氧化碳监测器,报警器,通风
火嘴着火	火嘴附近有可燃物	火嘴附近着火	火嘴引燃	火灾	伤亡、损失	3	火嘴附近应为耐火构造,定期检查
排气口高温	排气口关闭	排气口附近着火	火嘴连续燃烧	火灾	伤亡、损失	3	排气口装连锁,温度过高时,煤气阀关闭,排气口附近应为耐火构造

资料来源:卢岚(2003)。

6.3.4　应用举例

某制药厂由于市场原因被迫停产，设备一直闲置。后来经资产划分，原厂内所有设备归 A 制药集团公司。该公司随后决定为了减少损失并充分利用闲置设备，而将该厂的所有设备拆卸后运回公司。

负责拆除工作的施工单位在安全措施不到位的情况下盲目进行施工。先是在使用气焊拆除现场管道时由于管道内存有易燃液体导致管道着火，幸亏及时扑灭，没有造成严重后果；二是在拆除厂房内管道时，罐内物料流出，物料挥发的气体导致多名施工人员出现头晕、恶心等中毒症状；三是在吊运设备时，由于场地狭小和施工人员作业时精力不集中，造成一起轻伤事故。在短短的两天内，一连串的事故及恶性事故征兆，使得负责拆除工作的领导和施工人员不知所措，不敢再贸然进行施工。施工单位请求安全管理部到拆除现场进行指导。集团公司总经理也下达指示，要求"安全管理部协助拆除工作，确保拆除工程安全进行"。

安全管理部首先派人到拆除现场进行实地考察，经现场调查发现主要问题是：

（1）该厂曾经使用的原材料有氯磺酸、氯气、氯仿、丙酮、保险粉、甲醇钠、氨水及硫酸、苛性碱等 30 余种易燃易爆、有毒有害以及强腐蚀性物品。

（2）拆除现场存在着腐蚀严重的设备、罐、桶。

（3）原厂职工已不知去向，无法确定容器内存放的是什么物料及工艺过程。

（4）施工现场没水没电，不能对设备进行有效地清洗。

（5）施工人员对拆除中遇到的各种化学品的理化性质及危害性不了解，拆除中不能采用正确的防护措施和应急处理方法。

（6）拆除吊运设备不足，易发生砸伤事故等。

根据现场调查的结果，安全管理部一致认为，应采用危险性预先分析方法对拆除工作中的危险充分认知，考虑应采取的各种预防事故的措施和应急处理方法，制定出安全拆除方案，并要求施工单位严格按拆除方案进行施工。

（1）编制危险性预先分析表。

安全管理部根据现场调查情况，经过分析研究决定，由专人负责在两天内制定出拆除工程的危险性预先分析表，如表 6-10 所示。

表 6-10　拆除工程危险性预先分析表

序号	事故类型	造成原因	应采取措施	事故应急处理方法
1	中毒	（1）罐及管道内存有有毒有害物品； （2）物料管道泄漏； （3）空气流通不畅，拆除现场毒物浓度过高； （4）拆除人员未佩戴适用的防护用品	（1）编制《化学物质安全数据卡》并组织学习； （2）将罐内有毒物料排放； （3）打开人孔盖及各管道连接处； （4）佩戴必要的防护用品； （5）设专人对现场作业情况进行监护、监测	发生中毒事故时监护人应迅速将中毒人员救出，放置到空气新鲜处，保持呼吸道畅通。停止呼吸应立即进行人工呼吸，同时迅速和医院联系抢救。抢救人员应佩戴适宜的防护用品

序号	事故类型	造成原因	应采取措施	事故应急处理方法
2	火灾爆炸	（1）设备内存有易燃易爆物品，并在极限范围内； （2）设备未进行清洗置换； （3）物料管道与罐体未断开； （4）未进行气体分析； （5）没有严格控制点火源	（1）打开罐的入孔盖和连接管道，进行足够时间的自然通风置换； （2）断开所有与罐连接的物料管道； （3）动火前罐内易燃易爆气体经检测必须符合动火要求； （4）对动火区域进行严格控制，确保火源不得进入危险区域； （5）动火区域配备足够的灭火器材； （6）动火现场应设专人监护	发生火灾爆炸事故应迅速将人员救出，尽可能扑灭初起火灾，同时拨打119报警
3	化学灼伤	（1）设备管道内存有腐蚀性物品； （2）设备未进行清洗置换； （3）拆除人员拆除时未佩戴防护用品	（1）将设备管道内的存料放空； （2）拆除时佩戴必需的防护用品； （3）作业现场储备清水和中和液	发生化学灼伤后应立即用水冲洗足够的时间，严重者送医院救治
4	砸伤摔伤	（1）吊运时设备捆扎不牢； （2）吊运时不能控制设备平衡； （3）吊运用的起重设备不足以承受拆除设备的重量； （4）相互间协调不好； （5）未按规定穿戴好防护用品； （6）梯子不牢，无人监护	（1）吊运人员必须持有起重作业许可证，并严格按要求进行操作； （2）使用足以承受设备重量的专用的起重工具，不得利用屋顶吊运设备； （3）拆除人员佩戴好安全帽、安全带及其他必需的防护用品。登高作业必须有人监护	发生事故者有大出血时，应予止血，发生骨折，要进行正确包扎，并迅速送医院救治

（2）编制化学物质安全数据卡。

针对拆除人员对该制药厂使用的各种化学原料的各种性质不了解，安全管理部安排由专人负责在两天内编制出该制药厂30余种化学物质安全数据卡。该卡具体标明：

1）各种化学物质的理化性质；

2）各种化学物质的火灾危险性；

3）各种化学物质的毒性及健康危害；

4）各种化学物质造成事故的急救措施及泄漏处置方法；

5）对各种化学物质的防护方法和防护措施。

（3）组织培训学习。

安全管理部派专人到施工现场，对施工人员逐一地讲解了化学物质安全数据卡中的各项内容，使施工人员对所要面对的各种化学物质的各种性质及防护方法有一个清楚的认识。在每天工作前组织施工人员用危险性预先分析表结合施工现场及施工内容进行分析，预测可能发生的危险，制定必要的防范措施。

（4）严格进行检测分析，并现场监督指导。

由于罐内存有的物料不清楚，且多数是易燃易爆、有毒有害、强腐蚀性化学物质，现场没水没电无法对其进行有效的冲洗置换。安全管理部派专人到现场对每一个罐、桶等设备进行检测，根据检测结果监督和指导拆除工作，督促施工人员严格按照制定的拆除方案进行实施。由于对危险考虑充分，安全措施到位，安全管理人员认真负责，现场施工人员按要求操作，保证了这次具有较大危险性的拆除工作安全顺利地按期完成。

6.4 故障类型及影响分析

6.4.1 基本概念

故障类型及影响分析（Failure Modes and Effects Analysis，FMEA），也称作失效模式与影响分析，是安全系统工程的重要分析方法之一。它是在可靠性工程的基础上发展起来的，主要用来分析系统或者产品的可靠性和安全性问题。系统的子系统及元件在运行过程中，可能会发生各种不同类型的故障。例如，电气开关可能发生接触不良或接点粘连等类型的故障。这些不同类型的故障对系统造成的影响也是各不相同的。故障类型及影响分析就是针对系统的各个组成部分及元件进行分析，找出它们可能发生的故障及其类型，查明各种类型的故障对邻近子系统或元件的影响以及最终对系统的影响，并在此基础上提出可能采取的消除或控制这些影响的措施。

早期的故障类型及影响分析只能做定性分析，后来在分析中包括了故障发生难易程度或发生概率的评价，从而把它与致命度分析（Criticality Analysis，CA）结合起来，构成故障类型及影响、致命度分析（Failure Modes，Effects and Criticality Analysis，FMECA）。这样，如果确定了每个元件的故障发生概率，我们就可以确定设备、系统或装置的故障发生概率，从而实现对故障的影响进行定量地描述。

1950 年故障类型及影响分析由美国格鲁曼（Grumman）公司首先提出，并应用于飞机主操作系统的故障分析。1957 年，波音和马丁公司在其工程手册中正式给出了故障类型及影响分析的作业程序。之后，美国军方也开始了这一分析技术的应用和研究，并于 1974 年颁布了军用标准 MIL-STD-1629A。该标准沿用至今，目前仍然是世界上最重要的故障类型及影响分析参考标准之一。日本著名的丰田汽车发动机厂将故障类型及影响分析同质量管理结合起来，积累了丰富的经验。故障类型及影响分析目前已经在机械制造、动力工业、仪器仪表、石油化工等各领域中得到了广泛的应用。

故障一般指元件、子系统、系统在规定的运行时间和运行条件下，未能达到设计规定的功能的一种状态。

元件或系统发生故障的机理十分复杂，故障类型指的是由不同故障机理显现出来的各种故障现象的表现形式。一个系统或一个元件往往有多种不同的故障类型。例如，一个阀门可以有内漏、外漏、打不开、关不严四种故障类型。一般机电产品、设备的常见故障类型如表 6-11 所示。故障类型不同，对子系统甚至整个系统所产生影响的程度也是不同的。

并不是所有类型的故障都会造成严重的后果，而只是其中一些类型的故障会影响系统完不成任务或者造成事故损失。

表 6-11　常见故障类型

故障类型	故障类型	故障类型	故障类型
结构破损	外　漏	不能开机	无输入
机械性卡住	超出允许上限	不能关机	无输出
振　动	超出允许下限	不能切换	电短路
不能保持在指定位置上	间断运行	提前运行	电开路
不能开启	运行不稳定	滞后运行	漏　电
不能关闭	意外运行	合入量过大	其　他
误　开	错误指示	输入量过小	
误　关	流动不畅	输出量过大	
内　漏	假运行	输出量过小	

元件或系统故障类型的划分，一般可以从以下四个方面考虑：运行过程中的故障，过早地启动，规定时间不能启动或停止，运行能力降级、超量或受阻。

导致元件或系统发生故障的过程或机理，我们称之为故障原因。通常，导致故障的原因主要来自于以下五个方面：

（1）设计上的缺陷：由于设计采取的原则、技术路线等不当，带来先天性的缺陷，由于图纸不完善或有错误等。

（2）制造上的缺陷：加工方法不当或组装失误。

（3）质量管理方面的缺陷：检验不够或失误以及工程管理不当等。

（4）使用上的缺陷：误操作或未按设计规定操作。

（5）维修方面的缺陷：维修操作失误或检修程序不当等。

故障类型及影响分析表的主要内容与一般格式，如表 6-12 所示。

表 6-12　故障类型及影响分析表

故障类型及影响分析

系　统＿＿＿＿＿＿
子系统＿＿＿＿＿＿

日期＿＿＿＿＿＿
制表＿＿＿＿＿＿
主管＿＿＿＿＿＿
审核＿＿＿＿＿＿

项目号	功能	故障类型	故障产生原因	故障的影响		故障发生频率	故障等级	故障检测方法	对策与措施
				子系统	系统				

6.4.2　故障类型的等级划分

由于各种故障类型对子系统或系统的影响有很大的不同，因而需要对故障类型进行等级划分，以便在措施采取上按照轻重缓急来区别对待，提高系统的安全性。常用的故障类型分级方法主要有以下几种。

6.4.2.1　定性分级方法

按照故障类型对子系统或系统影响的严重程度，将其划分为四个等级，如表 6-13 所示。

表 6-13 故障类型分级表

故障等级	影响程度	说　明
Ⅰ级	致命性	可造成人员死亡或系统损坏
Ⅱ级	严重性	严重伤害、严重职业病或系统损坏
Ⅲ级	临界性	轻伤、轻职业病或次要系统损坏
Ⅳ级	可忽略性	无伤害、职业病，系统不会受到损坏

6.4.2.2 评点法

在难于取得可靠性数据的情况下，可以采用评点法。此法较简单，划分精确。它从故障影响大小、故障对系统影响的程度、故障发生的频率、防止故障的难易以及是否为新设计的工艺等几个方面来综合考虑故障对系统的影响程度，用一定的评点数表示程度的大小（如表 6-14 所示），通过利用下式计算来求出总评点数，进而按照表 6-15 得到故障等级。

$$C_s = \sqrt[i]{C_1 \cdot C_2 \cdots C_i} \tag{6-1}$$

式中　C_s——总评点数，$0 < C_s < 10$；

　　　C_i——因素系数，$0 < C_i < 10$。

表 6-14 评点因素及评点数参考表

评点因素	内　容	评点数 C_i
故障影响大小	造成生命损失	5.0
	造成相当程度的损失	3.0
	元件功能有损失	1.0
	无功能损失	0.5
对系统影响的程度	对系统造成两处以上的重大影响	2.0
	对系统造成一处以上的重大影响	1.0
	对系统无过大影响	0.5
故障发生的频率	容易发生	1.5
	能够发生	1.0
	不大发生	0.7
防止故障的难易	不能防止	1.3
	能够防止	1.0
	易于防止	0.7
是否新设计的工艺	内容相当新的设计	1.2
	内容和过去相类似的设计	1.0
	内容和过去相同的设计	0.8

表 6-15 评点数与故障等级参考表

故障等级	总评点数	内　容	应采取的措施
Ⅰ级（致命）	7~10	完不成任务，人员伤亡	变更设计
Ⅱ级（重大）	4~7	大部分任务完不成	重新讨论设计，也可变更设计
Ⅲ级（轻微）	2~4	一部分任务完不成	不必变更设计
Ⅳ级（小）	<2	无影响	无

6.4.2.3　风险率矩阵评价法

将故障发生的可能性和引起的后果两个方面进行综合考虑，会得出比较准确的衡量标准。我们称这个标准为风险率，它代表了故障概率和严重度的综合评价。

（1）故障概率，是指在某一特定的时间内，故障类型所出现的次数。时间可规定为一定的期限（如一年、一月等）、或根据大修间隔期、完成一项任务的周期或其他被认为适当的期间来决定。可以使用定性和定量方法确定单个故障类型的概率，如表 6-16 和表 6-17 所示。

表 6-16　故障概率的定性分级表

故障概率等级	内　　容
Ⅰ级	故障概率很低，元件操作期间出现的机会可以忽略
Ⅱ级	故障概率低，元件操作期间不易出现
Ⅲ级	故障概率中等，元件操作期间出现的机会为 50%
Ⅳ级	故障概率高，元件操作期间易于出现

表 6-17　故障概率的定量分级表

故障概率等级	内　　容
Ⅰ级	在元件工作期间，任何单个故障类型出现的概率小于全部的故障概率的 0.01
Ⅱ级	在元件工作期间，任何单个故障类型出现的概率大于全部的故障概率的 0.01 而小于 0.1
Ⅲ级	在元件工作期间，任何单个故障类型出现的概率大于全部的故障概率的 0.1 而小于 0.2
Ⅳ级	在元件工作期间，任何单个故障类型出现的概率大于全部的故障概率的 0.2

（2）严重度，是指故障类型对系统功能的影响程度，它可划分为 4 个等级，如表 6-18 所示。

表 6-18　故障严重度分级表

故障严重度等级	内　　容
Ⅰ级（低的）	1. 对系统的任务无影响； 2. 对子系统造成的影响可忽略； 3. 通过调整，故障易于消除
Ⅱ级（主要的）	1. 对系统的任务虽有影响但可忽略； 2. 导致子系统的功能下降； 3. 出现的故障能够立即修复
Ⅲ级（关键的）	1. 系统的功能有所下降； 2. 子系统的功能严重下降； 3. 出现的故障不能立即通过检修予以修复
Ⅳ级（灾难性的）	1. 系统的功能严重下降； 2. 子系统的功能全部丧失； 3. 出现的故障须经彻底修理才能消除

在有了严重度和故障概率的数据之后，就可以运用风险率矩阵法表示故障类型的实际影响，如图6-2所示。

将系统所有故障类型按其发生概率和后果严重度填入风险率矩阵图中，即可得到系统风险的密集情况。处于右上角的故障类型的风险率最高。值得注意的是，有的故障类型虽有较高的发生概率，但造成的危害严重度甚低，因而风险率也较低。另一种情况，即使造成的危害严重度很大，但发生概率很低，其风险率也不会太高。

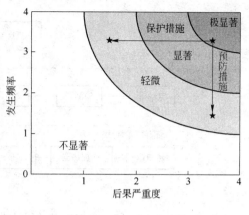

图6-2 风险率矩阵图

6.4.3 故障类型及影响分析的步骤

故障类型及影响分析的基本思路是：首先，从设计功能上，按照进行分解，研究故障类型。其次，再按照相反的过程，即"元件→子系统→系统"的顺序，研究故障类型的影响，选取对策和措施，改进系统设计。其一般的分析步骤如下：

（1）明确系统的情况。进行系统安全分析时，首先需要熟悉系统的设计任务书、设计说明书、使用说明书以及相关的土质、标准、规范、事故情报等资料，从中对所要分析的对象系统的组成、任务、功能和运行条件等各方面有一个比较全面的了解。如系统含有多少子系统，各子系统包含哪些单元或元件，它们各自的特性、功能，以及相互之间的连接、输入/输出关系、系统运行方式和运行的额定参数、最低性能要求、操作和维修方式及步骤、系统与其他系统的相互关系以及系统对环境条件的要求等。

（2）确定分析层次。根据所了解的系统情况，决定分析到什么层次，这是非常关键的一步。如果分析的层次太浅，就有可能漏掉一些重要的故障类型，得不到有用的资料。反之，如果分析的层次过深，一切都分析到元件，则会造成结果繁杂，费时较多，而且最终制定的预防措施也很难得到有效的实施。

通常，经过对系统的初步了解，我们就可以对系统中各子系统或元件的重要性有一个大概的认识。因此，可对其中关键的子系统分析的深一些，次要或者不重要的子系统分析的浅一些，甚至可以不予分析。

（3）绘制功能框图和可靠性框图。根据对系统的分析，画出相应的功能框图和可靠性框图。其中，对于比较复杂的系统来说，可靠性框图是用来表达系统内部各子系统之间功能传输关系的重要工具之一。通过可靠性框图，我们可以比较明确地看出系统—子系统—元件之间的层次关系、系统与子系统间的功能输入/输出关系及串联/并联方式等。

例如某高压空气压缩机系统的可靠性框图，如图6-3所示。

（4）列出故障类型清单，并从中选出对系统具有较大影响的故障类型。按照可靠性框图，并结合历史的经验和相关资料，列举出系统所有的故障类型及其可能的原因，填入故障类型及影响分析表中。然后从其中选出对子系统以至系统具有较大影响的故障类型，深入分析其产生的原因、影响后果、故障等级以及应采取的措施。

故障类型的影响，可从以下三种情况来进行分析。

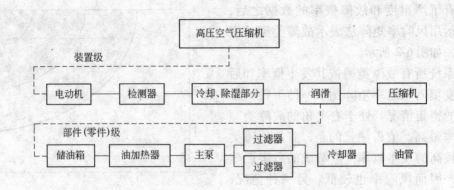

图 6-3　高压空气压缩机系统的可靠性框图

1）元件故障类型对相邻元件的影响：该元件可能是其他元件故障的原因。

2）元件故障类型对整个系统的影响：该元件可能是导致系统重大故障或者事故的原因。

3）元件故障类型对子系统及周围环境的影响。

6.4.4　致命度分析

致命度分析（Criticality Analysis，CA）是在故障类型及影响分析的基础上发展起来的。在对系统进行初步分析（如故障类型及影响分析）之后，往往还需要对其中存在的特别严重的故障类型（如Ⅰ级或Ⅱ级）再单独进行更加详细地分析。这就是致命度分析的内容。致命度分析的目的在于：

（1）尽量消除致命度高的故障类型。

（2）当无法消除故障类型时，应尽量从设计、制造、使用和维修等方面来考虑降低其致命度和减小其发生的概率。

（3）根据故障类型的致命度大小，对其零部件或产品提出相应的质量要求，以提高其可靠性和安全性。

（4）根据不同情况，可采取对系统或产品有关部位增设保护装置、检测预报系统等措施。

致命度分析通常同故障类型及影响分析结合使用。通过式（6-2），可计算得出各故障类型的致命度指数 C_r，它表示元件或子系统每运行 100 万小时（次）发生故障的次数。

$$C_r = \sum_{i=1}^{n} (\alpha \cdot \beta \cdot K_A \cdot K_E \cdot \lambda_G \cdot t \cdot 10^6) \tag{6-2}$$

式中　n——元件的致命性故障类型总数；

i——致命性故障类型的第 i 个序号；

λ_G——元件或子系统单位时间或周期的故障率；

t——元件完成一项任务所运行的小时数或周期（次）数；

K_A——元件的 λ_G 测定值与实际运行条件强度修正系数；

K_E——元件的 λ_G 测定值与实际运行条件环境修正系数；

α——λ_G 中该致命性故障类型所占的比例；

β——致命性故障类型发生并产生实际影响的条件概率，其数值如表 6-19 所示。

表 6-19 致命性故障类型发生并产生实际影响的条件概率（β）

故障影响	实际丧失规定功能	很可能丧失规定功能	可能丧失规定功能	没有影响
条件概率（β）	1.00	$0.1 \leqslant \beta < 1.00$	$0 < \beta < 0.1$	0

按照美国汽车工程师学会（SAE）的建议，通常可将故障致命度划分为四个等级，如表 6-20 所示。

表 6-20 致命度分级表

致命度等级	说明	致命度等级	说明
I 级	有可能丧失生命的危险	Ⅲ级	涉及运行推迟和损失的危险
Ⅱ级	有可能导致系统损坏的危险	Ⅳ级	有可能造成计划外的维修

致命度分析所用的表格形式如表 6-21 所示。

表 6-21 致命度分析表

1	致命性故障			致命度指数计算									
	2	3	4	5	6	7	8	9	10	11	12	13	14
项目编号	故障类型	运行阶段	故障影响	项目数	K_A	K_E	λ_G	故障率数据来源	运转时间或周期	可靠性指数	α	β	C_r

6.4.5 应用举例

某企业压缩空气供应系统主要由空气压缩机、压缩空气管路和储气罐三个部分组成。其故障类型及影响分析表如表 6-22 所示。

表 6-22 压缩空气供应系统故障类型及影响分析表

序号	元件名称	故障类型	故障原因	故障的影响	安全技术措施
1	空压机	误操作	开车时没有将旁路阀和出口阀完全开启	可能导致空压机汽缸超压爆炸	1. 严格按照操作规程进行作业；2. 定期培训作业人员
		安全阀故障	质量差，没有定期检测	如空压机因误操作、过热、异常等导致压力过高时，可能引起超压爆炸	1. 选用质量合格的产品；2. 定期对安全阀进行检测和校核
		输出压力低	1. 空压机老化磨损，汽缸严密性差；2. 电压不稳定；3. 润滑不良；4. 进气通道受阻	输出压力过低，可能使气动机械和仪表因动力不足而发生误动作或不动作，从而可能引发机械伤害或火灾事故	1. 定期对空压机进行检查和保养；2. 严格按照操作规程进行作业；3. 保障供电电压稳定；4. 进行压力检测
		输出压力高	1. 供电电压过高；2. 管路阻塞，产生憋气	压力过大，可导致管路超压破裂	

续表 6-22

序号	元件名称	故障类型	故障原因	故障的影响	安全技术措施
2	储气罐	泄漏或破裂	1. 选用材质不良、质量差； 2. 腐蚀； 3. 安全阀故障； 4. 供气压力过高	1. 泄漏使压缩空气压力降低，可能导致气动执行机构误动作或不动作； 2. 储气罐破裂，可能伤及周围人员，并中断压缩空气的供应，导致次生灾害的发生	1. 选用有资质厂商提供的合格储气罐； 2. 做好防腐工作； 3. 定期对储气罐及其安全附件进行检查和测试
3	压缩空气管路	泄漏	1. 选用材质不良、质量差； 2. 腐蚀	泄漏使压缩空气压力降低，可能导致气动执行机构误动作或不动作	1. 严格监控施工质量，验收合格方能使用； 2. 对管路进行定期保养和检测
		断裂	1. 严重腐蚀； 2. 机械碰撞，损伤	中断部分设备的压缩空气供应，可能导致气动装置突然失压产生误动作，引发次生灾害	1. 设计时应充分考虑管路与机动设备、天车等移动机械的安全距离； 2. 对管路进行定期保养和检测
		压缩空气含水	1. 干燥装置故障或容量不够； 2. 没有及时排水排污	加剧管路、特别是气动设备和气动仪表的锈蚀，导致其可靠性下降	1. 为空压机配备质量合格、容量足够的干燥设备； 2. 定期对干燥装置进行保养和维护； 3. 及时排水排污
		压缩空气含油	1. 油滤装置故障或容量不够； 2. 没有及时排油排污	1. 压缩空气含油超标，可导致气动设备和气动仪表严重积油，造成其可靠性下降； 2. 管路积油，增大管路火灾危险，特别是在检修作业时	1. 为空压机配备质量合格、容量足够的油滤设备； 2. 定期对油滤装置进行保养和维护； 3. 及时排油排污

资料来源：胡毅婷等（2009）。

6.5　事件树分析

6.5.1　基本概念

　　事件树分析（Event Tree Analysis，ETA）是安全系统工程中重要的分析方法之一。该方法从一个初始事件开始，按顺序分析事件向前发展中各个环节成功与失败的过程和结果。任何一个事故都是由一系列环节事件发展变化形成的。在事件发展过程中出现的所有环节事件都可能有两种情况：成功或者失败。如果这些环节事件都失败或者部分失败，就会导致事故发生，如图 6-4 所示。

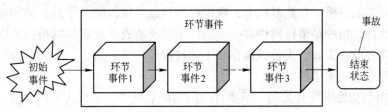

图 6-4　事故过程示意图

事件树分析的理论基础来自运筹学中的决策论。它最初主要应用于系统的可靠性分析。基本原理是：每个系统都是由若干元件组成的，任一元件对规定的功能都存在具有和不具有两种可能。元件具有规定的功能，表明正常（成功）、不具有规定的功能，则表明失效（失败）。按照系统的组成情况，从初始元件开始，由左向右分析各个元件成功与失败两种可能，直到最后一个元件为止。分析的过程用图形表示出来，即可得到一个近似水平的树形图，这就是我们所说的事件树。例如，某储罐储有可燃物质，可能因罐内可燃物质的泄漏而引发火灾。假定火灾事故过程为：可燃物质泄漏→遇到火源→着火→报警→灭火→人员逃离，则分析可得相应的事件树模型如图 6-5 所示。

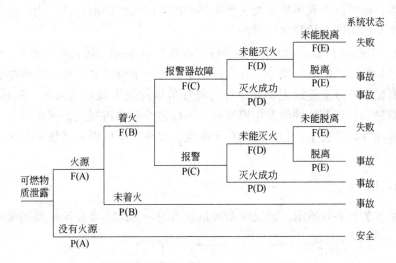

图 6-5　火灾事故过程的事件树分析

通过事件树分析，可以把事故发生与发展的过程更加直观地展现出来，既可定性地了解整个事故的动态变化过程，又可通过计算得出各阶段的概率，最终了解系统各种最终状态的发生概率。如果在事件（隐患）发展的不同阶段采取恰当措施阻断其向前发展，就可以达到预防事故的目的。

事件树分析具有直观、准确、简洁、明了、易于为人所接受等优点，并且具有较强的实用性，目前在许多国家已形成了标准化的分析方法，得到非常广泛的应用。

6.5.2　事件树分析的步骤

事件树分析的一般步骤如下：

（1）明确所要分析的对象和范围，确定初始事件。找出系统的组成要素并明确其功能，以便进一步的分析。在此基础上，确定可能导致系统故障（事故）的初始事件。这里所谓的初始事件，指的是事件树中在一定条件下可能造成事故后果的最初原因事件。它可以是系统故障、设备失效、人员误操作或工艺过程异常等。通常，可选取分析人员最感兴趣的异常事件作为初始事件。

（2）找出与初始事件有关的环节事件。所谓环节事件，又称为中间事件，是指出现在初始事件之后可能造成事故后果的其他原因事件。为清楚起见，对事件树的初始事件和各环节事件可用不同的字母来加以标记。

（3）画出事件树图并说明分析结果。把初始事件写在最左边，各环节事件按顺序写在右面、从初始事件画一条水平线到底一个环节事件，在水平线末端画一垂直线段，垂直线段上端表示成功，下端表示失败、再从垂直线两端分别向左右画水平线到下一个环节事件，同样用垂直线段表示成功和失败两种状态、以此类推，直到最后一个环节事件为止。如果某一个环节事件不需要往下做进一步的分析，则将水平线延伸下去，不发生分支，如此便得到事件树图。

最后，在事件树图的最后面写明由初始事件引发的各种事故结果或后果。

（4）事件树定性分析。通过事件树图，可以简明、直观地看出系统中有哪些因素导致了事故的发生，还可以得到事故发展进程中各种因素的先后影响顺序，由此确定阻断事故发展的措施，从而实现事故预防的目的。

（5）事件树定量分析。在已知初始事件和各环节事件发生概率的前提下，可计算出事件树中每一个最终后果的发生概率。计算过程中，每一个最终后果的发生概率就等于事件树中每一条有始至终分支连线上初始事件与各环节事件发生概率的乘积。在具体计算时，通常把初始事件和各环节事件的发生概率值直接标注在事件树图上，求出的最终后果的发生概率值也标注在事件树上。根据最终后果的发生概率，还可以对系统进行进一步的安全分析和评价。

6.5.3 应用实例

某反应系统如图 6-6 所示。该反应系统是放热的，为此需要在反应器的夹套内通入冷

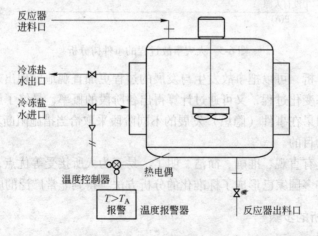

图 6-6 某反应系统示意图

冻盐水以带走反应所产生的热量。如果冷冻盐水流量减少，就会导致反应器内的温度升高，造成反应速度加快，以致失去控制。为安全起见，在反应器上安装有温度测量控制系统，并与冷冻盐水入口阀门连接，根据温度控制冷冻盐水流量。同时，还安装有超温报警仪。当温度超过规定值时，报警仪将自动发出报警信号，以便操作者能够及时采取措施。

现以冷冻盐水流量减少作为初始事件进行分析。如果出现冷冻盐水流量减少的情况，系统将按如下步骤进行控制：高温报警仪报警→操作者发现反应器超温→操作者恢复冷冻盐水流量→操作者紧急关闭反应器。每一步都可能出现成功与失败两种情况，则可得相应的事件树图如图6-7所示。

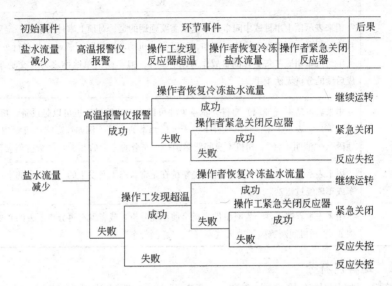

图 6-7　某反应系统冷冻盐水流量减小的事件树图

如果知道初始事件和各中间事件的发生概率，就可以计算得到各种后果状态的发生概率，进行定量的分析。

6.6　事故树分析

6.6.1　基本概念

事故树分析（Fault Tree Analysis，FTA），也称为故障树分析，是安全系统工程中常用的重要分析方法之一。它可用于对各种系统的危险性进行辨识和评价，不仅可以分析出事故发生的直接原因，而且还能深入地揭示出造成事故的潜在原因。通过事故树图来描述事故发生的因果关系，直观、明了、思路清晰、逻辑性强，既可进行定性的分析，又可进行定量的分析。现在许多计算工具软件都有事故树定量分析的模块，其功能非常强大，而且使用比较方便。事故树分析目前已经成为安全系统分析与评价中应用最为广泛的方法技术之一。

事故树分析借鉴了图论中"树"的概念。在图论中，通常把一个无圈（或无回路）的连通图称之为树。那么，如果我们把树中的节点看做是各类事件的代表，并用逻辑门来表示各节点之间的连接关系，假定各事件与逻辑门连接而成的树图能够正确地反映事故发生与发展的因果关系，则我们就称这样的有向树为事故树（也称为事故树分析图）。利用事故树对事故进行分析、评价或预测的方法就称之为事故树分析。

在事故树中，常用的一些符号主要有以下几种。

6.6.1.1　事件符号

常用的事件符号包括矩形、圆形、屋形和菱形四种符号，如表 6-23 所示。

表 6-23　常用的事件符号

事件符号	说　　明
▭	用来表示顶上事件或中间事件。这里需要强调的是，对顶上事件的描述一定要清楚、简要、具体、明了，不能过于笼统。例如，可以将"机动车追尾"、"机动车与自行车相撞"、"道口火车与汽车相撞"等具体的事故作为顶上事件，但不能简单地称之为"交通事故"，以免造成后续的分析无法下手
○	用来表示基本（原因）事件。基本事件可以是人的差错，也可以是设备、机械故障、环境因素等。它表示了不能再继续往下分析、最基本的事件。例如：影响司机瞭望条件的"曲线地段"、"照明不好"，司机本身问题影响行车安全的"酒后开车"、"疲劳驾驶"等
⌂	用来表示正常事件。正常事件既是系统在正常状态下所发生的一些正常的事件。例如："机车或车辆经过道岔"、等
◇	用来表示省略事件。省略事件是指事前不能分析，或者没有再分析下去的必要的一类事件。例如："司机间断瞭望"、"天气不好"、"臆测行车"等

6.6.1.2　逻辑门符号

逻辑门符号，指用来连接各个事件，并表示特定逻辑关系的符号。其中常用的主要有：

（1）与门。如图 6-8 所示，表示只有当输入事件 B_1 和 B_2 同时都发生时，事件 A 才能发生。

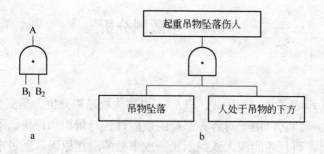

图 6-8　与门符号及应用示例

（2）或门。如图 6-9 所示，表示当输入事件 B_1 或 B_2 中任何一个事件的发生，都可以导致事件 A 的发生。

（3）条件与门。如图 6-10 所示，表示只有当输入事件 B_1 和 B_2 同时都发生，并且还必须满足条件 α 时，事件 A 才能发生。相当于三个输入事件的与门。

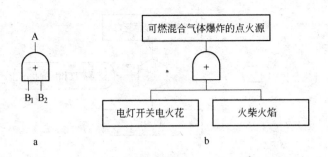

图6-9　或门符号及应用示例

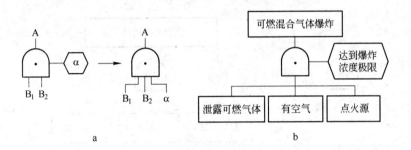

图6-10　条件与门符号及应用示例

（4）条件或门。如图6-11所示，表示当输入事件 B_1 或 B_2 中任何一个事件发生，并且同时满足条件 β 时，都可以导致事件 A 的发生。相当于两个输入事件的或门，再和条件 β 的与门。

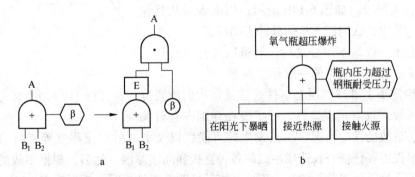

图6-11　条件或门符号及应用示例

（5）限制门。如图6-12所示，表示在输入事件 B 发生且同时满足条件 γ 时，事件 A 才能发生。

（6）表决门。如图6-13所示，表示 n 个输入事件 B_1，B_2，…，B_n 中，至少有 r 个事件发生时，事件 A 才能发生。

6.6.1.3　转移符号

当事故树的规模很大时，往往需要将某些部分画在别的纸上。这时，就需要用到转出和转入符号。

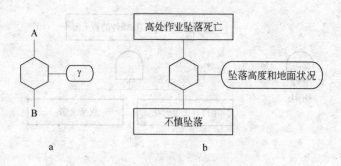

图 6-12　限制门符号及应用示例

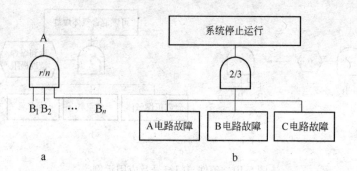

图 6-13　表决门符号及应用示例

（1）转出符号。如图 6-14a 所示，用来表示向其他部分转出。其中，△内记入向何处转出的标记。

（2）转入符号。如图 6-14b 所示，用来表示从其他部分转入。其中，△内记入从何处转入的标记。

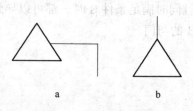

有了上述一些基本符号之后，就可以进行事故树的编制工作了。编制事故树的一般程序如下：

（1）确定顶上事件。顶上事件通常就是我们所要分

图 6-14　转出与转入符号

析的对象事故。选取顶上事件，一定要在详细占有有关系统情况、事故的发生情况、事故发生的可能性以及事故的严重程度等资料的情况下进行，而且事先需要仔细查找造成事故的各种直接和间接原因。然后，根据事故的发生概率和严重程度来确定所要分析的顶上事件，将其简明扼要地填写入矩形框内。

此外，顶上事件还可以是在实际中已经发生过的事故。如机动车辆追尾、脚手架上坠落死亡等事故。通过编制事故树，可以对导致事故的原因进行全面、系统地分析，以便制定一些具体的防范措施，防止事故的再次发生。

（2）调查或分析造成顶上事件的各种原因事件。确定顶上事件之后，接下来就需要通过实地调查、召开有关人员座谈会等方式，或者根据一些经验进行分析，将造成顶上事件的所有直接原因事件都找出来，并且尽可能地不要漏掉。直接原因事件可以是机械故障、人的原因或者环境的原因等。

（3）绘制事故树。在确定顶上事件并找出造成顶上事件的各种原因之后，就可以用相

应的事件符号和适当的逻辑门符号把它们从上到下分层次地连接起来，直到最基本的原因事件，这样就构成了事故树。

这里需要强调的是，逻辑门符号的连接问题在事故树中是非常重要的。因为它涉及到各类事件之间的逻辑关系，将直接影响着后续定性分析和定量分析的结果。

（4）认真审定事故树。在编制事故树的过程中，一般要经过反复推敲和修改。除局部更改外，有的甚至可能要推倒重来，有时还可能需要重复进行数次，直至与实际情况比较相符为止。

以普通车床人身伤害事故中的车床绞长发为例，将"车床绞长发伤害事故"这一事件作为所分析的顶上事件。造成该顶上事件发生的原因事件主要有两个，即"长发落下"和"车床旋转"，并且应满足"长发与车床的旋转部位相接触"这一条件。亦即：若长发落下而车床不旋转，是无法造成车床绞长发伤害事故的，或者当长发落下且车床旋转，但若长发不接触车床的旋转部位，车床绞长发伤害事故也是不会发生的。对于造成"长发落下"事件的原因，显然应同时满足"操作者留有长发"和"长发未在帽内"，而当"长发未塞在帽内"或者"未戴防护帽"任一原因事件存在时，则"长发未在帽内"这一事件就会发生。依据上述编制程序，可得到相应的事故树，如图6-15所示。

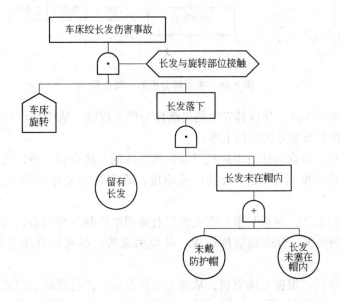

图6-15 车床绞长发伤害事故的事故树

6.6.2 事故树分析的步骤

事故树分析的一般步骤，可用图6-16所示的框图来表示。

（1）熟悉系统。要求全面了解系统的整个情况，包括工作程序、各类重要参数、作业情况等。必要时，还需要画出系统的工艺流程图和布置图。

（2）调查事故。要求在过去事故实例、有关事故统计基础上，尽可能广泛地调查所能预想到的所有事故，包括已发生的和可能发生的事故。

（3）确定顶上事件。所谓顶上事件，就是我们所要分析的对象事件。针对系统中已经

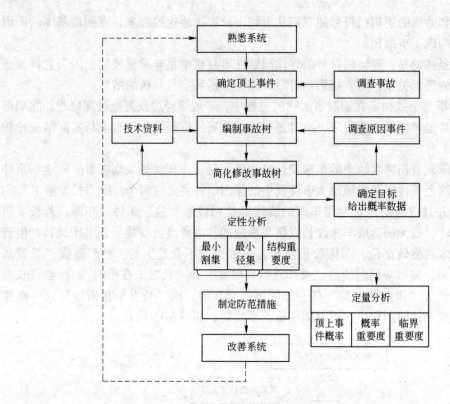

图 6-16　事故树分析的一般步骤

发生或者可能发生的事故,分析其发生的可能性与严重程度,从中找出较容易发生并且后果严重的事故,作为所要分析的顶上事件。

(4) 确定目标。根据以往的事故记录及同类系统的事故资料,进行统计分析,求出事故发生的概率(或频率),然后结合其严重程度,确定我们要控制的事故发生概率的目标值。

(5) 调查原因事件。调查与事故有关的所有原因事件和各种因素,包括设备故障、机械故障、操作者的失误、管理和指挥错误、环境因素等,尽可能详细查清它们的原因和影响。

(6) 编制事故树。根据上述资料,从顶上事件开始,进行逻辑上的推理和分析,逐级找出所有的直接原因事件,直至达到所要分析的深度。按照各原因事件之间的逻辑关系,编制出事故树。

(7) 定性分析。根据事故树的结构进行化简,求解出最小割集和最小径集,确定各基本事件的结构重要度排序。根据定性分析的结论,按轻重缓急对各基本原因事件分别采取相应的对策措施。

(8) 计算顶上事件发生概率。根据调查的结果和相关资料,确定所有原因事件的发生概率,然后,再根据这些基本数据,求出顶上事件(事故)的发生概率。

(9) 进行比较。对于可维修系统,把求得的顶上事件发生概率与通过统计分析所得出的概率值进行比较。如果二者不相符,则必须重新进行研究,看所查找的原因事件是否齐全,事故树中的逻辑关系是否清楚,基本原因事件的数值是否设定得过高或过低等。对于不可维修的系统，则求出顶上事件的发生概率即可。

（10）定量分析。定量分析包括下列三个方面的主要内容：1）当事故发生概率超过预定的目标值时，就需要研究降低事故发生概率的所有可能途径；2）利用最小径集，找出根除事故的可能性，并从中选出最佳方案；3）求出各基本原因事件的临界重要度系数，从而对需要治理的原因事件按临界重要度系数大小进行排序，或编制出安全检查表，以便加强人为的控制。

这里需要说明的是：在具体分析时，我们可以根据分析的目的、投入人力/物力的多少、分析人员分析能力的高低，以及对基础数据的掌握程度等，分别进行到不同步骤。如果事故树的规模很大，还可以借助电子计算机进行分析。

6.6.3 事故树的定性分析

6.6.3.1 利用布尔代数化简事故树

在事故树编制完成后，必须对其进行简化。特别是当事故树的不同位置存在同一基本事件时，更须进行化简整理，然后才能做进一步的定性或定量分析。否则，就有可能造成分析结果的错误。

例如，某事故树如图 6-17a 所示。设顶上事件为 T，基本事件 x_1、x_2、x_3 为独立事件，假定它们的发生概率为 $q_1 = q_2 = q_3 = 0.1$。利用布尔代数对该事故树进行简化，得：

$$T = A_1 \cdot A_2 = x_1 \cdot x_2(x_1 + x_3) = x_1 x_2 + x_1 x_2 x_3 = x_1 x_2 \tag{6-3}$$

故可得顶上事件 T 的发生概率为：

$$q_T = q_1 \cdot q_2 = 0.1 \times 0.1 = 0.01$$

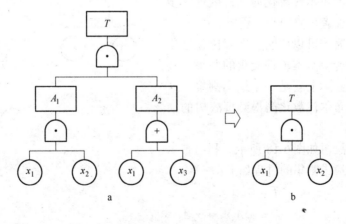

图 6-17 某事故树及其等效图

但若按照事故树的结构直接列写算式，即有：

$$T = A_1 \cdot A_2 = x_1 \cdot x_2 \cdot (x_1 + x_3) \tag{6-4}$$

按概率和与积的计算公式代入数值则可得：

$$q_T = q_1 \cdot q_2 \cdot [1 - (1 - q_1)(1 - q_2)]$$

$$= 0.1 \times 0.1 \times [1 - (1 - 0.1) \times (1 - 0.1)] = 0.0019$$

由上述可见，两种计算方法得到了各不相同的结果。究其原因，从简化后的式（6-3）可知，只要基本事件 x_1 和 x_2 同时发生，则不管基本事件 x_3 是否发生，顶上事件 T 都必然会发生。然而，当基本事件 x_3 发生时，要使顶上事件 T 发生，则仍需基本事件 x_1 和 x_2 同时发生。因此，x_3 是多余的。人们通常把这种多余事件称为与顶上事件发生无关的事件。化简后的事故树也可用相应的等效图来表示，见图6-17b。显然，应根据事故树的等效图来进行分析。所以可得：顶上事件 T 的发生仅取决于基本事件 x_1 和 x_2 的发生，其正确的概率值应该是经过简化之后计算所得到的概率值，即 $q_T = 0.01$。

由此可见，为求得正确的分析结果，对事故树进行化简是非常必要的。

6.6.3.2 割集与最小割集

割集也称为截集或截止集，是图论中的一个概念。在事故树分析中，割集是指导致顶上事件发生的基本事件的组合。亦即一组基本事件的发生，必然导致顶上事件的发生，我们就称这组基本事件为一个割集。如果在某个割集中，任意去除掉一个基本事件，而剩下的基本事件的组合就不再是割集，则就将这个割集称作是一个最小割集。换句话来讲，最小割集中的每一个基本事件都是必要的，缺少了任意一个基本事件，都将使最小割集本身不再是割集。最小割集表示系统的危险性。

最小割集的求解方法有布尔代数化简法、行列式法、结构法和矩阵法等许多种。本书仅介绍其中最常用的布尔代数化简法，欲进一步了解其他方法，读者可查阅相关资料。

布尔代数化简法可以证明：事故树经过化简之后所得到的若干基本事件交集的并集，其中的每个交集，实际上就是一个最小割集。这样，就可以通过布尔代数化简得到事故树的最小割集。

例如，某事故树如图6-18所示。利用布尔代数化简法求解最小割集的过程如下：

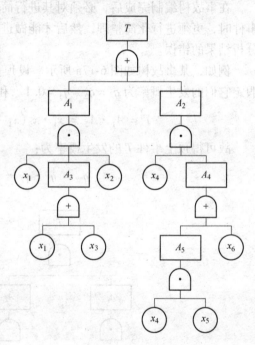

图6-18 某事故树图

$$
\begin{aligned}
T &= A_1 + A_2 \\
&= x_1 A_3 x_2 + x_4 A_4 \\
&= x_1(x_1 + x_3)x_2 + x_4(A_5 + x_6) \\
&= x_1 x_1 x_2 + x_1 x_3 x_2 + x_4(x_4 x_5 + x_6) \\
&= x_1 x_2 + x_1 x_2 x_3 + x_4 x_4 x_5 + x_4 x_6 \\
&= x_1 x_2 + x_4 x_5 + x_4 x_6
\end{aligned}
\tag{6-5}
$$

由此，即可得该事故树的最小割集，其等效图如图6-19所示。

$$K_1 = \{x_1, x_2\}, K_2 = \{x_4, x_5\}, K_3 = \{x_4, x_6\}$$

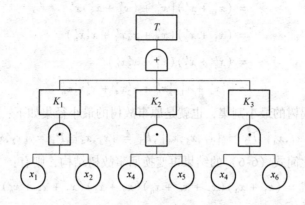

图 6-19 图 6-18 所示事故树的等效图

6.6.3.3 径集与最小径集

径集，也称为路集或通集，是割集的对偶。当事故树中某些基本事件的集合都不发生时，顶上事件就不会发生，则这些基本事件的集合就称为径集。如果在某个径集中，任意去除掉一个基本事件，而剩下的基本事件的组合就不再是径集，则就将这个径集称作是一个最小径集。亦即，最小径集是指使顶上事件不发生所必需的最起码的基本事件的组合，它描述了系统保持正常能力的模式。

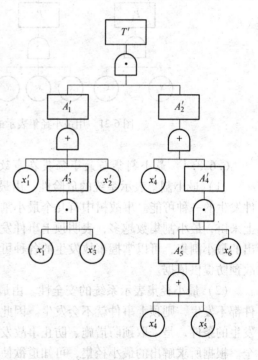

最小径集的求解方法也有许多种。其中最常用的方法之一是根据布尔代数中的得·摩根律，求出事故树的对偶树（也称为成功树），相应对偶树的最小割集即为原事故树的最小径集。具体做法是：将事故树中所有的与门变为或门，所有的或门变为与门，并将全部事件符号变为它的补的形式，即由事件的发生变为事件的不发生。经过这样的变换，就得到了原事故树的对偶树。显然，对偶树中顶上事件的发生，就是原事故树顶上事件的不发生。因此，所求得的对偶树的最小割集就是原事故树的最小径集。

例如，将上例中的事故树转换为对偶树，如图 6-20 所示。

图 6-20 图 6-18 所示事故树的对偶树

根据图 6-20，用布尔代数化简法求解该对偶树的最小割集，有：

$$T' = A_1' A_2'$$
$$= (x_1' + A_3' + x_2')(x_4' + A_4')$$
$$= (x_1' + x_1' x_3' + x_2')(x_4' + A_5' x_6')$$

$$= (x_1' + x_2')[x_4' + (x_4' + x_5')x_6']$$

$$= (x_1' + x_2')(x_4' + x_4'x_6' + x_5'x_6')$$

$$= (x_1' + x_2')(x_4' + x_5'x_6')$$

$$= x_1'x_4' + x_1'x_5'x_6' + x_2'x_4' + x_2'x_5'x_6' \qquad (6\text{-}6)$$

由此得到该对偶树的最小割集，也就是原事故树的最小径集如下：

$$P_1 = \{x_1, x_4\}, P_2 = \{x_1, x_5, x_6\}, P_3 = \{x_2, x_4\}, P_4 = \{x_2, x_5, x_6\}$$

如果将对偶树化简式（6-6）的结果再变换回事故树结构，则有：

$$T = (x_1 + x_4)(x_1 + x_5 + x_6)(x_2 + x_4)(x_2 + x_5 + x_6) \qquad (6\text{-}7)$$

我们同样可以最小径集来等效表示原事故树，得等效图如图 6-21 所示。

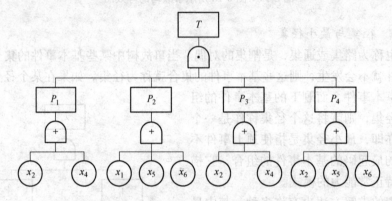

图 6-21　用最小径集表示的图 6-18 所示事故树的等效图

6.6.3.4　最小割集与最小径集在事故树分析中的作用

（1）最小割集表示系统的危险性。由最小割集的定义，每一个最小割集都表示顶上事件发生的一种可能。事故树中有几个最小割集，顶上事件发生就有几种可能。从这个意义上来讲，最小割集数越多，表明顶上事件发生的可能性就越大，系统越危险。根据所求解出的最小割集，可以掌握事故发生的各种可能，了解系统危险性的大小，为事故调查和事故预防提供依据。

（2）最小径集表示系统的安全性。由最小径集定义，若一个最小径集中所有的基本事件都不发生，则顶上事件就不会发生。因此，可认为每一个最小径集都是保证顶上事件不发生的条件，是采取预防措施、防止事故发生的一种途径。最小径集数越多，系统就越安全。根据所求解出的最小径集，可知道欲使事故不发生，需要对哪几个基本事件进行有效的控制，并可知道共有多少种可能的预防方案。

（3）最小割集为降低系统的危险性提供控制方向和预防措施。从最小割集能直观、概略地看出哪种事故模式对系统危险性的影响最大，哪种稍次，哪种可以忽略，以及如何采取措施来有效降低事故发生的可能性。

（4）根据最小径集，可选择确保系统安全的最佳方案。可根据最小径集中所包含的基本事件数目的多少、技术上的难易程度、耗费的时间以及投入的财力等，来选择最经济、最有效的事故控制和预防方案。

（5）利用最小割集和最小径集可对各基本事件的结构重要度进行排序。

（6）利用最小割集和最小径集可计算顶上事件的发生概率和进行定量分析。

6.6.3.5 结构重要度分析

事故树的定性分析就是通过对最小割集和最小径集的求解，确定出各基本事件的结构重要度，从而了解系统的危险程度和安全程度，掌握导致事故发生的各基本原因事件的组合关系及其重要程度。

所谓的结构重要度，是指不考虑各基本事件发生的难易程度，或者假设各基本事件的发生概率值相等，仅从事故树的结构上考察各基本事件对顶上事件的影响程度。

在结构重要度分析中，最常用的一种方法就是利用最小割集和最小径集来判定各基本事件的结构重要度大小顺序。具体地，主要有以下四项准则：

（1）由单个事件组成的最小割（径）集中，该基本事件结构重要度最大。

例如，某事故树有 3 个最小割集：

$$K_1 = \{x_1\}, K_2 = \{x_2, x_3\}, K_3 = \{x_4, x_5, x_6\}$$

据此准则可知，基本事件 x_1 的结构重要度系数比其他任何基本事件的结构重要度系数都要大，即：

$$I_\phi(1) > I_\phi(i), (i = 2, 3, 4, 5, 6)$$

（2）仅在同一个最小割（径）集中出现，并且在其他最小割（径）集中都不再出现的所有基本事件，其结构重要度系数相等。

例如，某事故树有 2 个最小割集：

$$K_1 = \{x_1, x_2\}, K_2 = \{x_3, x_4, x_5\}$$

据此准则可知，各基本事件的结构重要度系数具有如下关系：

$$I_\phi(1) = I_\phi(2), I_\phi(3) = I_\phi(4) = I_\phi(5)$$

（3）若最小割（径）集中所包含的基本事件数相等，则在不同的最小割（径）集中出现次数多的基本事件的结构重要度系数较大，出现次数少的基本事件的结构重要度系数较小，出现次数相等的基本事件的结构重要度系数相等。

例如，某事故树有 4 个最小割集：

$$K_1 = \{x_1, x_3, x_5, x_7\}, K_2 = \{x_1, x_3, x_6, x_7\}, K_3 = \{x_2, x_4, x_5, x_7\}, K_4 = \{x_2, x_3, x_6, x_7\}$$

据此准则可知，各基本事件的结构重要度系数具有如下关系：

$$I_\phi(7) > I_\phi(3) = I_\phi(1) = I_\phi(2) = I_\phi(5) = I_\phi(6) > I_\phi(4)$$

（4）若事故树的最小割（径）集中所包含基本事件的数目不相等，则各基本事件结构重要度的大小，可按以下两种不同的情况来分别确定：

第一，若有某几个基本事件在不同的最小割（径）集中重复出现的次数相等，则在少事件的最小割（径）集中出现的基本事件点结构重要度系数较大，在多事件的最小割（径）集中出现的基本事件的结构重要度系数较小。

第二，若遇到在少事件的最小割（径）集中出现次数少，而在多事件的最小割（径）集中出现次数多的基本事件，或者其他较为复杂的情况，可采用如下的近似判别式：

$$I_\phi(j) = \sum_{x_j \in K_r}\left(\frac{1}{2^{n_r-1}}\right) \tag{6-8}$$

式中　$I_\phi(j)$——第 j 个基本事件的结构重要度系数；

　　　$x_j \in K_r$——基本事件 x_j 属于最小割集 K_r；

　　　n_r——第 j 个基本事件所在的最小割集 K_r 所包含的基本事件总数。

例如，某事故树共有 5 个最小割集：

$$K_1 = \{x_1, x_3\}, K_2 = \{x_1, x_4\}, K_3 = \{x_2, x_3, x_5\}, K_4 = \{x_2, x_4, x_6\}, K_5 = \{x_3, x_4, x_7\}$$

根据以上四项准则对各基本事件的结构重要度大小进行排序的过程如下：

首先，由基本事件 x_1 在包含有 2 个基本事件的最小割集中共出现了 2 次，基本事件 x_2 在包含有 3 个基本事件的最小割集中共出现了 2 次，则有

$$I_\phi(1) > I_\phi(2)$$

其次，由基本事件 x_2 在包含有 3 个基本事件的最小割集中共出现了 2 次，基本事件 x_5、x_6 和 x_7 在包含有 3 个基本事件的最小割集中各出现了 1 次，则有

$$I_\phi(2) > I_\phi(5) = I_\phi(6) = I_\phi(7)$$

再次，由基本事件 x_3 和 x_4 分别在包含有 2 个基本事件的最小割集中各出现了 1 次，在包含有 3 个基本事件的最小割集中各出现了 2 次，而基本事件 x_2 在包含有 3 个基本事件的最小割集中共出现了 2 次，则有

$$I_\phi(3) = I_\phi(4) > I_\phi(2)$$

最后，由基本事件 x_1 在包含有 2 个基本事件的最小割集中共出现了 2 次，基本事件 x_3 和 x_4 在包含有 2 个基本事件的最小割集中各出现了 1 次，在包含有 3 个基本事件的最小割集中各出现了 2 次（共 3 次），利用近似判别式（6-8），可得

$$I_\phi(1) = \frac{1}{2^{2-1}} + \frac{1}{2^{2-1}} = 1$$

$$I_\phi(3) = I_\phi(4) = \frac{1}{2^{2-1}} + \frac{1}{2^{3-1}} + \frac{1}{2^{3-1}} = 1$$

故有

$$I_\phi(1) = I_\phi(3) = I_\phi(4) > I_\phi(2) > I_\phi(5) = I_\phi(6) = I_\phi(7)$$

这里需要强调说明的是：运用上述四项基本准则来判别各基本事件结构重要度大小的时候，必须按照从第一项准则到第四项准则的顺序来执行，而不能贪图省事只选用其中某一项准则。此外，近似判别式的计算也存在一定的误差。据此所得到的结果仅可作为参考，而不能完全地依赖该式。

6.6.4　事故树的定量分析

事故树定量分析是在定性分析的基础上进行的。在进行事故树的定量分析时，一般作以下几点假设：

（1）各基本事件之间是相互独立的。

（2）各基本事件和顶上事件都只考虑发生与不发生两种状态。

（3）假定元件或子系统故障的概率服从指数函数分布。

事故树定量分析的目的有两个：一是在求出各基本事件发生概率的情况下，计算顶上事件的发生概率，并根据所得到的结果与预定的目标值进行比较。如果顶上事件的发生概率及其造成的损失超出了目标值，则应当采取一些必要的对策措施，使其降至目标值以下；二是计算各基本事件的概率重要度系数和临界重要度系数，以便使我们了解：要改善系统应当从何处着手，以及根据各基本事件重要程度的不同，按轻重缓急来安排人力或物力，分别采取对策措施，或按主次顺序编制安全检查表，以加强人为的控制，使系统处于最佳安全状态。

6.6.4.1　基本事件的发生概率

确定各基本事件的发生概率，是进行事故树定量分析的一项基础工作。基本事件发生概率包括了物的故障概率和人的失误概率两个方面。

首先是物的故障概率。对于一般可修复系统，其单元（元件或子系统）的故障概率为：

$$q = \frac{MTTR}{MTBF + MTTR} \tag{6-9}$$

式中　$MTTR$——单元平均修复时间，即从故障发生到系统再次开始运行的平均时间；

　　　$MTBF$——单元平均故障间隔期（平均无故障时间），即从系统启动到发生故障的平均时间。

对于一般不可修复系统（即一次使用后报废的系统），其单元（元件或子系统）的故障概率为：

$$q = 1 - e^{-\lambda t} \tag{6-10}$$

式中　λ——单位时间故障发生的次数；

　　　t——元件或子系统的运行时间。

目前，许多发达国家都已经建立了相关的数据库，为系统的安全性与可靠性分析提供了良好的条件。在没有数据库的情况下，我们可以通过系统或设备长期运行的经验，对其平均故障间隔期进行粗略的估计，则该平均故障间隔期的倒数就是所观测系统或设备的故障率。例如，一些常见元器件的故障率数据如表 6-24 所示。

表 6-24　常见元器件故障率数据举例

项　　目	故障率/h^{-1}	
	观测值	建议值
机械杠杆、链条、托架等	$10^{-9} \sim 10^{-6}$	10^{-6}
电阻、电容、线圈等	$10^{-9} \sim 10^{-6}$	10^{-6}
固体晶体管、半导体	$10^{-9} \sim 10^{-6}$	10^{-6}
焊接连接	$10^{-9} \sim 10^{-7}$	10^{-8}
螺纹连接	$10^{-6} \sim 10^{-4}$	10^{-5}
电子管	$10^{-6} \sim 10^{-4}$	10^{-5}
热电偶	——	10^{-4}
三角皮带	$10^{-6} \sim 10^{-4}$	10^{-4}

续表 6-24

项　目	故障率/h^{-1}	
	观测值	建议值
摩擦制动器	$10^{-5} \sim 10^{-4}$	10^{-4}
管路焊接连接破裂	—	10^{-9}
管路法兰连接爆裂	—	10^{-7}
管路螺口连接破裂	—	10^{-5}
冷冻标准容器破裂	—	10^{-9}
电(气)动调节阀等	$10^{-7} \sim 10^{-4}$	10^{-5}
继电器、开关等	$10^{-7} \sim 10^{-4}$	10^{-5}
断路器（自动防止故障）	$10^{-6} \sim 10^{-5}$	10^{-5}
安全阀（每次过压）	—	10^{-4}
仪表传感器	$10^{-7} \sim 10^{-4}$	10^{-5}
电动仪表指示器、记录器、控制器等	$10^{-5} \sim 10^{-2}$	10^{-4}
气动仪表指示器、记录器、控制器等	$10^{-6} \sim 10^{-4}$	10^{-5}
离心泵、压缩机、循环机	$10^{-6} \sim 10^{-3}$	10^{-4}
柴油内燃机	$10^{-6} \sim 10^{-3}$	10^{-4}
汽油内燃机	$10^{-4} \sim 10^{-3}$	10^{-4}
电动机、发电机	$10^{-6} \sim 10^{-3}$	10^{-4}
真空阀未能启动	$10^{-5} \sim 10^{-4}$	10^{-5}
溢流阀未能打开	$3 \times 10^{-6} \sim 3 \times 10^{-5}$	10^{-5}
熔断器未能断开	$3 \times 10^{-6} \sim 3 \times 10^{-5}$	10^{-5}

　　除物的因素之外，系统运行中人的失误是另一类重要的基本原因事件。人的失误通常是指作业者实际完成的功能和系统所要求的功能之间的偏差，大致包括以下 5 种情况：

（1）忘记做某项工作。

（2）做错了某项工作。

（3）采取了不应采取的工作步骤。

（4）没有按规定完成某项工作。

（5）没有在预定时间内完成某项工作。

　　人的失误概率指的是作业者在特定的条件和规定的时间内，在完成某项规定的功能时，出现偏差或失误的概率。它表示了人的失误的可能性的大小。由于影响人的失误的因素往往是特别复杂的，对人的失误概率进行估算也是一项非常困难的工作。许多专家对此做了大量的研究，现今为大多数人所接受的方法之一是由斯温（Swain）和洛克（Rock）于 1961 年提出的"人的失误率预测法"（T-HERP）。其分析步骤如下：

（1）调查被分析者的操作程序。

（2）把整个程序划分为若干操作步骤。

（3）把每个操作步骤再分解成若干个单一的动作。

（4）根据经验或实验，得出每个动作的可靠度（见表 6-25）。

表6-25 人的行为可靠度数据举例

人的行为类型	可靠度	人的行为类型	可靠度
阅读技术说明书	0.9918	上紧螺母、螺钉和销子	0.9970
读取时间（扫描记录仪）	0.9921	拆除螺母、螺钉和销子	0.9988
读取电流计或流量计	0.9945	连接电缆（安装螺钉）	0.9972
确定多位置电气开关的位置	0.9957	阅读记录	0.9966
在元件位置上标注符号	0.9958	确定双位置开关	0.9985
分析缓变电压或电平	0.9955	关闭手动阀门	0.9983
安装垫圈	0.9962	开启手动阀门	0.9985
分析锈蚀	0.9963	对一个报警器的响应能力	0.9999
把阅读信息记录下来	0.9966	读取数字显示器	0.9990
分析凹陷、裂纹或划伤	0.9967	读取大量参数的打印记录	0.9500
读取压力表	0.9969	安装安全锁线	0.9961
安装〇形环状物	0.9965	安装鱼形夹	0.9961
分析老化的防护罩	0.9969		

（5）用各动作的可靠度之积来表示每个操作步骤的可靠度，如果各个动作中存在非独立的事件，则用条件概率来计算。

（6）用各操作步骤的可靠度之积来表示整个操作程序的可靠度。

（7）用1减去操作程序的可靠度，即得到该操作程序的不可靠度，也就是人在该操作程序中的失误概率。

就某一动作而言，作业者的基本可靠度为：

$$R = R_1 R_2 R_3 \tag{6-11}$$

式中　R_1——与输入（接受信息）有关的可靠度；

　　　R_2——与判断（处理信息）有关的可靠度；

　　　R_3——与输出（操纵控制机器）有关的可靠度。

R_1、R_2 和 R_3 的参考值见表6-26。

表6-26　R_1、R_2 和 R_3 的参考值

类别	影响因素	R_1	R_2	R_3
简单	变量不超过几个，人机工程上考虑全面	0.9995 ~ 0.9999	0.9990	0.9995 ~ 0.9999
一般	变量不超过10个	0.9990 ~ 0.9995	0.9950	0.9990 ~ 0.9995
复杂	变量超过10个，人机工程上考虑不全面	0.9900 ~ 0.9990	0.9900	0.9900 ~ 0.9990

由于受作业条件、作业者自身因素及作业环境的影响，基本可靠度还有可能会降低。因此，需要用修正系数 k 加以修正，从而得到作业者单个动作的失误概率为：

$$q = k(1 - R) \tag{6-12}$$

式中　　k——修正系数，$k = a \cdot b \cdot c \cdot d \cdot e$；

　　　　a——作业时间系数；

　　　　b——操作频率系数；

　　　　c——危险状况系数；

　　　　d——心理、生理条件系数；

　　　　e——环境条件系数（见表6-27）。

表6-27　参数 a、b、c、d、e 的取值范围

符　号	项　目	内　　容	取值范围
a	作业时间	有充足的多余时间	1.0
		没有充足的多余时间	1.0 ~ 3.0
		完全没有充足的多余时间	3.0 ~ 10.0
b	操作频率	频率适当	1.0
		连续操作	1.0 ~ 3.0
		很少操作	3.0 ~ 10.0
c	危险状况	即使误操作也安全	1.0
		误操作时危险性大	1.0 ~ 3.0
		误操作时产生重大灾害的危险	3.0 ~ 10.0
d	心理、生理条件	教育、训练、健康状况、疲劳、愿望等综合条件较好	1.0
		综合条件不好	1.0 ~ 3.0
		综合条件很差	3.0 ~ 10.0
e	环境条件	综合条件较好	1.0
		综合条件不好	1.0 ~ 3.0
		综合条件很差	3.0 ~ 10.0

6.6.4.2　顶上事件发生概率的计算

A　利用最小割集计算顶上事件发生概率

假设某事故树有3个最小割集：$K_1 = \{x_1, x_3\}$，$K_2 = \{x_2, x_3\}$，$K_3 = \{x_3, x_4\}$。各基本事件的发生概率分别为 q_1、q_2、q_3、q_4。用最小割集表示的等效图如图6-22所示。

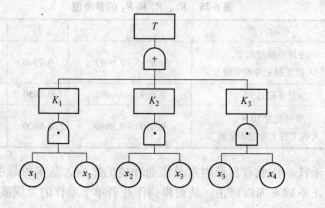

图6-22　某事故树的等效图

根据和事件的概率计算公式，可以求出顶上事件 T 的发生概率为：

$$Q = 1 - (1 - q_{K1})(1 - q_{K2})(1 - q_{K3})$$

$$= q_{K1} + q_{K2} + q_{K3} - (q_{K1}q_{K2} + q_{K1}q_{K3} + q_{K2}q_{K3}) + q_{K1}q_{K2}q_{K3} \quad (6-13)$$

再根据积事件的概率公式：$q_{K1} = q_1 q_3$，$q_{K2} = q_2 q_3$，$q_{K3} = q_3 q_4$，代入式（6-13），可得：

$$Q = q_1 q_3 + q_2 q_3 + q_3 q_4 - (q_1 q_2 q_3 + q_1 q_3 q_4 + q_2 q_3 q_4) + q_1 q_2 q_3 q_4$$

将该计算结果推广至更为一般的情况，对于有 k 个最小割集的事故树，其顶上事件的发生概率为：

$$Q = \sum_{r=1}^{k} \prod_{x_i \in K_r} q_i - \sum_{1 \leqslant r < s \leqslant k} \prod_{x_i \in K_r \cup K_s} q_i + \cdots + (-1)^{k-1} \prod_{\substack{r=1 \\ x_i \in K_r}}^{k} q_i \quad (6-14)$$

式中　k——最小割集的个数；

　　　i——基本事件的序数；

　　　r，s——最小割集的序数；

　$x_i \in K_r$——属于第 r 个最小割集的第 i 个基本事件。

也就是说，顶上事件的发生概率等于 k 个最小割集发生概率的代数和，减去 k 个最小割集两两组合概率积的代数和，加上 k 个最小割集三三组合概率积的代数和，…，直至加上 $(-1)^{k-1}$ 乘以 k 个最小割集全部组合在一起的概率积。但这里需要特别注意的是，在计算组合概率积时，必须消去重复的概率因子。

B　利用最小径集计算顶上事件发生概率

类似地推理可得，对于有 p 个最小径集的事故树，其顶上事件的发生概率可表达为：

$$Q = 1 - \sum_{r=1}^{p} \prod_{x_i \in P_r} (1 - q_i) + \sum_{1 \leqslant r < s \leqslant p} \prod_{x_i \in P_r \cup P_s} (1 - q_i) + \cdots + (-1)^{p} \prod_{\substack{r=1 \\ x_i \in P_r}}^{p} (1 - q_i)$$

$$(6-15)$$

式中　p——最小径集的个数；

　　　i——基本事件的序数；

　　　r，s——最小径集的序数；

$x_i \in P_r$——属于第 r 个最小径集的第 i 个基本事件。

亦即：顶上事件的发生概率等于 1 减去 p 个最小径集不发生概率的代数和，加上 p 个最小径集两两不发生组合概率积的代数和，减去 p 个最小径集三三不发生组合概率积的代数和，…，直至加上 $(-1)^{p}$ 乘以 p 个最小径集全部不发生组合的概率积。但这里同样也需要注意的是，在计算组合概率积时，必须消去重复的概率因子。

例如，对图 6-18 所示的事故树，由前面的分析已经得出：该事故树的最小割集有 3 个，分别为 $K_1 = \{x_1, x_2\}$，$K_2 = \{x_4, x_5\}$，$K_3 = \{x_4, x_6\}$。最小径集有 4 个，分别为 $P_1 = \{x_1, x_4\}$，$P_2 = \{x_1, x_5, x_6\}$，$P_3 = \{x_2, x_4\}$，$P_4 = \{x_2, x_5, x_6\}$。现假定各基本事件的发生概率为 $q_1 = q_2 = 0.01$，$q_3 = q_4 = 0.1$，$q_5 = q_6 = 0.05$，则：

根据最小割集，由式（6-14）可得顶上事件 T 的发生概率为：

$$Q = q_1q_2 + q_4q_5 + q_4q_6 - q_1q_2q_4q_5 - q_1q_2q_4q_6 - q_4q_5q_6 + q_1q_2q_4q_5q_6 = 0.00985 \quad (6\text{-}16)$$

同样，根据最小径集，由式（6-15）也可得顶上事件 T 的发生概率，有关的计算过程，留给读者作为练习。

C 顶上事件发生概率的近似计算

当事故树的规模很庞大时，所包含的基本事件和最小割（径）集的数量也就很多。要精确地求出顶上事件的发生概率，有时是非常困难的，甚至是不可能的。并且，实际上按前述的精确算法计算的结果也未必十分精确，因为：

首先，凭经验估计的各种元件或子系统的故障率本身就不准确，数据库给出的故障率，其上限和下限值可能相差几个数量级，其平均值离差也是很大的。

其次，各元件或子系统的运行条件、运行环境各不相同，必然影响故障率的变化。

再次，人的失误率受到多种因素的影响，也是一个伸缩性很大的数据。

因此，用这些数据进行运算，所得到的自然不会是准确的结果。所以，用近似计算的方法来计算顶上事件的发生概率是适宜的。

顶上事件发生概率的近似计算方法有许多种，这里仅介绍其中最常用的三种，即首项近似法和平均近似法。

在式（6-14）中，若记：

$$F_1 = \sum_{r=1}^{k} \prod_{x_i \in K_r} q_i, \quad F_2 = \sum_{1 \leqslant r < s \leqslant k} \prod_{x_i \in K_r \cup K_s} q_i, \cdots, F_k = \prod_{\substack{r=1 \\ x_i \in K_r}}^{k} q_i$$

则式（6-14）可改写为：

$$Q = F_1 - F_2 + F_3 - \cdots + (-1)^k F_k \quad (6\text{-}17)$$

我们可逐次求出 F_1，F_2，…的值，当认为满足要求的精度时，就可停止计算。一般情况下，有 $F_1 \geqslant F_2$，$F_2 \geqslant F_3$，…。在近似计算中，往往求出 F_1 就能满足要求，其余均忽略不计，即有：

$$Q \approx F_1 = \sum_{r=1}^{k} \prod_{x_i \in K_r} q_i \quad (6\text{-}18)$$

也就是说，顶上事件的发生概率可近似等于所有最小割集发生概率的代数和。这种近似算法就称为首项近似法。

有时，为了使所得的概率值更接近于精确值，对顶上事件的发生概率，取首项与第二项之半的差值来作为近似值，即：

$$Q \approx F_1 - \frac{1}{2}F_2 \quad (6\text{-}19)$$

一般地，当各基本事件的发生概率值小于 0.01 时，采用式（6-19）即可得到较为精确的近似结果。这种方法就是我们所说的平均近似法。

6.6.4.3 概率重要度分析

结构重要度分析是从事故树的结构上来分析各基本事件的重要程度，如果进一步考虑基本事件发生概率的变化会给顶上事件的发生概率以多大的影响，就要分析基本事件的概率重要度。基本事件概率重要度是用概率重要度系数进行表示的。

某基本事件的概率重要度系数，是指顶上事件的发生概率对该基本事件发生概率的变化率。它是通过将顶上事件的发生概率 Q 函数对自变量 q_i 求一阶偏导数得到的。即：

$$I_{Q_\mathrm{T}}(i) = \frac{\partial Q}{\partial q_i} \qquad (6\text{-}20)$$

通过基本事件概率重要度的分析，就可知道在各基本事件中，哪个基本事件的概率变化对顶上事件发生概率的变化影响最大，从而采取有效措施减少概率重要度系数大的基本事件发生概率，以便有效地降低顶上事件的发生概率。

例如，某事故树的最小割集为 $K_1 = \{x_1, x_3\}, K_2 = \{x_1, x_5\}, K_3 = \{x_3, x_4\}, K_4 = \{x_2, x_4, x_5\}$，各基本事件的发生概率分别为：$q_1 = q_2 = 0.02, q_3 = q_4 = 0.03, q_5 = 0.025$。则根据式 (6-14)，可得顶上事件的发生概率为

$$Q = q_1 q_3 + q_1 q_5 + q_3 q_4 + q_2 q_4 q_5 - q_1 q_3 q_5 - q_1 q_3 q_4 - q_2 q_3 q_4 q_5 - q_1 q_2 q_4 q_5 + q_1 q_2 q_3 q_4 q_5$$

$$= 0.020$$

计算各基本事件的概率重要度系数如下：

$$I_Q(1) = \frac{\partial Q}{\partial q_1} = q_3 + q_5 - q_3 q_4 - q_3 q_5 - q_2 q_4 q_5 + q_2 q_3 q_4 q_5 = 0.0533$$

$$I_Q(2) = \frac{\partial Q}{\partial q_2} = q_4 q_5 - q_1 q_4 q_5 - q_3 q_4 q_5 + q_1 q_3 q_4 q_5 = 0.0007$$

$$I_Q(3) = \frac{\partial Q}{\partial q_3} = q_1 + q_4 - q_1 q_4 - q_1 q_5 - q_2 q_4 q_5 + q_1 q_2 q_4 q_5 = 0.0489$$

$$I_Q(4) = \frac{\partial Q}{\partial q_4} = q_3 + q_2 q_5 - q_1 q_3 - q_1 q_2 q_5 - q_2 q_3 q_5 + q_1 q_2 q_3 q_5 = 0.0298$$

$$I_Q(5) = \frac{\partial Q}{\partial q_5} = q_1 + q_2 q_4 - q_1 q_3 - q_1 q_2 q_4 - q_2 q_3 q_4 + q_1 q_2 q_3 q_4 = 0.0199$$

故，各基本事件概率重要度的排序结果为

$$I_Q(1) > I_Q(3) > I_Q(4) > I_Q(5) > I_Q(2)$$

根据上述计算过程可知，一个基本事件的概率重要度系数的大小并不取决于它本身概率值的大小，而是取决于它所在最小割集中其他基本事件概率值的大小。

此外，概率重要度系数还有一个非常重要的性质：当所有的基本事件的发生概率都等于 1/2 时，概率重要度系数等于结构重要度系数。利用这一性质，就可以用概率重要度系数的计算公式求取各基本事件的结构重要度系数。

6.6.4.4 临界重要度分析

各基本事件的概率重要度，反映了相应基本事件发生概率的改变量 Δq 对顶上事件发生概率的变化量 ΔQ 的影响程度。一般情况下，降低概率值大的基本事件的发生概率要比降低概率值小的基本事件的发生概率更容易些。但基本事件的概率重要度未能反映这一事实，因而，它仍不能从本质上反映各基本事件在事故树中的重要程度。因此，需要用基本事件发生概率的变化率引起顶上事件发生概率的变化率，来表示各基本事件的重要度。即

用相对变化率的比值来衡量各基本事件的重要度，

$$CI_Q(i) = \frac{\Delta Q / Q}{\Delta q_i / q_i} \quad \text{或} \quad CI_Q(i) = \frac{\partial \ln Q}{\partial \ln q_i} \tag{6-21}$$

亦即：

$$CI_Q(i) = \frac{q_i}{Q} I_Q(i) \tag{6-22}$$

此即基本事件的临界重要度系数（又称为关键重要度系数）。

例如，对上例中的各基本事件，计算它们的临界重要度系数，有：

$$CI_Q(1) = \frac{q_1}{Q} I_Q(1) = \frac{0.02}{0.020} \times 0.0533 = 0.0533$$

$$CI_Q(2) = \frac{q_2}{Q} I_Q(2) = \frac{0.02}{0.020} \times 0.0007 = 0.0007$$

$$CI_Q(3) = \frac{q_3}{Q} I_Q(3) = \frac{0.03}{0.020} \times 0.0489 = 0.0734$$

$$CI_Q(4) = \frac{q_4}{Q} I_Q(4) = \frac{0.03}{0.020} \times 0.0298 = 0.0477$$

$$CI_Q(5) = \frac{q_5}{Q} I_Q(5) = \frac{0.025}{0.020} \times 0.0199 = 0.0249$$

故可得各基本事件临界重要度的排序结果为

$$CI_Q(3) > CI_Q(1) > CI_Q(4) > CI_Q(5) > CI_Q(2)$$

在以上三种重要度系数中，结构重要度系数 $I_\phi(i)$ 是从事故树的结构上反映各基本事件的重要程度、概率重要度系数 $I_Q(i)$ 是反映各基本事件发生概率的增减对顶上事件发生概率的影响的敏感度、临界重要度系数 $CI_Q(i)$ 是从敏感度和自身发生概率大小的双重角度反映各基本事件的重要程度。实际应用时，一方面，可根据这三种重要度系数的大小，合理安排采取对策措施的优先次序；另一方面，也可按照这三种重要度系数的顺序，编制安全检查表，对事故因素进行有效的控制。

6.6.5 应用举例

某施工单位在近 3 年的三峡工程大坝混凝土施工期间，由于违章作业、安全检查不够，共发生高处坠落事故 20 多起，其中从脚手架或操作平台上坠落占高处坠落事故总数的 60% 以上，造成人员伤亡，给安全生产造成一定损失和影响。为了研究这种坠落事故发生的原因及其规律，及时排除事故隐患，选择从脚手架或操作平台上坠落作为事故树顶上事件，编制了如图 6-23 所示的事故树。

在该事故树中，各事件符号的含义如表 6-28 所示。

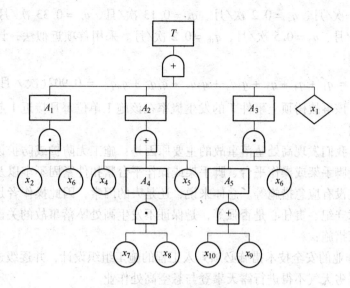

图 6-23 脚手架坠落事故树

表 6-28 脚手架坠落事故树中各事件符号的含义

事件符号	说　明	事件符号	说　明
T	从脚手架上坠落	x_3	跳板未铺满
A_1	不慎坠落	x_4	违章搭设脚手架
A_2	脚手架垮塌	x_5	架体紧固件松脱
A_3	安全带未起作用	x_6	无紧急应急措施
A_4	脚手架负荷过大	x_7	脚手架上堆放重物
A_5	使用安全带	x_8	架体支撑变形折断
x_1	无安全防护或安全防护不严密	x_9	因走动取下安全带
x_2	脚踩空	x_{10}	因磨损安全带脱扣

求解该事故树的最小割集，得：

$$K_1 = \{x_1\}, K_2 = \{x_4\}, K_3 = \{x_5\}, K_4 = \{x_2, x_3\}$$

$$K_5 = \{x_7, x_8\}, K_6 = \{x_6, x_9\}, K_7 = \{x_6, x_{10}\}$$

求解该事故树的最小径集，得：

$$P_1 = \{x_1, x_2, x_4, x_5, x_7, x_9, x_{10}\}, P_2 = \{x_1, x_2, x_4, x_5, x_6, x_7\}$$

$$P_3 = \{x_1, x_2, x_4, x_5, x_8, x_9, x_{10}\}, P_4 = \{x_1, x_2, x_4, x_5, x_6, x_8\}$$

$$P_5 = \{x_1, x_3, x_4, x_5, x_7, x_9, x_{10}\}, P_6 = \{x_1, x_3, x_4, x_5, x_6, x_7\}$$

$$P_7 = \{x_1, x_3, x_4, x_5, x_8, x_9, x_{10}\}, P_8 = \{x_1, x_3, x_4, x_5, x_6, x_8\}$$

根据最小割集，可得各基本事件的结构重要度排序为：

$$I_\phi(1) = I_\phi(4) = I_\phi(5) > I_\phi(6) > I_\phi(2) = I_\phi(3) = I_\phi(7) = I_\phi(8) = I_\phi(9) = I_\phi(10)$$

根据对历史资料的分析，估算各基本事件的发生概率为：$q_1 = 0.27$ 次/月、$q_2 = 0.17$

次/月、$q_3 = 0.3$ 次/月、$q_4 = 0.2$ 次/月、$q_5 = 0.13$ 次/月、$q_6 = 0.33$ 次/月、$q_7 = 0.2$ 次/月、$q_8 = 0.1$ 次/月、$q_9 = 0.5$ 次/月、$q_{10} = 0.2$ 次/月。采用首项近似法，计算顶上事件的发生概率，可得：

$$Q = q_1 + q_4 + q_5 + q_2 q_3 + q_7 q_8 + q_6 q_9 + q_6 q_{10} = 0.902（次/月）$$

由此可见，该事故树顶上事件 T 的发生概率在该施工单位每月接近 1 起，所以必须采取措施加以控制。

通过分析，我们发现高处坠落事故的主要原因是：施工无防护或防护设施不严密、不牢固、违章搭设脚手架或操作平台、脚手架或操作平台紧扣件紧固不牢以及安全带未严格按规定使用，且没有应急措施等。总体来说，还是人的因素，因此操作者是否按规程规范作业、是否遵章守纪、责任心是否强等，是保证不发生高处坠落事故的关键。由此，可采取以下几点对策措施：

（1）高处作业的安全技术措施必须列入工程的施工组织设计，并逐级进行安全技术教育和交底。遇恶劣天气不得进行露天攀登与悬空高处作业。

（2）从事高处作业的人员必须经专门的培训考核合格后方可上岗，要求身体健康，没有不适于高处作业的疾病，并应定期进行体格检查。

（3）严格按规定挂设安全网，安全网必须合格有效，对安全网要定期进行检查清理。

（4）高处作业人员必须按规定系好合格的安全带，安全带要定期检查。

（5）用于高处作业的防护设施，不得擅自拆除，确因作业需要临时拆除时，必须经施工负责人同意，并采取相应的辅助措施，作业后应立即恢复。

（6）高空走道要按要求设置防护围栏，围栏的高度要合适。各种脚手架要按规定架设牢固，并有防滑措施。

（7）作业人员应从规定的通道上下，不得在作业面之间的非规定的地方攀登，也不得随意利用吊车臂架等施工设备进行攀登。

（8）支模应按规定的作业程序进行，模板未固定前不得进行下一道工序。严禁攀登连接件和支撑件，严禁在上下同一垂直面安装、拆卸模板。拆模高处作业，应配置登高用具或搭设支架。

（9）拆除的钢模作平台底模时，应分批拆除顶撑，然后按顺序拆下隔栅、底模，以免发生钢模在自重荷载作用下一次性大面积脱落。

（10）支模间歇过程中，应将支撑搭头、柱头板钉牢。拆模间歇过程中，应将已拆卸的模板、牵杠、支撑等运走或妥善堆放，防止因踏空、扶空而发生坠落。

通过上述措施的实施，该类高空坠落事故的发生率下降了30%，事故得到了有效地遏制。

习 题

1. 系统安全分析的目的和任务是什么？
2. 以某学生宿舍楼（或食堂、实验室等）为对象，从管理、人员、设施设备和环境等 4 个方面系统分析其所存在的安全隐患，编制安全检查表。

3. 危险性预先分析方法的作用及主要特点有哪些?

4. 试对房间电气照明系统进行故障类型及影响分析。

5. 论述事件树分析的基本原理。

6. 比较事件树分析与事故树分析两种方法有哪些相同点和不同点。

7. 解释最小割集与最小径集的含义及它们在事故树分析中的作用。

8. 根据 6.6.5 节中所给出的数据，对各基本事件的概率重要度系数和临界重要度系数进行排序，并对所得到的结果进行分析和讨论。

9. 比较各系统安全分析方法的主要特点，以及它们各自的适用范围。

7　系统安全评价与预测

本章要点：本章主要包括系统安全评价和预测两部分内容。主要介绍系统安全评价原理和方法，要求重点掌握三种评价方法，分别为作业条件危险性评价法、概率评价法和模糊安全评价。在系统安全预测部分，主要介绍了系统安全预测的基本概念、原理、分类和程序，要求重点掌握三种预测方法，分别为回归分析预测法、灰色 GM(1,1)预测法、马尔可夫预测法，并能够熟练地在安全生产中加以应用。

7.1　系统安全评价概述

7.1.1　系统安全评价的定义

早在 19 世纪 50 年代初期，欧美一些资本主义国家就先后开展了风险评价和风险管理这一工作。日本引进风险管理已有 30 多年的历史，开展系统安全评价的工作也有 20 多年了。但是日本人有时避讳"风险"这个词，所以有的日本安全工程学学者建议在安全工作中把风险评价改称为系统安全评价。风险评价问题的提出，最早来自保险行业，后来才逐渐推广到安全管理工作中。因此，对于系统安全评价的内容和含义大致有两种理解：从事保险业务和研究保险的人认为，风险管理的中心是保险，而把预防灾害事故作为补充内容，风险管理是为了减小风险而减少支付保险金、安全工作者则是把系统安全评价当作一种行之有效的先进的安全管理方法，因为系统安全评价既分析评定系统中存在的静态危险，也评估分析系统中可能存在的动态事故隐患，开展系统安全评价能够预防和减少事故，所以系统安全评价是安全系统工程的重要组成部分之一。

概括来讲，系统安全评价就是以实现系统安全为目的，利用安全系统工程的原理和方法对拟建或已有系统中可能存在的危险因素进行辨识与分析，判断系统发生事故和职业危害的可能性及其发生后果的严重程度，并根据可能导致的事故风险的大小，为制定防范措施和管理决策提供科学依据，以达到系统安全的过程。对系统进行安全评价既是企业、生产经营单位搞好安全生产的重要保证，也是政府安全监督管理的需要。安全评价应贯穿于系统的设计、建设、运行和退役整个生命周期的各个阶段。

对于系统安全评价的概念，可以从以下三个方面来理解：

(1) 对系统中存在的不安全因素进行定性和定量分析，包括安全测定、安全检查和安全分析等，这是系统安全评价的基础。

(2) 通过与评价标准相比较，得出系统发生危险的可能性或程度的评价。

(3) 提出改进措施，以寻求最低的事故率，达到安全评价的最终目的。

7.1.2 安全标准

经定量化的风险率或危害度是否达到我们要求的安全程度，需要有一个界限、目标或标准进行比较，这个标准称之为安全标准。安全标准本身也是个科学问题。随着安全科学的发展，人们已经认识到安全具有相对性，绝对的安全在现实中是无法实现的。人们虽然追求的是本质安全，但是安全标准并不就是简单地要求事故率为零，而是取决于一个国家、行业或部门的政治、经济、技术和安全科学发展的水平，伴随着社会经济的发展不断得到修订和完善。例如，在传统的生产过程中，人们认为安全就是没有人身伤害，没有机器故障，而现代安全管理中，环境污染也是安全生产所关心的重要问题。

常用的安全标准确定方法主要有统计法和风险与收益比较法。对系统进行安全评价时，也可根据综合评价得到的危险指数进行统计分析，确定使用一定范围的安全标准。

一般认为，在生产活动中若以死亡/（人·年）的风险率表示，则各类危险安全指标可表示如下：

（1）10^{-3}数量级的作业危险性很大，是不能接受的，要立即采取安全措施。

（2）10^{-4}数量级作业，一般人是不愿意做的，所以要支出费用进行改善才行。

（3）10^{-5}数量级与游泳溺死的风险率相当，对此人们是积极关注的。

（4）10^{-6}数量级与天灾死亡的风险相同，人们感到有危险但不一定发生在自己身上，人们要工作和生活，冒这个风险与其收益相比还是值得的。

然而，对上述指标的度量也并不是绝对的。例如对于拳击运动来说，虽然选手的死亡率高达二百分之一，但是由于拳击手有成百上千万的美金收入，因此即便是风险大仍然有人去做。

对于有统计数据的一些行业，国外通常是以该行业一定时间内的实际平均死亡率作为确定安全标准的依据。例如英国化学工业的 FAFR 值 3.5（指劳动 1 亿小时的死亡率）、英帝化学公司（ICI）提案取其 1/10，即 0.35 作为安全标准。而美国各公司的安全标准大都取各行业安全标准的 1%。表 7-1 和表 7-2 分别给出美国和英国各类工作死亡安全指标。

表 7-1　美国各类工作地点死亡安全指标（每年以接触 2000 小时计）

工业类型	FAFR	死亡/（人·年）	工业类型	FAFR	死亡/（人·年）
工　业	7.1	1.4×10^{-4}	运输及公用事业	16	3.6×10^{-4}
商　业	3.2	0.6×10^{-4}	农　业	27	5.4×10^{-4}
制造业	4.5	0.9×10^{-4}	建筑业	28	5.6×10^{-4}
服务业	4.3	0.86×10^{-4}	采矿、采石业	31	6.2×10^{-4}
机　关	5.7	1.14×10^{-4}			

表 7-2　英国工厂的风险率

工业类型	FAFR（劳动 1 亿小时的死亡率）	死亡/（人·年）（每日 8h，每月 20 天，每年 1920h）	工业类型	FAFR（劳动 1 亿小时的死亡率）	死亡/（人·年）（每日 8h，每月 20 天，每年 1920h）
化　工	3.5	6.75×10^{-5}	铁路扳道员	45	8.64×10^{-4}
英国全工业	4	7.68×10^{-5}	建　筑	67	1.28×10^{-3}

工业类型	FAFR(劳动1亿小时的死亡率)	死亡/(人·年)(每日8h,每月20天,每年1920h)	工业类型	FAFR(劳动1亿小时的死亡率)	死亡/(人·年)(每日8h,每月20天,每年1920h)
钢　铁	8	1.54×10^{-4}	飞机乘务员	250	4.8×10^{-3}
捕　鱼	35	6.72×10^{-4}	拳　击	7000	1.34×10^{-1}
煤　矿	40	7.68×10^{-4}	狩猎竞赛	50000	9.6×10^{-1}

此外，需要说明的是：在系统安全评价中，由于其涉及的内容不仅包括技术设备，还包括管理、环境等因素。对于前者可采用风险率来量化，而对于后者却往往很难严格地进行定量分析。所以，在系统安全评价方法中，常采用加权系数法，通过一定的数理关系将这些因素整合到一起，最终算出总的危险性评分。

7.1.3　系统安全评价的内容

安全评价是一个利用安全系统工程原理和方法识别和评价系统存在风险的过程。它通过对系统存在的危险源和控制措施的评价，客观描述系统的危险程度，指导人们预先采取措施降低系统的危险性。这一过程包括危险、有害因素识别及危险和危害程度评价两部分，如图7-1所示。

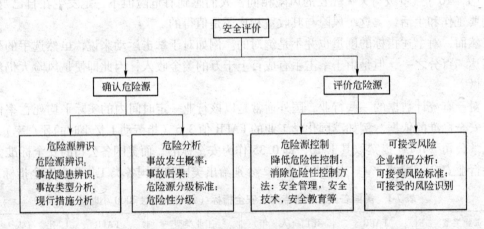

图7-1　系统安全评价的内容

由图7-1，可将系统安全评价的具体内容划分为以下四个方面：

（1）通过危险源辨识和分析，找出可能存在的危险源，分析他们可能导致的事故类型，分析目前采取的安全对策措施的有效性和实用性。

（2）危险分析采用定性或定量的分析方法，预测危险源导致事故的可能性和严重程度，进行危险性分级。

（3）通过安全管理、安全技术、安全教育等手段，有效地控制危险源，降低危险性和消除危险性。

（4）确定可接受风险是根据识别出的危险源和可能导致事故的危险性以及企业自身的条件，建立可接受风险指标，并确定哪些是可接受风险，哪些是不可接受风险。

国家安监总局在《印发〈关于加强安全评价机构管理的意见〉的通知》和《关于印

发〈安全评价通则〉的通知》中，则是根据工程、系统的生命周期和评价的目的，将安全评价划分为安全预评价、安全验收评价、安全现状综合评价和专项安全评价四类。

（1）安全预评价。安全预评价是根据建设项目可行性研究报告的内容，分析和预测该建设项目可能存在的危险、有害因素的种类和程度，提出合理可行的安全对策措施及建议。

（2）安全验收评价。是在建设项目竣工验收之前、试生产运行正常后，通过对建设项目的设施、设备、装置实际运行状况及管理状况的安全评价，查找该建设项目投产后存在的危险、有害因素，确定其程度，提出合理可行的安全对策措施及建议。它通过对系统存在的危险和有害因素进行定性和定量的检查，判断系统在安全上的符合性和配套安全设施的有效性，从而做出评价结论并提出补救或补偿措施，以促进项目实现系统安全。

（3）安全现状综合评价。安全现状综合评价是针对系统、工程的（某一个生产经营单位总体或局部的生产经营活动的）安全现状进行的安全评价，通过评价查找其存在的危险、有害因素，确定其程度，提出合理可行的安全对策措施及建议。

（4）专项安全评价。是根据政府有关管理部门的要求进行的，是对专项安全问题进行的专题安全分析评价，如危险化学品专项安全评价，非煤矿山专项评价等。专项安全评价是针对某一项活动或场所，如一个特定的行业、产品、生产方式、生产工艺或生产装置等，存在的危险、有害因素进行的安全评价，目的是查找其存在的危险、有害因素，确定其程度，提出合理可行的安全对策措施及建议。

7.1.4 系统安全评价的基本原理

安全评价同其他评价方法一样，都遵循如下基本原理：

（1）系统原理。从系统的观点出发，以全局的观点、更大的范围、更长的时间、更大的空间、更高的层次来综合考虑系统安全评价问题，并把系统中影响安全的因素用集合性、相关性和阶层性协调起来。

（2）类推和概率推断原理。根据小概率事件推断准则，若某系统评价结果是其发生事故的概率为小概率事件，则推断该系统是安全的；反之，若其概率很大，则认为系统是不安全的。

（3）惯性原理。对于同一个事物，可以根据事物的发展都带有一定的延续性即所谓惯性，来推断系统未来发展趋势。所以，惯性原理也可以称为趋势外推原理。应该注意的是，应用此原理进行安全评价是有条件的，它以系统的稳定性为前提，也就是说，只有在系统稳定时，事物之间的内在联系及其基本特征才有可能延续下去。但是，绝对稳定的系统是不存在的，这就要根据系统某些因素的偏离程度对评价结果进行修正。

（4）量变到质变原理。

7.1.5 系统安全评价方法分类

目前，国内外已经提出并得到应用的系统安全评价方法不下几十种，并且几乎每种方法都有较强的针对性。系统安全评价方法的分类方法很多，常用的有按评价结果的量化程度分类法、按评价的推理过程分类法、按照所针对系统的性质分类法、按安全评价要达到的目的分类法等。

7.1.5.1　评价结果的量化程度分类法

按照系统安全评价结果的量化程度，系统安全评价方法可分为定性系统安全评价方法和定量系统安全评价方法。

（1）定性安全评价方法。定性安全评价方法主要是根据经验和直观判断能力对生产系统的工艺、设备、设施、环境、人员和管理等方面的状况进行定性分析，评价结果是一些定性的指标，如是否达到了某项安全指标、事故类别和导致事故发生的因素等。属于定性安全评价方法的有安全检查表、专家现场询问观察法、因素图分析法、事故引发和发展分析、作业条件危险性评价法（格雷厄姆-金尼法或 LEC 法）、故障类型和影响分析、危险可操作性研究等。

（2）定量安全评价方法。定量安全评价方法是在大量分析实验结果和事故统计资料基础上获得的指标或规律，对生产系统的工艺、设备、设施、环境、人员和管理等方面的状况进行定量的计算，评价结果是一些定量的指标，如事故发生的概率、事故的伤害（或破坏）范围、定量的危险性、事故致因因素的事故关联度或重要度等。

按照安全评价给出的定量结果的类别不同，定量安全评价方法还可以分为概率风险评价法、伤害（或破坏）范围评价法和危险指数评价法。

1）概率风险评价法。概率风险评价法是根据事故的基本致因因素的事故发生概率，应用数理统计中的概率分析方法，求取事故基本致因因素的关联度（或重要度）或整个评价系统的事故发生概率的安全评价方法。

2）伤害（或破坏）范围评价法。伤害（或破坏）范围评价法是根据事故的数学模型，应用数学方法，求取事故对人员的伤害范围或对物体的破坏范围的安全评价方法。

3）危险指数评价法。危险指数评价法是应用系统的事故危险指数模型，根据系统及其物质、设备（设施）和工艺的基本性质和状态，采用推算的办法，逐步给出事故的可能损失、引起事故发生或使事故扩大的设备、事故的危险性以及采取安全措施的有效性的安全评价方法。

7.1.5.2　其他系统安全评价分类法

按照系统安全评价的逻辑推理过程，系统安全评价方法可分为归纳推理评价法和演绎推理评价法。归纳推理评价法是从事故原因推论结果的评价方法，即从最基本的危险、有害因素开始，逐渐分析导致事故发生的直接因素，最终分析到可能的事故。演绎推理评价法则是从结果推论原因的评价方法，即从事故开始，推论导致事故发生的直接因素，再分析与直接因素相关的间接因素，最终分析和查找致使事故发生的最基本危险、有害因素。

按照安全评价要达到的目的，系统安全评价方法可分为事故致因因素安全评价方法、危险性分级安全评价方法和事故后果安全评价方法。

按照评价对象的不同，系统安全评价方法可分为设备（设施或工艺）故障率评价法、人员失误率评价法、物质系数评价法和系统危险性评价法等。

7.2　系统安全评价方法

7.2.1　作业条件危险性评价法

作业条件危险性评价法，又称为 LEC 法，是基于风险的概念对具有潜在危险的环境中作业的危险性进行定性评价的一种方法。针对具有危险的作业环境，事故发生的概率既与该作业环境本身发生事故的概率大小有关，还与作业人员暴露于该环境中的具体状况有关。因此，影响危险作业条件的因素可以认为由以下三个方面来确定：

（1）危险作业条件与环境发生事故或危险事件的可能性（L）；

（2）作业人员暴露于危险作业条件与环境的频率（E）；

（3）事故一旦发生可能产生的后果（C）。

如果作业危险性评价的结果用 D 表示，则作业危险性评价的公式为

$$D = L \cdot E \cdot C \tag{7-1}$$

式中，D 为作业条件的危险性；L 为事故或危险事件发生的可能性；E 为暴露于危险环境的频率；C 为发生事故或危险事件的可能结果。

7.2.1.1　发生事故或危险事件的可能性（L）

事故或危险事件发生的可能性（L）与其实际发生的概率相关。当用概率来表示时，绝对不可能得出事件发生的概率为 0，而必然发生的事件的概率为 1。但在考察一个系统的危险性时，绝对不可能发生事故是不确切的，即概率为 0 的情况是不可能的。所以，人为地将实际中"发生事故的可能性极小"作为"打分"的参考点，规定其分数值为 0.1，而"必然要发生的事件"的分数值规定为 10、对介于这两者之间的情况，规定了若干个中间分数值。由此得到 L 值的分级标准，如表 7-3 所示。

表 7-3　事故发生的可能性分数值表

分数值	事故发生的可能性（L）	分数值	事故发生的可能性（L）
10	完全会被预料到	0.5	可以设想，很不可能
6	相当可能	0.2	极不可能
3	可能、但不经常	0.1	实际不可能
1	完全意外、很少可能		

7.2.1.2　暴露于危险环境的频率（E）

众所周知，作业人员暴露于危险作业条件与环境的次数越多、时间越长，则受到伤害的可能性也就越大。为此，将"连续出现在潜在危险环境"的暴露频率分数值规定为 10，而"非常罕见地出现在危险环境"的暴露频率分数值规定为 0.5。以 10 和 0.5 为参考点，再在该区间内根据在潜在危险作业条件中暴露情况进行划分，并对应地规定其分数值。例如，每月暴露一次的分数值规定为 2，每周一次或偶然暴露的分数值规定为 3。当然，根本不暴露的分值应为 0，但这种情况实际上是不存在的，是没有意义的，因此无须列出。由此得到 E 值的分级标准，如表 7-4 所示。

表 7-4　暴露于危险条件或环境的频率分数值表

分数值	暴露于危险环境中的频率（E）	分数值	暴露于危险环境中的频率（E）
10	连续暴露	2	每月暴露一次
6	每天工作时间暴露	1	每年几次暴露
3	每周一次或偶然暴露	0.5	非常罕见的暴露

7.2.1.3 发生事故或危险事件的可能结果（C）

造成事故或危险事故的人身伤害或物质损失可在很大范围内变化，以工伤事故而言，可以从轻微伤害到多人死亡，其范围非常宽广。将"需要救护的轻微伤害"的可能结果的分数值规定为 1，以此为一个基准点，而将"造成多人死亡"的可能结果的分数值规定为 100，作为另一个参考点。在两个参考点 1～100 之间，插入相应的中间值，得到 C 值的分级标准，如表 7-5 所示。

表 7-5 事故造成的后果分数值表

分数值	事故造成的可能后果（C）	分数值	事故造成的可能后果（C）
100	十人以上死亡	7	严重伤残
40	数人死亡	3	有伤残
15	一人死亡	1	轻伤需救护

7.2.1.4 作业条件的危险性（D）

确定了上述 3 个因素的分数值之后，按式（7-1）进行计算，即可得到作业条件危险性的分数值 D。据此，可按照下述标准对其危险性程度进行评定：

由经验可知，作业条件的危险性分数值 D 在 20 以下的，属于低危险性，一般可以被人们接受，这样的危险性比骑自行车通过拥挤的马路去上班之类的日常生活活动的危险性还要低。当危险性分数值 D 处于 20～70 时，则需要加以注意；危险性分数值 D 处于 70～160 时，则具有明显的危险性，需要采取措施进行整改；当危险性分数值 D 处于 160～320 时，属于高度危险的作业条件，必须立即采取措施进行整改；而当危险性分数值 D 在 320 分以上时，则表示该作业条件极其危险，应该立即停止作业直到得到改善为止。作业条件危险性等级划分标准，如表 7-6 所示。

表 7-6 危险性等级划分标准

作业条件的危险性分数值 D	危险程度	作业条件的危险性分数值 D	危险程度
≥320	极度危险	≥20～70	可能危险
≥160～320	高度危险	<20	稍有危险
≥70～120	显著危险		

【案例分析 7-1】

（1）工程概况。某高墩大跨桥梁位于人迹罕至的大峡谷，平均海拔在 500～1000m 之间，场地陡峭狭窄、地质结构复杂、施工条件险恶、坍塌与洪水及泥石流威胁、安全风险特别大。该桥全长 653.9m，主跨（105＋200＋105）m，墩深达 48m，墩高均在 100m 以上，最高墩高为 123m，两端的桥墩都落坐在悬崖峭壁上，施工难度非常大。

（2）危险源调查。为了提供准确的数据，进行了现场数据收集，主要包括：参考类似桥梁数据、采取专家调查表进行危险源辨识调查、聘请包括施工、监理、设计等各方的安全和质量管理专家分析施工危险源、召开各项目安全负责人及一线施工工人的座谈会、深入施工现场调查现场可能存在的风险情况。

通过总结、分析、归纳，得出本桥梁施工中可能存在的风险源，如表 7-7 所示。

表7-7 某桥危险源统计表

类别	工作活动或内容	危险源	导致后果
施工作业活动	基坑开挖	未根据土质类型不同采取放坡开挖	坍塌
	模板工程	模板设计不当、刚度不够	变形
	混凝土浇筑	混凝土连续梁悬臂段施工时安全设施不齐全	物体打击高处坠落坍塌、坠落
	预应力张拉	胶皮管与灰浆泵连接不牢固、台座两端无防护设施	重物无打击、喷伤、高处坠落
	搭脚手架	悬挑式平台与脚手架拉结连接不紧，扣件不合格	高处坠落
	焊割	在易燃、易爆防护范围内进行焊、割作业	爆炸、火灾
	高处作业	作业人员乘坐吊笼上下不规范或超载且未按要求做好高空防护	高处坠落，脚手架、钢塔架倒塌、物体打击
	移动模架、挂篮	挂篮设计、组装不合理超负荷使用	高处坠落、模架倾覆、物体打击
	施工现场便道	下雨后山体滑坡，施工便道下雨后塌方	车辆被埋倾翻事故
大型设备	起重机械	起重机械的制动安全装置不齐全	起重伤害
设施场所	用电	外电输入无防护措施，用电施工组织设计缺乏	触电
	易燃易爆管理	油料、化工品库房防护范围不够	火灾、爆炸

对表7-7所列各危险源，采用作业条件危险性评价法进行分析，其评价过程和结果如表7-8所示。

表7-8 某桥危险源评价结果表

类别	工作活动或内容	L	E	C	D	风险等级	是否为重大危险源
施工作业活动	基坑开挖	6	6	2	72	3	是
	模板工程	6	6	1	36	2	否
	混凝土浇筑	6	6	15	540	5	是
	预应力张拉	6	3	1	18	1	否
	搭脚手架	6	6	1	36	2	否
	焊割	6	6	1	36	2	否
	高处作业	6	6	3	108	3	是
	移动模架、挂篮	6	6	3	108	3	是
	施工现场便道	6	6	1	36	2	否
大型设备	起重机械	6	6	3	108	3	是
设施场所	用电	6	6	1	36	2	否
	易燃易爆管理	6	6	3	108	3	是

从表7-8可知，本工程的重大危险源涉及基坑开挖、混凝土浇筑、高处作业、移动模架、挂篮、起重机械运作、易燃易爆品管理等，潜在的事故后果有坍塌、重物打击、高处坠落、脚手架、钢架倒塌、模板倾覆、起重伤害、触电和爆炸火灾等。

7.2.2 概率评价法

概率评价法是一种定量评价法。此法是先求出系统发生事故的概率，如用故障类型及影响和致命度分析、事故树定量分析、事件树定量分析等方法，在求出事故发生概率的基础上，进一步计算风险率，以风险率大小确定系统的安全程度。系统危险性的大小取决于两个方面，一是事故发生的概率，二是造成后果的严重度。风险率综合了两个方面因素，它的数值等于事故的概率（频率）与严重度的乘积。其计算如式（7-2）所示。

$$R = S \cdot P \tag{7-2}$$

式中，R 为风险率，单位为事故损失/单位时间；S 为严重度，单位为事故损失/事故次数；P 为事故发生概率（频率），单位为事故次数/单位时间。

由此可见，风险率是表示单位时间内事故造成损失的大小。单位时间可以是年、月、日、小时等，事故损失可以用人的死亡、经济损失等表示。计算出风险率就可以与安全指标比较，从而得知危险是否降到人们可以接受的程度。要求风险率必须首先求出系统发生事故的概率，因此下面就概率的有关概念和计算作一简述。

生产装置或工艺过程发生事故是由组成它的若干元件相互复杂作用的结果，总的故障概率取决于这些元件的故障概率和它们之间相互作用的性质，故要计算装置或工艺过程的事故概率，必须首先了解各个元件的故障概率。

7.2.2.1 元件的故障概率及其计算方法

构成设备或装置的元件，工作一定时间就会发生故障或失效。所谓故障就是指元件、子系统或系统在运行时达不到规定的功能。对可修复系统的失效就是故障。元件在两次相邻故障间隔期内正常工作的平均时间，叫平均故障间隔期，用 τ 表示，一般是通过实验测定几个元件的平均故障间隔时间的平均值得到的。如某元件在第一次工作时间 t_1 后出现故障，第二次工作时间 t_2 后出现故障，第 n 次工作时间 t_n 后出现故障，则平均故障间隔期为：

$$\tau = \frac{\sum\limits_{i=1}^{n} t_i}{n} \tag{7-3}$$

元件在单位时间（或周期）内发生故障的平均值称为平均故障率，用 1 表示，单位为故障次数/时间。平均故障率是平均故障间隔期的倒数，即：

$$\lambda = 1/\tau \tag{7-4}$$

故障率是通过实验测定出来的，实际应用时受到环境因素的不良影响，如温度、湿度、振动、腐蚀等，故应给予修正，即考虑一定的修正系数（严重系数 h）。部分环境下严重系数 h 的取值见表 7-9。

表 7-9 严重系数值

使 用 场 所	h	使 用 场 所	h
实验室	1	火箭试验台	60
普通室	1.1 ~ 10	飞 机	80 ~ 150
船 舶	10 ~ 18	火 箭	400 ~ 1000
铁路车辆、牵引式公共汽车	13 ~ 30		

元件在规定时间内和规定条件下完成规定功能的概率称为可靠度，用 $R(t)$ 表示。元

件在时间间隔（0，t）内的可靠度符合下列关系：

$$R(t) = e^{-\lambda t} \tag{7-5}$$

式中，t 为元件运行时间。

元件在规定时间内和规定条件下没有完成规定功能（失效）的概率就是故障概率（或不可靠度），用 $p(t)$ 表示。故障概率是可靠度的补事件，用下式得到：

$$P(t) = 1 - R(t) = 1 - e^{-\lambda t} \tag{7-6}$$

式（7-5）和式（7-6）只适用于故障率 λ 稳定的情况。许多元件的故障率随时间而变化，显示出如图 7-2 所示的浴盆曲线。

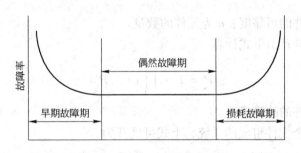

图 7-2　故障率曲线图

由图 7-2 可见，元件故障率随时间变化有三个时期，即早期故障期（幼年故障期）、偶然故障期（近似稳定故障期）和损耗故障期（老年故障期）。元件在早期和损耗期故障率都很高。这是因为元件在新的时候可能内部有缺陷或在调试过程被损坏，因而开始故障率较高，但很快就下降了。当使用时间长了，由于老化、磨损，功能下降，故障率又会迅速提高。如果设备或元件在损耗期之前，更换或修理即将失效部分，则可延长使用寿命。在早期和损耗期两个周期之间（偶然故障期）的故障率低且稳定，式（7-5）和式（7-6）都适用。表 7-10 给出了部分元件的故障率。

表 7-10　部分元件的故障率

元　件	故障/次·年$^{-1}$	元　件	故障/次·年$^{-1}$
控制阀	0.60	压力测量	1.41
控制器	0.29	泄压阀	0.022
流量测量（液体）	1.14	压力开关	0.14
流量测量（固体）	3.75	电磁阀	0.42
流量开关	1.12	步进电动机	0.044
气液色谱	30.6	长纸条记录仪	0.22
手动阀	0.13	热电偶温度测量	0.52
指示灯	0.044	温度计测量	0.027
液位测量（液体）	1.70	活动定位器	0.44
液位测量（固体）	6.86	pH 计	5.88
氧分析仪	5.65		

资料来源：Fank P. Lees, Loss Prevention in the Process Industries（London：Butterworths, 1986）。

7.2.2.2 元件的连接及系统故障（事故）概率计算

生产装置或工艺过程是由许多元件连接在一起构成的，这些元件发生故障常会导致整个系统故障或事故的发生。因此，可根据各个元件故障概率，依照它们之间的连接关系计算出整个系统的故障概率。

元件的相互连接有串联和并联两种情况。

（1）串联连接的元件用逻辑或门表示，意思是任何一个元件故障都会引起系统发生故障或事故。串联元件组成的系统，其可靠度计算公式如下：

$$R = \prod_{i=1}^{n} R_i \tag{7-7}$$

式中，R_i 为每个元件的可靠度；n 为元件的数量。

系统的故障概率 P 由下式计算

$$P = 1 - \prod_{i=1}^{n} (1 - P_i) \tag{7-8}$$

式中，P_i 为每个元件的故障概率。

只有 A 和 B 两个元件组成的系统，上式可展开为：

$$P(A \cup B) = P(A) + P(B) - P(A)P(B) \tag{7-9}$$

如果元件的故障概率很小，则 $P(A)P(B)$ 项可以忽略，此时式（7-9）可简化为：

$$P(A \cup B) = P(A) + P(B) \tag{7-10}$$

式（7-8）则可简化为：

$$P = \sum_{i=1}^{n} P_i \tag{7-11}$$

（2）并联连接的元件用逻辑与门表示，意思是并联的几个元件同时发生故障，系统就会故障。并联元件组成的系统故障概率 P 的计算公式是：

$$P = \prod_{i=1}^{n} P_i \tag{7-12}$$

系统的可靠度计算公式如下：

$$R = 1 - \prod_{i=1}^{n} (1 - R_i) \tag{7-13}$$

系统的可靠度计算出来后，可由式（7-5）求出总的故障率 λ。

7.2.2.3 概率评价法的应用举例

1979 年，应荷兰居民安全委员会要求，英国伦敦 Cremer & Warner 公司和德国法兰克福 Battele 公司对 Rijnmond 地区的 6 个工业设施进行了风险评价。Rijnmond 位于鹿特丹到北海的莱茵河三角洲，长 40km，宽 15km，居民 10 万人。此研究项目的目的是探索对工业设施进行风险分析的可行性，为实际应用积累经验。

A 工业设施

该地区内的 6 个工业设施分别是：丙烯腈贮罐、液氨贮罐、液氯贮罐群、液化天然气贮罐、丙烯贮罐和二乙醇胺再生炉。

（1）丙烯腈贮罐：该贮罐容积为 3700m³，配备有灭火设备和贮罐冷却设备。装置主要是人工控制。研究中对贮罐、输送管道及泵等进行了分析。

（2）液氨贮罐：环形液氨贮罐容积 1000m³，平均贮量为 250000kg，相当总贮量 40%，贮罐压力高达 1.2MPa，温度为室温。装配有应急关闭系统。通常情况下人工操作和远距离控制相结合。该贮罐属于一个生产化工原料和化肥的工厂，仅对贮罐、输送管道、泵及其他附属设备进行了分析。

（3）液氯贮罐群：这是一个大化工厂的液氯贮罐群，由 5 个 90m³ 容积（每个相当于 100t 液氯）贮罐、输送管以及废气压缩机组成，贮罐压力 0.65MPa，温度为室温。每天罐群的液氯通过量约 300t。

（4）液化天然气（LNG）贮罐：对两个液化天然气贮罐及其附属设备进行了研究，每个容积为 5700m³，贮存温度 -162℃。

（5）丙烯贮罐：为两个球形贮罐，容量共 1200t，室温下最大压力 0.14MPa，几乎全部靠手动阀控制。

（6）二乙醇胺再生炉（脱硫设备）：该装置是汽油脱硫过程的一部分，操作温度约 92℃，压力 0.06MPa。

经危险源分析，潜在的事故危险主要有火灾、爆炸和毒物泄漏等。

B 分析方法与步骤

首先用检查表和危险与可操作性分析方法辨识失效模式、引发事件及事故。大多数引发事件和事故发生的概率都直接来自统计资料、对于有些缺乏统计资料的事件，则采用事故树分析法（FTA）推导其发生概率。由此可得到各贮罐引发的事件数和事故类型，如表 7-11 所示。

表 7-11 贮罐引发事件数和事故种类

设施名称	引发事件数	事故种类
丙烯腈贮罐	28	火灾、爆炸、中毒
液氨贮罐	17	中毒
液氯贮罐群	40	中毒
液化天然气贮罐	6	火灾
丙烯贮罐	31	火灾、爆炸
二乙醇胺再生炉	6	中毒

各类事故的发生概率主要通过统计分析和事故树分析法（FTA）得到。为此要求了解引发事件概率、元件失效率以及人为失误率。主要通过收集文献资料中的有关数据、工厂提供有关数据和估计获得。重点分析泵、管道、软管、装载臂、阀门、测量仪器、控制装置、电气设备、贮罐、人的失误、外部事件等 11 类。

C 事故的影响

（1）爆炸，只考虑爆炸冲击波的影响时，冲击波最大压力与损坏程度之间的关系如表 7-12 所示。

表 7-12　冲击波最大压力与损坏程度之间的关系

损　坏　程　度	爆炸压力/MPa
主结构破坏（在建筑物内人员死亡）	0.03
可修复性破坏（压力容器不损失，轻结构崩塌）	0.01
窗户损坏，引发轻伤	0.003

（2）火灾，蒸气云爆炸能量密度与破坏形式和程度的关系，如表 7-13 所示。

表 7-13　蒸气云爆炸能量密度与破坏形式和程度的关系

损坏形式与程度	能量密度/kJ · m⁻³	损坏形式与程度	能量密度/kJ · m⁻³
第三度烧伤	>375	第一度烧伤	>125 ~250
第二度烧伤	>250 ~375	痛的阈值	<65 ~125

稳定状态火灾热通量水平与损坏形式和程度的关系，如表 7-14 所示。

表 7-14　稳定状态火灾热通量水平与损坏形式和程度的关系

损坏形式与程度	热通量/kJ · m⁻²
引起工艺设备破坏	37.5
无限长时间引燃本身所要求的最小能量（非引火）	25
引燃木材、塑料管要求的最小能量	12.5
20s 内能让人感到痛或能让人皮肤起疱	4.5
长时间接触未感到不舒服	1.6

（3）毒性气体影响。在所评价的设施中，涉及氯气、氨气、硫化氢 3 种有毒气体，其毒性见表 7-15。

表 7-15　毒性气体的影响

毒气种类	毒性反应		接触时间	浓度/10⁻⁶
氯　气	大多数人都能闻出来气味		任　何	1.0
	无反应——中度刺激		任　何	<3.0
	严重不适——强烈刺激		任　何	5 ~20
		致　死	呼吸几次	1000
			<15min	>75
			30 ~60min	40 ~60
			>60 ~90min	35 ~61
氨　气	大多数人都能闻出来气味		任　何	25
	无反应——中度刺激		任　何	<100
	严重不适——强烈刺激		任　何	300 ~500
		致　死	呼吸几次	>500
			<15min	2000 ~5000
			30 ~60min	>1700

续表7-15

毒气种类	毒性反应	接触时间	浓度/10^{-6}
硫化氢	大多数人都能闻出气味	任 何	0.1~0.4
	接触8h仍安全	8h	10
	不产生严重反应的最大值	60min	200
	致 死	立 即	>900
		<30min	600~800

D 研究结果与结论

经分析计算，得出6个设施的风险性，如表7-16所示。

表7-16 设施风险评价结果表

评价设施名称	每年死亡人数		作业人员个人每年死亡概率
	雇 工	居 民	
丙烯腈贮罐	2.1×10^{-3}	7.9×10^{-5}	6.6×10^{-6}
液氨贮罐	2.4×10^{-3}	2.0×10^{-4}	2.0×10^{-6}
液氯贮罐群	1.4×10^{-3}	3.6×10^{-3}	5.1×10^{-3}
液化天然气贮罐	1.5×10^{-3}	6.8×10^{-3}	5.7×10^{-9}
丙烯贮罐	1.1×10^{-4}	3.7×10^{-3}	7.7×10^{-1}
二乙醇胺再生炉	1.0×10^{-4}	0	2.1×10^{-9}

由表7-16可见，脱硫设备的危险最低，原因是物质潜在危险性低，工厂设计较好。由于居民区远离液化天然气贮罐，且贮罐有厚达1m的混凝土保护壁，所以危险性较小。丙烯腈设施对居民的危险非常低，因为该设施的危险影响范围小，但对作业人员的危险较高，因为有较高的事故发生率。相比之下，液氨贮罐、液氯贮罐和丙烯贮罐的危险要高，主要原因是所贮存物质本身的危险性大、贮量大，并且较接近居民区，以及泄漏后高压液化气体特性等。

7.2.3 模糊安全评价

任何一个系统的安全状况都往往受许多因素的影响。这些因素通常又由一系列的子因素来决定。这些因素和子因素不仅数量众多、作用不同，而且多数很难用经典的数学方法进行描述。在系统安全评价过程中，存在着大量的模糊概念和模糊的量需要分析研究。模糊安全评价就是以模糊数学为基础，对这些边界不清、不易定量的因素和子因素进行量化，从而对所研究系统的危险性进行评价和分析的一种方法。

模糊安全评价通过构造等级模糊子集，把反映评价对象的模糊指标进行量化（即确定隶属度函数），然后利用模糊变换原理对各指标进行综合。具体步骤如下：

（1）建立评价对象的因子集。在系统安全评价中，因子集就是参与评价的 m 个因子组成的一个普通的集合。通常表示如下：

$$U = \{U_1, U_2, \cdots, U_m\} \tag{7-14}$$

式中，各元素 $U_i (i = 1, 2, \cdots, m)$ 代表了参与评价的 m 个因子的值。

（2）建立评价集。评价集是对评价对象可能做出的各种评价集合的总体。通常表示如下：

$$V = \{V_1, V_2, \cdots, V_n\} \tag{7-15}$$

式中，各元素 $V_i (i = 1, 2, \cdots, n)$ 代表了各种可能的总评价结果。

（3）建立评价因子的权重集。由于各因子的重要程度一般不相同，为了反映各因子的重要程度，对各因子 U_i 应赋予一个相应的权数 $a_i (i = 1, 2, \cdots, m)$，这些权数组成了权重集：

$$A = \{a_1, a_2, \cdots, a_m\} \tag{7-16}$$

并且各权数 $a_i (i = 1, 2, \cdots, m)$ 应满足归一性和非负条件：

$$\sum_{i=1}^{m} a_i = 1, a_i \geqslant 0 \tag{7-17}$$

计算权重的方法很多，通常采用专家打分法、层次分析法和熵权法等。

（4）单因子模糊评价。单因子模糊评价是指单独对一个影响因子进行评价，以确定评价对象对评价集元素的隶属程度，一般用 $r_{ij} (i = 1, 2, \cdots, m; j = 1, 2, \cdots, n)$ 表示。

1）隶属度的确定及隶属函数的建立。影响因子对评价集的隶属度可以通过对该因子的隶属函数的计算来确定，一般采取降半梯形来确定隶属度，隶属度函数公式如下：

$$r_{i1} = \begin{cases} 1 & U_i \leqslant V_{i1} \\ (V_{i1} - U_i)/(V_{i2} - U_i) & V_{i1} < U_i < V_{i2} \\ 0 & U_i \geqslant V_{i2} \end{cases}$$

$$r_{ik} = \begin{cases} 1 - r_{i(k-1)} & V_{i(k-1)} < U_i \leqslant V_{ik} \\ (V_{i(k+1)} - U_i)/(V_{i(k+1)} - V_{ik}) & V_{ik} < U_i < V_{i(k+1)} \\ 0 & U_i \leqslant V_{i(k-1)} \text{ 或 } U_i \geqslant V_{i(k+1)} \end{cases} \tag{7-18}$$

$$r_{in} = \begin{cases} 0 & U_i < V_{i(n-1)} \\ 1 - r_{i(n-1)} & V_{i(n-1)} < U_i < V_{in} \\ 1 & U_i \geqslant V_{in} \end{cases}$$

式中，$r_{i1}, \cdots, r_{ik}, \cdots, r_{in}$ 分别为评价因子对于这 n 类标准的隶属度。

2）建立单因子模糊矩阵。模糊矩阵是反映每个因子对其各个环境质量标准等级的隶属程度，根据上述隶属度函数的计算公式（7-18），可计算出各单因子评价集的隶属度，得出模糊关系矩阵：

$$R = \begin{pmatrix} r_{11} & r_{12} & \cdots & r_{1(n-1)} & r_{1n} \\ r_{21} & r_{22} & \cdots & r_{2(n-1)} & r_{2n} \\ \vdots & \vdots & \vdots & \vdots & \vdots \\ r_{m1} & r_{m2} & \cdots & r_{m(n-1)} & r_{mn} \end{pmatrix}$$

式中，m 为评价对象的因子数；n 为评价对象的类别数。

（5）模糊综合评价。单因子模糊评价，仅仅反映了一个因子对评价对象的影响，而我们通常需要考虑所有因子的综合影响，这就是模糊综合评价。该方法将权重集与单因子模糊评价矩阵复合，得到模糊综合评价矩阵，表示为：

$$B = A \cdot R \tag{7-19}$$

【案例分析 7-2】 采用模糊安全评价法对某水厂地下水井的水质进行综合评价的步骤如下：

步骤 1　水质监测项目及结果。

市环境检测站对该水厂地下水井的水质进行了监测。水质监测项目包括：pH 值、总硬度、氨氮、亚硝酸盐氮、硝酸盐氮、硫酸盐、氯化物、挥发性酚、高锰酸盐指数、氰化物、氟化物、砷、汞、六价铬、铅、镉、铁、锰、溶解性总固体等。监测结果如表 7-17 所示。

表 7-17　温县地下水监测结果

pH 值	总硬度	NH_4^+	NO_2^-	NO_3^-	Cl^-	挥发性酚	高锰酸盐指数	As
7.8	336	0.079	ND	0.043	39.8	ND	1.18	ND
Fe	F^-	Pb	Cr^{6+}	CN^-	Cd	SO_4^{2-}	TDS	Hg
0.076	1.12	0.0118	ND	ND	0.0047	6.1	640	ND

注：ND 表示没检出，除 pH 值无单位外其余各量单位均为 mg/L。

步骤 2　水质评价。

（1）选择参数，规定水质分级。

根据监测结果和特征污染物，选择氟化物、总硬度、溶解性总固体、镉、硫酸盐等五个监测因子作为参数。同时规定Ⅰ、Ⅱ、Ⅲ、Ⅳ、Ⅴ水质级别评价相应代表微、轻、中、重、严重的污染程度。且设 μ 为参与评价指标的集合，A 为五个水级的集合。水质评价分级表，如表 7-18 所示。

表 7-18　水质评价分级表　　　　　　　　　　　　（mg/L）

水质级别	氟化物	总硬度	溶解性总固体	镉	硫酸盐	污染程度
Ⅰ	1.0	15	300	0.0001	50	微污染
Ⅱ	1.0	300	500	0.001	150	轻污染
Ⅲ	1.0	450	1000	0.01	250	中污染
Ⅳ	2.0	550	2000	0.01	350	重污染
Ⅴ	>2.0	>550	>2000	>0.01	>350	严重污染

（2）污染程度的刻画。

这里用隶属度来刻画污染程度。通过分析和经验确定五个参数不同级别的隶属度函数，然后将五个参数的实测值代入相应函数式，求得相应的隶属度，如表 7-19 所示。

表7-19 5个参数的隶属度

指 标	Y_1	Y_2	Y_3	Y_4	Y_5
氟化物	0	0	0.880	0.12	0
总硬度	0	0.759	0.241	0	0
溶解性总固体	0	0.720	0.280	0	0
镉	0	0.589	0.411	0	0
硫酸盐	0.939	0.061	0	0	0

由此，可得到一个 5×5 的模糊关系矩阵 $\underset{\sim}{R}$：

$$\underset{\sim}{R} = \begin{pmatrix} 0 & 0 & 0.880 & 0.12 & 0 \\ 0 & 0.759 & 0.241 & 0 & 0 \\ 0 & 0.720 & 0.280 & 0 & 0 \\ 0 & 0.589 & 0.411 & 0 & 0 \\ 0.939 & 0.061 & 0 & 0 & 0 \end{pmatrix}$$

（3）计算权重。

1）单项指标的权重。单项指标的权重计算公式如下

$$W_i = \frac{G_i}{S_i} \tag{7-20}$$

式中，G_i 为某指标实测值；S_i 为某种污染物五个标准级的加权平均值。因为单项指标在总体中的权重大小与污染程度分级标准无关，所以

$$S_i = \frac{1}{5}\left[\mu_1(x) + \mu_2(x) + \mu_3(x) + \mu_4(x) + \mu_5(x)\right]$$

2）单个指标在总体中的权重值。为了进行模糊运算，要考虑各指标在总体中的权重大小。用五个单项指标权重的和除以各单项指标权重，可得五个指标在总体中的权重值

$$\overline{W_i} = \frac{G_i/S_i}{\sum G_i/S_i} \tag{7-21}$$

由此，可得到一个 1×5 的权重矩阵

$$\underset{\sim}{A} = (0.252, 0.263, 0.174, 0.237, 0.0763)$$

（4）综合评判。

在确定了反映模糊隶属关系的 R 矩阵和反映权重的 $\underset{\sim}{A}$ 矩阵之后，即可进行复合运算：

$$\underset{\sim}{B} = \underset{\sim}{A} \circ \underset{\sim}{R}$$

$$= (0.252, 0.263, 0.174, 0.237, 0.0763) \circ \begin{pmatrix} 0 & 0 & 0.880 & 0.12 & 0 \\ 0 & 0.759 & 0.241 & 0 & 0 \\ 0 & 0.720 & 0.280 & 0 & 0 \\ 0 & 0.589 & 0.411 & 0 & 0 \\ 0.939 & 0.061 & 0 & 0 & 0 \end{pmatrix}$$

$$= (0.072, 0.469, 0.431, 0.03, 0)$$

由运算结果可知：该水厂水井的水质为Ⅰ级的隶属度值为 0.072，Ⅱ级隶属度为 0.469，Ⅲ级隶属度为 0.431，Ⅳ级隶属度为 0.03，Ⅴ级隶属度为 0。因此，可判定该水厂井水水质为Ⅱ级，属轻度污染。

此外，通过比较评价结果可以看出，Ⅲ级隶属度和Ⅱ级隶属度的数值比较接近，这表明该水井的水质正朝着Ⅲ级发展，如果不采取有效措施防控污染，将可能威胁到居民的饮用水安全。

7.3 系统安全预测概述

系统安全预测则是以系统为研究对象，根据以往旧系统或类似系统的历史统计资料，运用科学的方法和逻辑推理，对系统中某些危险因素或系统今后发展的趋势进行推测和预计，并对此做出评价，以便采取相应的措施，扬长避短，使系统沿着安全的方向发展。其实质就是充分分析、理解系统发展变化的规律，根据系统的过去和现在估计未来，根据已知推测未知，从而减少对未来危险认识的不确定性，以指导我们的安全决策行动，减少安全决策的盲目性。

系统预测的方法和手段称为预测技术。对一个系统来说，各种因素错综复杂，一旦预测错误，往往会使系统遭到毁灭性的打击。因此，预测技术在近几十年来日益受到重视，并逐渐发展成为一门独立的、比较成熟且应用性很强的科学。它对于长远规划的制定、重大战略问题的决策以及提高系统的安全性等，都具有极其重要的意义。

7.3.1 系统安全预测的基本原理

有关系统安全预测的基本原理，可概括为以下几个方面：

（1）可测性原理。从理论上说，世界上一切事物的运动、变化都是有规律的，因而是可预测的。人类不但可以认识预测对象的过去和现在，而且可以通过它的过去和现在推知其未来。这里的关键是要掌握事物发展的客观规律，注意事物发展全过程的统一，即过去、现在和未来的统一。它是一条最根本的原理。

（2）连续性原理。预测对象的发展总是呈现出随时间的推移而变化的趋势，这就是预测的连续性原理，它是我们利用时间序列方法进行预测的理论基础。但必须指出，连续性原理不适合于个人因素起很大作用的场合。例如，某种农产品的价格，可能会因决策者的主观意志而大幅度的提升或下降。这时若用基于连续性原理的时间序列方法来预测，就会失败。

（3）类推性原理。世界上的事物都有类似之处，我们可以根据已出现的某一事物的变化规律来预测即将出现的类似事物的变化规律。在类推性预测中，要注意避免"一叶障目，不见其他"的错误倾向。

（4）反馈性原理。预测某种事物的结果，是为了现在对其作出相应的决策，即预测未来的目的在于指导当前，预先调整关系，以利未来的行动。

（5）系统性原理。任何一个预测对象都处在社会大系统中，因而要强调预测对象内在与外在的系统性，缺乏系统观点的预测，必将导致顾此失彼的决策。

7.3.2 系统安全预测方法分类

对常用的一些预测方法，可以按下列几种分类法来进行分类：

（1）按预测技术的性质分类。

1）定性预测。所谓定性预测是指确定预测目标未来发展的性质。定性分析大多根据专业知识和实际经验进行，对把握事物的本质特征和大体程度有重要作用。这种预测主要利用直观材料，依靠个人经验，对今后的状况进行预测。主要有专家调查法、市场调查法、主观概率法、交叉概率法、领先指标法、类推法等较常用的方法。

2）定量预测。所谓定量预测是指确定未来事件可能出现的具体结果，从数量上来描述事件发展的趋势和程度。其中，利用历史数据来推断事物发展趋势的叫外推法，主要有时间序列方法、利用系统内部发展因素的因果关系来预测系统发展趋势的叫因果法，常用的有回归分析法、系统动力学方法等。

（2）按预测对象分类。

1）宏观预测。所谓宏观预测是指研究一个企业或部门未来一个时期事故的变化趋势。如预测某企业千人死亡率的变化情况。

2）微观预测。所谓微观预测是指具体研究系统的某种危险源能否导致事故、事故发生概率及其危险程度，是针对一个生产单位的生产系统或对某子系统的安全状况进行的预测。微观预测可以综合应用各种系统安全分析方法，将表明基本事件状态的变量由现在的情况改变为未来可能发生的情况，这样就可以达到预测的目的。

（3）按预测期限长短分类。

1）近期预测。所谓近期预测一般指3个月以下的预测。它是制定月、旬计划和明确规定近期安全活动具体任务的依据。

2）短期预测。所谓短期预测一般指3个月以上1年以下的预测。它是制定年度计划、季度计划和明确规定短期安全工作具体任务的依据。

3）中期预测。所谓中期预测一般指1年以上5年以下的预测。它是制定安全发展五年计划，规划安全五年发展任务的依据。

4）长期预测。所谓长期预测一般指5年以上的预测。它是制定安全发展长期计划、远景规划，规定安全工作长期发展任务的依据，它为安全管理方面的重大决策提供科学依据。

除上述分类之外，还可按预测问题的特点分为无条件预测和有条件预测、按预测现象的特征分为随机预测和非随机预测等。

7.3.3 系统安全预测程序

系统安全预测的程序随预测目的和预测方法的不同而有所不同。一般来说，预测的程序主要包括以下几个步骤：

（1）确定预测目的。进行一项预测，首先必须确定预测的具体目的。只有目的明确，才能根据预测目的去收集必要的资料，确定适当的工作步骤，选用合适的方法，这样才能收到较好的预测效果。

（2）收集和分析有关资料。资料的收集工作是由预测的具体目的所决定的。一般来说，资料的收集要求完整、准确、适用。数据的分析和整理是发现系统发展变化规律性和系统各组成部分内在联系的关键，是建立预测模型的根据，因此要选择合适的数据处理方法。

（3）选择预测方法。对不同的预测对象应当采用不同的预测方法。选择预测方法时，主要考虑预测对象的种类和性质、对预测结果精度的要求、现已掌握资料的可靠性和完整性，以及现实条件（人力、物力、财力和时间期限）等，经分析，合理选择预测效果好、经济又方便的预测方法。在可能的情况下，最好能对同一预测对象采用不同的预测方法进行预测，以便比较分析。

（4）建立预测模型。预测的核心是建立符合客观规律的数学模型，即通过对资料的分析、推理和判断，揭示所要预测对象的结果和变化，根据实际情况和需要做出必要的假设，建立反映预测对象内部结构、发展规律的模型。

（5）模型的检验与分析。只有通过检验的模型才能用于预测，否则预测的结果就难以令人信服。检验过程中发现错误必须对模型进行修正，转至步骤（4）。模型的分析是指对系统内部、外部的因素进行评定，找出使系统转变的内部因素和客观环境对系统的影响，以分析预测对象的整体规律性。

（6）进行预测。根据所建立的模型进行预测计算。在进行预测计算的前后，都应认真分析模型内外因素的变化情况。如果这些变化使预测对象的未来显著地不同于过去和现在，就需要根据分析判断，对预测模型或结果进行必要的修正。

（7）分析预测误差。由于实际情况受多方面因素的影响，而预测又不可能将所有因素考虑在内，故预测结果往往与实际值有一定的差距，即产生预测误差。虽然，预测允许有一定的误差，但如果误差太大，预测就失去了实际意义。所以需要认真分析产生误差的程度及原因，并进行必要的修正。

（8）改进预测模型。如果预测结果经检验表现不显著，即表明预测结果与实际值出现较大的误差，这往往是由于所建立的预测模型未能准确地描述预测对象的实际情况所致。出现这种情况，就需要对原有的预测模型进行修改或重新设计。同时，如果实际情况发生了较大的变化，原有的方法也必须重新选择。

（9）规划政策和行动。预测的目的一般不只是为了设想未来的情况将会怎样，更重要的在于根据对未来情况的设想和推断，制定当前的行动和相应的政策，以便影响、控制以至改变未来的情况。

7.4 系统安全预测方法

7.4.1 回归分析预测

回归分析法是一种从事物变化的因果关系出发，进行预测的方法。它根据数理统计原理，在大量统计数据的基础上，通过寻找数据变化的规律来推测、判断和描述事物未来发展的趋势。

基于相关关系的分析，回归分析法把变量之间的具体变动关系模型化，通过寻求一个能够反映各变量之间变化关系的函数关系式，来进行估计和推算。通过回归分析，可以将相关变量之间不确定或不规则的数量关系一般化、规范化，从而可据此由自变量的某一个给定值来推断出因变量的可能值（或估计值）。

7.4.1.1　一元线性回归法

一元线性回归法是比较典型的回归分析法之一。它根据自变量（x）与因变量（y）的相互关系，用自变量的变动来推测因变量变动的方向和程度，其基本方程式为：

$$y = a + bx \tag{7-22}$$

式中，a 和 b 为回归系数。

进行一元线性回归，首先应收集事故数据，并在以时间为横坐标的坐标系中画出各个相对应的点。根据图中各点的变化情况，就可以大致看出事故变化的某种趋势，然后进行计算，求出回归直线。

回归系数 a、b 是根据统计的事故数据，通过以下方程组来决定的

$$\begin{cases} \sum\limits_{i=1}^{n} y_i = n \cdot a + b \sum\limits_{i=1}^{n} x_i \\ \sum\limits_{i=1}^{n} x_i y_i = n \sum\limits_{i=1}^{n} x_i + b \sum\limits_{i=1}^{n} x_i^2 \end{cases} \tag{7-23}$$

式中，x 为自变量，为时间序号；y 为因变量，为事故数据；n 为事故数据总数。

求解上述方程组，可得

$$\begin{cases} a = \dfrac{\sum\limits_{i=1}^{n} x_i \sum\limits_{i=1}^{n} x_i y_i - \sum\limits_{i=1}^{n} x_i^2 \sum\limits_{i=1}^{n} y_i}{\left(\sum\limits_{i=1}^{n} x_i\right)^2 - n \sum\limits_{i=1}^{n} x_i^2} \\ b = \dfrac{\sum\limits_{i=1}^{n} x_i \sum\limits_{i=1}^{n} y_i - n \sum\limits_{i=1}^{n} x_i y_i}{\left(\sum\limits_{i=1}^{n} x_i\right)^2 - n \sum\limits_{i=1}^{n} x_i^2} \end{cases} \tag{7-24}$$

回归系数 a 和 b 确定之后，就可以在坐标系中画出回归直线。

在回归分析中，为了解回归直线对实际数据变化趋势的符合程度，通常还应求出相关系数 r。其计算公式如下

$$r = \frac{L_{xy}}{\sqrt{L_{xx} \cdot L_{yy}}} \tag{7-25}$$

其中

$$L_{xx} = \sum_{i=1}^{n} (x_i - \bar{x})^2 = \sum_{i=1}^{n} x_i^2 - \frac{1}{n}\left(\sum_{i=1}^{n} x_i\right)^2 \tag{7-26}$$

$$L_{yy} = \sum_{i=1}^{n} (y_i - \bar{y})^2 = \sum_{i=1}^{n} y_i^2 - \frac{1}{n}\left(\sum_{i=1}^{n} y_i\right)^2 \tag{7-27}$$

$$L_{xy} = \sum_{i=1}^{n} (x_i - \bar{x})(y_i - \bar{y})$$

$$= \sum_{i=1}^{n} x_i y_i - \frac{1}{n} \left(\sum_{i=1}^{n} x_i \right) \left(\sum_{i=1}^{n} y_i \right) \qquad (7\text{-}28)$$

相关系数 r 取不同数值时，分别表示实际数据和回归直线之间的不同符合情况：

（1）当 $|r| = 1$ 时，表明变量 x 和变量 y 之间完全线性相关，即回归直线与实际数据的变化趋势完全相符。

（2）当 $|r| = 0$ 时，表明变量 x 和变量 y 之间线性无关，即回归直线与实际数据的变化趋势完全不符。

（3）当 $0 < |r| < 1$ 时，需要判别变量 x 和变量 y 之间有无密切的线性相关关系。一般来说，r 越接近 1，说明变量 x 和变量 y 之间的线性关系越强，利用回归方程求得的预测值越可靠。

【**案例分析 7-3**】 某企业在 2004~2011 年间工伤事故死亡人数的统计数据如表 7-20 所示，现用一元线性回归方法预测事故的发展趋势。

表 7-20　某企业 2004~2011 年间工伤事故死亡人数据统计表

年 度	时间顺序 x	死亡人数 y	x^2	xy	y^2
2004	1	21	1	21	441
2005	2	19	4	38	361
2006	3	23	9	69	529
2007	4	7	16	28	49
2008	5	11	25	55	121
2009	6	16	36	96	256
2010	7	13	49	91	169
2011	8	6	64	48	36
合 计	$\sum_{i=1}^{n} x_i = 36$	$\sum_{i=1}^{n} y_i = 116$	$\sum_{i=1}^{n} x_i^2 = 204$	$\sum_{i=1}^{n} x_i y_i = 446$	$\sum_{i=1}^{n} y_i^2 = 1962$

首先，将表中数据代入式（7-24），便可求出 a 和 b 的值，即

$$a = \frac{\sum_{i=1}^{n} x_i \sum_{i=1}^{n} x_i y_i - \sum_{i=1}^{n} x_i^2 \sum_{i=1}^{n} y_i}{\left(\sum_{i=1}^{n} x_i \right)^2 - n \sum_{i=1}^{n} x_i^2} = \frac{36 \times 446 - 204 \times 116}{36^2 - 8 \times 204} = 22.64$$

$$b = \frac{\sum_{i=1}^{n} x_i \sum_{i=1}^{n} y_i - n \sum_{i=1}^{n} x_i y_i}{\left(\sum_{i=1}^{n} x_i \right)^2 - n \sum_{i=1}^{n} x_i^2} = \frac{36 \times 116 - 8 \times 446}{36^2 - 8 \times 204} = -1.81$$

故可得回归直线的方程为

$$y = 22.64 - 1.81x$$

接下来，在坐标系中画出回归直线，如图 7-3 所示。

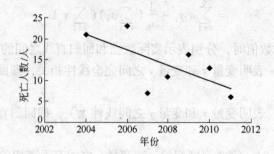

图 7-3 回归直线

最后，将表中相关数据代入式（7-26）~式（7-28），可得

$$L_{xx} = \sum_{i=1}^{n} (x_i - \bar{x})^2 = \sum_{i=1}^{n} x_i^2 - \frac{1}{n} (\sum_{i=1}^{n} x_i)^2 = 204 - \frac{1}{8} \times 36^2 = 42$$

$$L_{yy} = \sum_{i=1}^{n} (y_i - \bar{y})^2 = \sum_{i=1}^{n} y_i^2 - \frac{1}{n} (\sum_{i=1}^{n} y_i)^2 = 1962 - \frac{1}{8} \times 116^2 = 280$$

$$L_{xy} = \sum_{i=1}^{n} (x_i - \bar{x})(y_i - \bar{y}) = \sum_{i=1}^{n} x_i y_i - \frac{1}{n} (\sum_{i=1}^{n} x_i)(\sum_{i=1}^{n} y_i) = 446 - \frac{1}{8} \times 36 \times 116 = -76$$

因此，有

$$r = \frac{L_{xy}}{\sqrt{L_{xx} \cdot L_{yy}}} = \frac{-76}{\sqrt{42 \times 280}} = -0.7$$

$|r| = 0.7 > 0.6$，说明回归直线与实际数据的变化趋势相符合，达到了预测的要求。

7.4.1.2 一元非线性回归法

在回归分析法中，除了一元线性回归法之外，还有一元非线性回归法、多元线性回归法、多元非线性回归法等。

非线性回归法是通过一定的变化，将非线性问题转化为线性问题，再利用线性回归的方法进行回归分析。非线性回归法的回归曲线有多种，选用哪一种曲线作为回归曲线，则要看实际数据在坐标系中的变化分布形状。

常用的非线性回归曲线有以下几种：

（1）双曲线 $\frac{1}{y} = a + \frac{b}{x}$。令 $y' = \frac{1}{y}$，$x' = \frac{1}{x}$，则有 $y' = a + bx'$。

（2）幂函数 $y = ax^b$。令 $y' = \ln y$，$x' = \ln x$，$a' = a$，则有 $y' = a' + bx'$。

（3）指数函数 $y = ae^{bx}$。令 $y' = \ln y$，$a' = \ln a$，则有 $y' = a' + bx$。

（4）指数函数 $y = ae^{\frac{b}{x}}$。令 $y' = \ln y$，$x' = \frac{1}{x}$，$a' = \ln a$，则有 $y' = a' + bx$。

（5）对数函数 $y = a + b\lg x$，令 $x' = \lg x$，则有 $y = a + bx'$。

（6）S 形曲线 $y = \frac{1}{a + be^{-x}}$。令 $y' = \frac{1}{y}$，$x' = e^{-x}$，则有 $y' = a + bx'$。

【案例分析 7-4】 某煤矿在某一年度内的工伤人数统计数据如表 7-21 所示。

表7-21 某矿某年工伤人数统计数据

月份 x	工伤人数 y	$y' = \ln y$	x^2	xy'	y^2
1	17	2.833	1	2.833	8.027
2	13	2.565	4	5.130	6.579
3	9	2.197	9	6.592	4.828
4	8	2.079	16	8.318	4.324
5	6	1.792	25	8.959	3.210
6	5	1.609	36	9.657	2.590
7	6	1.792	49	12.542	3.210
8	3	1.099	64	8.789	1.207
9	4	1.386	81	12.477	1.922
10	2	0.693	100	6.931	0.480
11	2	0.693	121	7.625	0.480
12	1	0	144	0	0
78	76	18.739	650	89.852	36.859

用指数函数 $y = ae^{bx}$ 进行回归分析，步骤如下：

首先，对 $y = ae^{bx}$ 两边取自然对数，得

$$\ln y = \ln a + bx$$

令 $y' = \ln y, a' = \ln a$，则

$$y' = a' + bx$$

用一元线性回归法的计算公式，可得

$$a' = \frac{\sum_{i=1}^{n} x_i \sum_{i=1}^{n} x_i y_i' - \sum_{i=1}^{n} x_i^2 \sum_{i=1}^{n} y_i'}{(\sum_{i=1}^{n} x_i)^2 - n \sum_{i=1}^{n} x_i^2} = \frac{78 \times 89.852 - 650 \times 18.739}{78^2 - 12 \times 650} \approx 3.014$$

$$b = \frac{\sum_{i=1}^{n} x_i \sum_{i=1}^{n} y_i - n \sum_{i=1}^{n} x_i y_i}{(\sum_{i=1}^{n} x_i)^2 - n \sum_{i=1}^{n} x_i^2} = \frac{78 \times 18.739 - 12 \times 89.852}{78^2 - 12 \times 650} \approx -0.2234$$

因为 $a' = \ln a$，所以，有

$$a = e^{a'} = e^{3.014} \approx 20.367$$

故可得指数回归方程为

$$y \approx 20.367 e^{-0.2234}$$

接下来，求相关系数 r

$$L_{xx} = \sum_{i=1}^{n} (x_i - \bar{x})^2 = \sum_{i=1}^{n} x_i^2 - \frac{1}{n} (\sum_{i=1}^{n} x_i)^2 = 650 - \frac{1}{12} \times 78^2 = 143$$

$$L_{yy} = \sum_{i=1}^{n} (y_i - \bar{y})^2 = \sum_{i=1}^{n} y_i^2 - \frac{1}{n}(\sum_{i=1}^{n} y_i)^2 = 36.859 - \frac{1}{12} \times 18.739^2 \approx 7.596$$

$$L_{xy} = \sum_{i=1}^{n} (x_i - \bar{x})(y_i - \bar{y}) = \sum_{i=1}^{n} x_i y_i - \frac{1}{n}(\sum_{i=1}^{n} x_i)(\sum_{i=1}^{n} y_i)$$

$$= 89.852 - \frac{1}{12} \times 78 \times 18.739 \approx -31.952$$

因此，有

$$r = \frac{L_{xy}}{\sqrt{L_{xx} \cdot L_{yy}}} = \frac{-31.952}{\sqrt{143 \times 7.596}} = -0.97$$

$r = -0.97$，说明用指数曲线进行回归分析，在一定程度上反映了该矿工伤人数的趋势。

7.4.2   灰色预测法

灰色系统理论是我国学者邓聚龙教授于 1982 年创立的。对于掌握信息的完备程度，人们常用颜色来作出简单、形象的描述。例如，把内部信息已知的系统称为白色系统、把信息未知的或非确知的系统，称为黑色系统，把信息不完全确知的系统，也就是系统中既含有已知的信息、又含有未知的或非确知的信息，称为灰色系统（Grey System）。灰色系统理论的任务就是挖掘、发现有用的信息，充分利用和发挥现有信息的作用，以分析和完善系统的结构，预测系统的未来，改进系统的功能。

灰色系统将一切随机变量看作是在一定范围内的灰色量，将随机过程看作是在一定范围内变化的与时间有关的灰色过程。对灰色量不是从统计规律的角度通过大量样本进行研究，而是用数据处理的方法（数据生成），将杂乱无章的原始数据整理成规律性较强的生成数列，在此基础上做进一步的研究。

将灰色系统理论用于安全生产事故预测，一般选用 GM(1,1) 模型。它是一个一阶单变量的微分方程模型。

设原始离散数列 $X^{(0)} = (x^{(0)}(1), x^{(0)}(2), \cdots, x^{(0)}(n))$，其中 n 为数列的长度，对其进行一次累加生成处理

$$x^{(1)}(k) = \sum_{i=1}^{k} x^{(0)}(i) \qquad k = 1,2,\cdots,n \tag{7-29}$$

以生成序列 $X^{(1)} = [x^{(1)}(1), x^{(1)}(2), \cdots, x^{(1)}(n)]$ 为基础建立灰色的生成模型

$$\frac{\mathrm{d}x^{(1)}}{\mathrm{d}t} + ax^{(1)} = u \tag{7-30}$$

称为一阶灰色微分方程，记为 GM(1,1)。式中，a，u 为待定参数，a 称为发展系数，反映预测的发展态势、u 称为灰作用量，反映数据的发展关系。

将式（7-30）离散化，可得

$$\Delta^{(1)}[x^{(1)}(k+1)] + aZ^{(1)}(k+1) = u \tag{7-31}$$

式中，$\Delta^{(1)}[x^{(1)}(k+1)]$ 为 $X^{(1)}$ 在 $(k+1)$ 时刻的累减生成序列、$Z^{(1)}(k+1)$ 为 $\dfrac{\mathrm{d}x^{(1)}}{\mathrm{d}t}$ 在 $(k+1)$ 时刻的背景值。

又因为

$$x^{(1)}(k+1) - x^{(1)}(k) = \Delta^{(1)}[x^{(1)}(k+1)] = x^{(0)}(k+1) \tag{7-32}$$

$$Z^{(1)}(t) = \frac{1}{2}[x^{(1)}(k) + x^{(1)}(k+1)] \tag{7-33}$$

将式（7-32）和式（7-33）代入式（7-31）中，得到

$$x^{(0)}(k+1) = a\left\{-\frac{1}{2}[x^{(1)}(k) + x^{(1)}(k+1)]\right\} + u \tag{7-34}$$

将式（7-34）展开，可得

$$\begin{pmatrix} x^{(0)}(2) \\ x^{(0)}(3) \\ \vdots \\ x^{(0)}(n) \end{pmatrix} = \begin{pmatrix} -\dfrac{1}{2}[x^{(1)}(1) + x^{(1)}(2)] & 1 \\ -\dfrac{1}{2}[x^{(1)}(2) + x^{(1)}(3)] & 1 \\ \vdots & \vdots \\ -\dfrac{1}{2}[x^{(1)}(n-1) + x^{(1)}(n)] & 1 \end{pmatrix} \times \begin{pmatrix} a \\ u \end{pmatrix} \tag{7-35}$$

令 $\boldsymbol{Y} = \begin{pmatrix} x^{(0)}(2) \\ x^{(0)}(3) \\ \vdots \\ x^{(0)}(n) \end{pmatrix}$, $\boldsymbol{B} = \begin{pmatrix} -\dfrac{1}{2}[x^{(1)}(1) + x^{(1)}(2)] & 1 \\ -\dfrac{1}{2}[x^{(1)}(2) + x^{(1)}(3)] & 1 \\ \vdots & \vdots \\ -\dfrac{1}{2}[x^{(1)}(n-1) + x^{(1)}(n)] & 1 \end{pmatrix}$, $\boldsymbol{\phi} = [a, u]^{\mathrm{T}}$, 则式（7-35）可以写成

$$\boldsymbol{Y} = \boldsymbol{B}\boldsymbol{\phi} \tag{7-36}$$

其中 $\boldsymbol{\phi}$ 为待辨识参数向量，可用最小二乘法求解其值，即

$$\hat{\boldsymbol{\phi}} = [\hat{a}, \hat{u}]^{\mathrm{T}} = (\boldsymbol{B}^{\mathrm{T}}\boldsymbol{B})^{-1}\boldsymbol{B}^{\mathrm{T}}\boldsymbol{Y} \tag{7-37}$$

把求得的参数值 $\hat{a}, \hat{u}$ 代入式（7-30），则求出其离散解为

$$\hat{x}^{(1)}(k+1) = \left[x^{(0)}(1) - \frac{\hat{u}}{\hat{a}}\right]\mathrm{e}^{-\hat{a}k} + \frac{\hat{u}}{\hat{a}} \tag{7-38}$$

还原到原始数据，可得

$$\hat{x}^{(0)}(k+1) = \hat{x}^{(1)}(k+1) - \hat{x}^{(1)}(k) = (1 - \mathrm{e}^{\hat{a}})\left[x^{(1)}(1) - \frac{\hat{u}}{\hat{a}}\right]\mathrm{e}^{-\hat{a}k} \tag{7-39}$$

式（7-38）和式（7-39）为 GM(1,1) 模型用于灰色预测的具体计算公式。

对灰色模型预测精度的检验，常用的方法一般有三种，即相对误差检验法、后验差检验法和相关度检验法。下面对此做一简单的介绍。

（1）相对误差检验法。

设原始序列

$$X^{(0)} = \{x^{(0)}(1), x^{(0)}(2), \cdots, x^{(0)}(n)\}$$

相应的模型模拟序列为

$$\hat{X}^{(0)} = \{\hat{x}^{(0)}(1), \hat{x}^{(0)}(2), \cdots, \hat{x}^{(0)}(n)\}$$

残差序列

$$\begin{aligned}\varepsilon^{(0)} &= \{\varepsilon(1), \varepsilon(2), \cdots, \varepsilon(n)\} \\ &= \{x^{(0)}(1) - \hat{x}^{(0)}(1), x^{(0)}(2) - \hat{x}^{(0)}(2), \cdots, x^{(0)}(n) - \hat{x}^{(0)}(n)\}\end{aligned} \quad (7\text{-}40)$$

相对误差序列

$$\Delta = \left\{\left|\frac{\varepsilon(1)}{x^{(0)}(1)}\right|, \left|\frac{\varepsilon(2)}{x^{(0)}(2)}\right|, \cdots, \left|\frac{\varepsilon(n)}{x^{(0)}(n)}\right|\right\} = \{\Delta_k\}_1^n \quad (7\text{-}41)$$

对于 $k < n$，称 $\Delta_k = \left|\dfrac{\varepsilon(k)}{x^{(0)}(k)}\right|$ 为 k 点模拟相对误差，称 $\Delta_n = \left|\dfrac{\varepsilon(n)}{x^{(0)}(n)}\right|$ 为滤波相对误差，称 $\overline{\Delta} = \dfrac{1}{n}\sum\limits_{k=1}^{n}\Delta_k$ 为平均模拟相对误差；称 $1 - \overline{\Delta}$ 为平均相对精度，$1 - \Delta_n$ 为滤波精度；给定 α，当 $\overline{\Delta} < \alpha$，且 $\Delta_n < \alpha$ 成立时，称模型为残差合格模型。

（2）后验差检验法。

设初始序列 $X^{(0)} = [x^{(0)}(1), x^{(0)}(2), \cdots, x^{(0)}(n)]$ 及残差序列 E 的方差分别为 S_1^2，S_2^2，则

$$S_1^2 = \frac{1}{n}\sum_{k=1}^{n}[x^{(0)}(k) - \bar{x}]^2 \quad (7\text{-}42)$$

$$S_2^2 = \frac{1}{n}\sum_{k=1}^{n}[e(k) - \bar{e}]^2 \quad (7\text{-}43)$$

式中，$\bar{x} = \dfrac{1}{n}\sum\limits_{k=1}^{n}x^{(0)}(k)$，$\bar{e} = \dfrac{1}{n}\sum\limits_{k=1}^{n}e(k)$。

后验差比计算公式为

$$c = S_2/S_1 \quad (7\text{-}44)$$

计算小误差概率为

$$p = p\{|e(k) - \bar{e}| < 0.6745 S_1\} \quad (7\text{-}45)$$

指标 c 和 p 是后验差检验的两个重要指标。指标 c 的取值越小，表明尽管原始数据很离散，而模型所得计算值与实际值之差并不太离散。指标 p 越大，表明残差与残差平均值之差小于给定值 $0.6745 S_1$ 的点较多，即拟合值（预测值）分布比较均匀。利用 c 和 p 两个指标确定的模型的精度级别（$\max(c, p)$）可以综合评定预测模型的精度。

（3）相关度检验法。

设 $X^{(0)}$ 为原始序列，$\hat{X}^{(0)}$ 为相应的模拟误差序列，ε 为 $X^{(0)}$ 与 $\hat{X}^{(0)}$ 的绝对关联度，若对

于给定的 $\varepsilon_0 > 0, \varepsilon > \varepsilon_0$，则称模型为关联合格模型。

一般地，将 GM(1,1) 模型的精度检验等级分为四级：相对误差检验法、后验差检验法和相关度检验法的等级划分标准如表 7-22 所示。

表 7-22　GM(1,1) 模型精度检验等级

精度等级 \ 指标临界性	相对误差	均方差比值	小误差概率	关联度
一 级	0.01	0.35	0.95	0.90
二 级	0.05	0.50	0.80	0.80
三 级	0.10	0.65	0.70	0.70
四 级	0.20	0.80	0.60	0.60

【案例分析 7-5】　某企业在某一年度的 3 ~ 7 月份发生的轻伤事故情况，如表 7-23 所示。

表 7-23　某企业轻伤事故人数

月　份	3	4	5	6	7
轻伤人数	29	33	34	35	37

根据以上灰色预测的建模原理和步骤进行预测的过程如下：

首先，由表 7-23 可得该企业安全事故的原始数列为

$$X^{(0)} = [x^{(0)}(1), x^{(0)}(2), \cdots, x^{(0)}(n)] = (29, 33, 34, 35, 37)$$

做一次累加，可得

$$X^{(1)} = [x^{(1)}(1), x^{(1)}(2), \cdots, x^{(1)}(n)] = (29, 62, 96, 131, 168)$$

接下来，构造矩阵 B 和 Y

$$B = \begin{pmatrix} -(29+62)/2 & 1 \\ -(62+96)/2 & 1 \\ -(96+131)/2 & 1 \\ -(131+168)/2 & 1 \end{pmatrix} = \begin{pmatrix} -47.5 & 1 \\ -79 & 1 \\ -113.5 & 1 \\ -1149.5 & 1 \end{pmatrix}$$

$$Y = [33 \quad 34 \quad 35 \quad 37]$$

然后求解参数 $\hat{a}, \hat{u}$

$$\hat{\phi} = [\hat{a}, \hat{u}]^T = (B^T B)^{-1} B^T Y = \begin{pmatrix} -0.0386 \\ 31.0091 \end{pmatrix}$$

则，可得预测模型为

$$\hat{x}^{(0)}(k+1) = (1 - e^{\hat{a}})\left[x^{(1)}(1) - \frac{\hat{u}}{\hat{a}}\right]e^{-\hat{a}k} = 32.1289 e^{0.0386}$$

然后，进行预测的精度检验

$$e = 0.0225, \bar{x} = 33.6, S_1^2 = 7.15, S_2^2 = 0.06542, c = S_2/S_1 = 0.096$$

计算小误差概率 p 的值，为

$$p = p\{|e(k) - \bar{e}| < 0.6745 S_1\} = p\{|e(k) - 0.0225| < 1.8048\} = 1 > 0.95$$

根据表 7-24 的预测精度等级标准，可知该预测模型的精度等级为 1 级（好）。

表 7-24　预测值和误差

序　号	原始值 $x^{(0)}$	预测值 $\hat{x}^{(0)}$	残差 $e^{(0)}(i)$	相对误差/%
1	29	29	0	0
2	33	32.74	0.26	0.79
3	34	34.04	−0.04	0.12
4	35	35.37	−0.37	1.05
5	37	36.76	0.24	0.65

采用前述式子，可以对 8 月份的轻伤事故进行预测。对于 8 月份，序号 $k = 5$。可得：$\hat{x}^{(0)}(6) = 38.22$。从预测结果可知，如果不能采取更有效的事故预防措施的话，下一月份的轻伤事故人次将是 38。

7.4.3　马尔可夫预测法

在一个系统内，某些因素由一种情况转移到另一种情况的过程中，具有转移概率，且转移概率依其紧接的前次情况推算出来，这种过程称为马尔可夫过程。马尔可夫过程实际上是一种描述某种复杂系统状态转移的数学模型，它主要研究事物的状态、状态的初始概率和状态之间的转移概率。在一个随机变化的动态系统中，事物发展的一种可能位置称为一个状态，各状态之间的变迁称为状态转移，利用系统的状态转移概率来描述系统动态过程，并进而作出对未来预测的方法就称为马尔可夫预测。利用这种方法的关键是要找到系统各种可能状态的相互转移概率。由于系统各种状态的相互转移概率并不是一成不变的，所以，一般来说这种方法对短期预测比较合适，若用于长期预测时，则必须先对转移概率作时序修正。若对于某些具有比较稳定的转移概率的系统（如气象系统），这种方法也可以较好地用于中、长期预测。

在实际问题中，条件概率 $P(B \mid A)$ 随问题的性质不同其实际含义也不同。若 A、B 同为事件时，称为 A 事件发生条件下 B 事件发生的条件概率。若 A 为某种状态，B 为事件时，$P(B \mid A)$ 描述的是在 A 状态下 B 事件发生的概率、若 A，B 为两个不同的状态，且 $AB = \Phi$（即 A、B 两个状态不能同时出现），则 $P(B \mid A)$ 反映了由状态 A 转移到状态 B 的转移概率。转移概率是马尔可夫过程研究中的一个重要参数。

假定某一预测对象可能处在 S_1，S_2，…，S_i，…，S_n，n 个状态，而且每次只能处在一个状态 $S_i (i = 1, 2, …, n)$ 中，那么经过 Δt 时间后，S_i 状态有 n 种转移的可能性，如表 7-25 所示。

表 7-25　转移概率

状态转移	$S_i \to S_1$	$S_i \to S_2$	…	$S_i \to S_i$	…	$S_i \to S_n$
转移概率	$P(S_1 \mid S_i)$	$P(S_2 \mid S_i)$	…	$P(S_i \mid S_i)$	…	$P(S_n \mid S_i)$
简记为	P_{1i}	P_{2i}	…	P_{ii}	…	P_{ni}

对预测对象的 n 个可能状态、n 个可能转移，需要用 $n \times n$ 个转移概率来描述，如果把

转移概率 P_{ij} 作为一个矩阵的第 i 行第 j 列的元素，则构成一个 $n \times n$ 阶的转移概率矩阵，记作 P

$$P = \begin{pmatrix} P_{11} & P_{12} & \cdots & P_{1n} \\ P_{21} & P_{22} & \cdots & P_{2n} \\ \vdots & \vdots & \vdots & \vdots \\ P_{n1} & P_{n2} & \cdots & P_{nn} \end{pmatrix} \tag{7-46}$$

对于状态转移概率矩阵 P，有以下几个特点：

（1）矩阵中的任一元素都是一个小于 1 的正数，这由概率的定义很容易推出。

（2）矩阵中的任一行元素之和恒等于 1。这是由于矩阵中的每一行表示过程由一种状态向其他状态转移的所有可能性，所有的可能性加在一起就成为一个必然事件，而必然事件的概率恒为 1。

（3）由 S_i 转向 S_j 的转移概率一般不等于 S_j 转向 S_i 的转移概率。

如果系统的状态不只经过一次转移，而是经过多次转移，则可以用 K 步转移矩阵来描述，记 K 步转移矩阵为 $P^{(K)}$，则有

$$P^{(K)} = P^{(K-1)} \cdot P = P^K \tag{7-47}$$

上式表明 K 步转移矩阵只不过是在以前转移的基础上再进行一次转移，因此 K 步转移矩阵就是一次转移矩阵的 K 次方。

设系统有 n 个互不相容的状态，系统的初始状态向量 $S(0)$ 为

$$S(0) = (S_1(0), S_2(0), \cdots, S_n(0)) \tag{7-48}$$

式中，$S_i(0)$ 为系统处在状态 i 的初始概率。

由于经过 K 步转移后系统处于状态 i 的概率为 $S_i(K)$，则 K 步转移后的状态向量为

$$S(k) = (S_1(k), S_2(k), \cdots, S_n(k)) \tag{7-49}$$

式中，$S_i(k)$ 为系统在 k 时刻处于状态 i 的概率。

$S_i(0)$ 与 $S_i(k)$ 的关系可表示为

$$S(k) = S(0) \cdot P^k = S(0) \cdot \begin{pmatrix} P_{11} & P_{12} & \cdots & P_{1n} \\ P_{21} & P_{22} & \cdots & P_{2n} \\ \vdots & \vdots & \vdots & \vdots \\ P_{n1} & P_{n2} & \cdots & P_{nn} \end{pmatrix}^k \tag{7-50}$$

当初始状态向量 $S(0)$ 和状态转移矩阵 P 已知时，便可以利用上式预测在 K 时刻系统所处的状态，式（7-50）就称为马尔可夫预测模型。它同样适合于 $n \to \infty$ 时的情况。

应用马尔可夫预测模型进行预测的关键是确定出一步转移概率矩阵 P，求出了矩阵 P，并给定系统的初始状态向量 $S(0)$，则可按式（7-50）给出的 $S(k) = S(0) \cdot P^k$ 预测出未来各期的状态向量 $S(k)$。

根据系统状态转移的历史记录，可以得到如表 7-26 所示的统计表格。

表 7-26 系统状态转移的历史记录表

状　态	下期系统所处状态				
	次　数	S_1	S_2	$\cdots$	S_n
本期所处状态 S_1	S_1	n_{11}	n_{12}	$\cdots$	n_{1n}
	S_2	n_{21}	n_{22}	$\cdots$	n_{2n}
	$\vdots$	$\vdots$	$\vdots$		$\vdots$
	S_n	n_{n1}	n_{n2}	$\cdots$	n_{nn}

表中 n_{ij} 表示本期为状态 S_i，下期为状态 S_j 的转移次数。以 $\hat{P}_{ij}$ 表示系统从状态 S_i 转移到状态 S_j 的转移概率 P_{ij} 的估计值，则 $\hat{P}_{ij}$ 可按下式来计算

$$\hat{P}_{ij} = \frac{n_{ij}}{\sum_{i=1}^{n} n_{ij}} \quad (i = 1, 2, \cdots, n) \tag{7-51}$$

通常把这种估算一步转移概率矩阵的方法，称之为统计估算法。统计估算法由于简单易行，因而获得了较为广泛的应用。

【案例分析 7-6】 某企业对 1450 名接触矽尘工作人员进行健康检查时，发现工人的健康状况统计数据如表 7-27 所示。

表 7-27 本年度接触矽尘工人健康状况表

健康状况	健　康	疑似矽肺	矽　肺
代表符号	$S_1(0)$	$S_2(0)$	$S_3(0)$
人　数	1150	220	80

根据统计资料，前年到去年接触矽尘工人的健康变化情况如下：

健康工人继续保持者有 80%，有 10% 变为疑似矽肺，10% 的人被定为矽肺。按照这种规律，则有

$$p_{11} = 0.8 \qquad p_{12} = 0.1 \qquad p_{13} = 0.1$$

原有疑似矽肺患者一般不可能恢复为健康者，仍保持原状者为 70%，30% 被正式定为矽肺，则有

$$p_{21} = 0 \qquad p_{22} = 0.7 \qquad p_{13} = 0.3$$

矽肺患者一般不可能恢复为健康或返回疑似矽肺，则有

$$p_{31} = 0 \qquad p_{32} = 0 \qquad p_{13} = 1$$

则可得状态转移概率矩阵为

$$\boldsymbol{P} = \begin{pmatrix} p_{11} & p_{12} & p_{13} \\ p_{21} & p_{22} & p_{23} \\ p_{31} & p_{32} & p_{33} \end{pmatrix} = \begin{pmatrix} 0.8 & 0.1 & 0.1 \\ 0 & 0.7 & 0.3 \\ 0 & 0 & 1 \end{pmatrix}$$

现要分析该企业一年以后接触矽尘工作人员的健康状况，具体步骤如下：

首先，求出一次转移向量为

$$S(1) = S(0)P = [S_1(0), S_2(0), S_3(0)] \begin{pmatrix} p_{11} & p_{12} & p_{13} \\ p_{21} & p_{22} & p_{23} \\ p_{31} & p_{32} & p_{33} \end{pmatrix}$$

$$= [1150 \quad 220 \quad 80] \begin{pmatrix} 0.8 & 0.1 & 0.1 \\ 0 & 0.7 & 0.3 \\ 0 & 0 & 1 \end{pmatrix} = [920 \quad 269 \quad 261]$$

则可得一年后健康工人数为 $S_1(1) = 920$ 人，疑似矽肺工人数为 $S_2(1) = 269$ 人，矽肺患者人数 $S_3(1) = 261$ 人。

这一预测结果表明，该企业矽肺发展速度快，因此必须要立即加强防尘工作和医疗卫生工作。

习　题

1. 何为系统安全评价，它包括哪些内容？
2. 系统安全评价可以怎么分类？
3. 系统安全评价应遵循哪些原理？
4. 系统安全评价的内容包括哪些？
5. 概率危险性安全评价中，严重度包括哪些内容？
6. 模糊安全评价中，各因素的权重如何确定？
7. 何谓预测，何谓系统安全预测，系统安全预测包括哪些步骤？
8. 常见的将非线性转化为线性的回归方程曲线有哪几种，如何进行计算？
9. 某企业 2002～2010 年，历年事故伤亡人数分别为 62，78，74，49，58，50，32，34 人，试用灰色系统预测法预测该企业 2011 年和 2012 年的事故伤亡人数。
10. 简述马尔可夫预测法的主要步骤。

8 安 全 管 理

本章要点：本章是本课程的核心内容之一，通过本章的学习，使学生掌握安全管理的基本概念，安全管理发展历史演变及现状，安全生产管理主要工作内容，安全管理流程、手段，安全生产责任制的概念，安全管理组织的构成与设计，安全生产中"三同时"管理、安全检查制度、安全宣传教育制度、职业健康监护制度、全面安全管理、特种作业人员的管理、防护用品发放、化学危险品管理、消防安全管理、交通安全管理，如何进行生产现场安全管理，意外事故发生原因与防止，基本的安全生产训练，标杆管理的概念与步骤。

8.1 安全管理的概念与历史演变

8.1.1 安全管理的概念

在企业管理系统中，含有多个具有某种特定功能的子系统，安全管理就是其中的一个。安全管理是以安全为目的，进行有关决策、计划、组织和控制等方面的活动。

从宏观和微观、狭义和广义的角度，可将安全管理进行分类：

（1）宏观的安全管理，泛指国家从政治、经济、法律、体制、组织等诸方面采取的各项措施和进行的活动。也就是说，凡是保障和推进安全生产的一切管理措施和活动，都属于安全管理的范畴。

（2）微观的安全管理，是指经济和生产部门以及企事业单位进行的、具体的安全管理活动。

（3）狭义的安全管理，是指在生产过程或者与生产有直接关系的活动中，为防止意外伤害和财产损失进行的管理活动。

（4）广义的安全管理，泛指一切保护劳动者安全健康、防止国家财产损失的管理活动。从这个意义上来说，安全管理不但要防止劳动中的意外伤亡，也要对危害劳动者健康的一切因素进行有效的管理和控制（如尘毒、噪声、辐射等物理化学危害，以及对女工的特殊保护等）。

安全管理工作的主要任务，就是在贯彻执行国家有关法律、方针、政策和法规的前提下，分析研究企业生产建设过程中各种不安全因素，从组织、技术和管理方面采取措施，防止、控制或消除事故，保护职工的身体安全和健康，保障国家财产安全，保证生产建设的顺利进行。对事故的有效控制可以说是安全管理工作的核心，而控制事故最好的方式就是实施事故预防，即通过管理和技术手段的结合，来消除事故隐患，控制不安全行为，保障劳动者的安全,这也是"预防为主"的本质所在。但由于事故本身固有的一些特征,再加上受技术水平、经济条件等各方面的制约,有些事故的发生是不可避免的。在这种情况下,控制事故的第二种手段就是应急措施,即通过采取抑制、疏散、抢救等手段,在事故发生后控制其进一步的蔓延,把事故的损失减少到最小。

8.1.2 安全管理的发展历史与现状

安全管理伴随着工业生产的出现而产生,并随着生产技术水平与企业管理水平的发展而不断发展。我国古代在生产中就积累了一些安全防护的经验。隋代医学家巢元方所著《诸病源候论》一书中就记有凡进古井深洞,必须先放入羽毛,如观其旋转,说明有毒气上浮,便不得入内。明代科学家宋应星所著《天工开物》中记述了采煤时防止瓦斯中毒的方法,"深至五丈许,方始得煤,初见煤端时,毒气灼人,有将巨竹凿去中节,尖锐其末,插入炭中,其毒烟从竹中透上"就有着安全管理的雏形。而孟元老所著《东京梦华录》一书记述的北宋首都河南开封严密的消防组织就已显示出较高的安全管理水平了:"每坊卷三百步许,有军巡铺一所,铺兵五人","于高处砖砌望火楼,楼上有人卓望,下有官屋数间,屯驻军兵百余人。及有救火家事,谓如大小桶、洒子、麻搭、斧锯、梯子、火叉、大索、铁猫儿之类",一旦发生火警,由骑兵驰报各有关部门。

在世界范围内,18世纪中叶,蒸汽机的发明引起了一场工业革命。传统的手工业劳动逐渐被大规模的机器生产所代替,生产率大大提高。但工人们在极其恶劣的环境下,每天劳动10h以上,伤亡事故接连发生,工人健康受到严重摧残。这也迫使工人奋起反抗,来维护自身的安全和健康。另一方面,由于事故造成的巨大经济损失以及在事故诉讼中支付的巨额费用,促使资本家们出于自身的利益,也越来越关注和重视安全问题。这些都在一定程度上促进了安全技术和安全管理的发展。19世纪初,英、法、比利时等国相继颁布了安全法令,如英国1802年通过纺织厂和其他工厂的学徒健康风险保护法,1820年比利时制定的矿场检查法案及公众危害防止法案等。

进入20世纪以后,工业发展的速度进一步加快,一系列环境污染和重大工业事故相继发生,职业危害也日益严重。如1984年12月3日,美国联合碳化物公司在印度博帕尔市的农药厂发生毒气泄漏事故,45t剧毒物质甲基异氰酸盐的泄漏造成3500多人中毒死亡,20余万人严重受伤且大多数人双目失明,67万人受到残留毒气的影响,空气、水等被严重污染,损失数以亿计。1986年1月28日,美国航天飞机挑战者号在起飞73s后由于机械事故不幸爆炸,7名宇航员遇难。1986年4月26日,苏联基辅的切尔诺贝利核电站第4号反应堆爆炸起火,大量放射性物质外溢,导致白俄罗斯共和国损失了20%的农业用地,220万人居住的土地遭到污染,成百个村镇人去屋空,直接损失约120亿美元,并且污染了欧洲大部分地区。2011年3月11日,日本东北部海域发生里氏9.0级地震,引发海啸并导致福岛核电站发生核泄漏事故,截至当年年底共造成15844人死亡、3451人失踪、30多万人流离失所,灾难造成经济损失高达3000亿美元。这些震惊世界的惨祸,在社会上引起了强烈的反响,也使对安全的呼声日益高涨。

与此同时,由于一系列恶性事故的发生,也使得人们对职业健康与安全这一现代科学技术和工业发展中的重大课题,给予越来越多的关注。1929年,美国著名的安全工程师海因里希出版了《工业事故预防》一书,作为安全管理理论方面的代表性著作,对当时的安全管理思想和经验进行了比较系统地阐述。美、英等发达国家也相继在 20 世纪 70 年代初建立了职业安全卫生法规，设立了相应的执法机构和研究机构，加大了安全卫生教育的力度，包括在高等院校设立安全类专业、开设安全类课程等，并通过各类组织对各类人员采用了形式多样的培训方式，重视安全技术开发工作，提出了一系列的有关安全分析、危险评价和风险管理的理论和方法，使安全管理水平有了较大的提高，也促进了这些国家安全工作的飞速发展，取得了较好的效果。

进入 20 世纪 90 年代后，国际上又提出了"可持续发展"的口号，人们也充分认识到了安全问题与可持续发展间的辩证关系，进而又提出了职业健康与安全管理体系（OHSMS）的基本概念和实施方法，安全管理工作逐渐走向标准化和现代化。

从安全管理的发展过程可以看出，初级阶段的安全管理，可以说是纯粹的事后管理，即完全被动地面对事故，无奈地承受事故造成的损失。在积累了一定的经验和教训之后，管理者采用了条例管理的方式，即事故后总结经验教训，制定出一系列的规章制度来约束人的行为，或采取一定的安全技术措施控制系统或设备的状态，避免事故的再发生，这时已经有了事故预防的概念。而职业健康与安全管理体系的诞生则是现代安全管理的重要标志。

我国的安全管理工作也经历了类似的过程。新中国成立以来，党和政府一直重视安全卫生工作，在劳动条件不断改善的同时，制定了一系列的安全法规和标准及较为严谨完善的安全管理体制，如安全生产责任制、安全一票否决制等等，确立了"安全第一，预防为主"的安全生产方针，建立、健全了各级安全管理组织机构。这些对促进我国安全工作起到了重要的作用，也使我国的安全管理水平及职业安全卫生研究工作有了较大提高。

20 世纪 70 年代末，为适应改革开放形势下企业管理工作的需求，人们努力探索新的管理原则和方法，引进了国外安全管理理论和方法，并积极研究适合中国国情的安全管理模式，探索和推广了一系列的安全管理方法，如危险源辨识与管理、企业安全评价等，反映了我国在安全管理理论和实践方面的迅速进步。

另一方面，我国安全管理体制等诸方面都仍存在着一定的缺陷，使得我国的安全卫生工作仍落后于发达国家。如事故死亡率比发达国家高出一倍以上，每年由于人为技术原因导致的意外事故（工伤事故和交通事故）致使 10 多万人丧生，其中最严重的是道路交通事故，每年死亡 8 万多人，其次是矿山事故，每年近 2 万人死亡，而职业病则更为严重，仅以尘肺病为例，我国尘肺病或疑为尘肺病的患者的数量从 1992 年起，就接近了世界其他各国的总和。近年来，更是恶性事故不断，在国际国内都造成了极大的负面影响，这与一个综合实力在国际上名列前茅的泱泱大国的身份极不相称。

除了国际上普遍存在的一些共性问题之外，影响我国安全工作形势的因素还包括以下几个方面：

（1）社会舆论。在任何一个国家，以新闻媒介为主的社会舆论所产生的影响都是相当巨大的。记者之所以号称"无冕之王"，正是因为其能了解并利用新闻媒介的导向作用披露更多的社会现象，影响人们对于某些问题的认识与看法。所以社会舆论对安全问题的关注程度和剖析深度，直接影响到人们，当然也包括各级领导对安全问题的重视程度。

（2）人的价值。生命是无价的，但在实际工作中，经营者们却会以金钱来衡量生命的价值，决定安全问题的取舍。如果工伤死亡一人花费数万元就可以了结，谁会花数十万、上百万元去搞安全整改呢？可喜的是，近年来我国的工伤索赔的案例中，大额赔偿案例屡见不鲜，相信假以时日，一定会有所成效。美国福特汽车公司因设计上的一个小失误导致产品的安全缺陷，进而引发伤害事故，被政府一次罚款3亿美元，赔偿受害者19亿美元，企业能不在安全上加大投入以取得更好的效益吗？

（3）人员素质。人的素质，特别是安全素质对于安全管理的影响是不言而喻的，而产品及其工艺设计人员、管理人员、政府有关部门官员的安全素质最为重要。而据调查表明，人安全素质的高低并不完全与其受教育的程度成正比。遗憾的是，我们的高等教育却在很大程度上忽略了这一点，使得我们在培养了极少量的安全专业人才的同时，却培养了大批不具备基本安全素质的各类"人才"，而这些"人才"设计的产品、工艺，管理的企业不可避免地会存在着安全上的缺陷。另一方面，他们在从事科学研究、试验、技术开发等各类活动中，也因事故的屡屡发生而遭受伤害和损失。而其中相当一部分事故对于具备基本安全素质的人来说，却是完全可以避免的。此外，安全素质的高低也会在紧急状态下的反应能力上得到体现。冷静地面对正在发生的意外事件，采取正确的应对措施。

（4）法律的完善。在当今社会，法律对于约束人的行为，维护社会稳定起着至关重要的作用，对安全问题也是如此。没有一个完整的安全法律法规体系，就不能有一个公正的竞争环境，就会助长短期行为，产生恶性事故。我国改革开放初期，一些来中国的投资者就钻了我国安全法规体系不完善的漏洞，使得工伤事故，特别是职业卫生问题日益严重，同时也严重挫伤了国际一流企业来我国投资的信心和积极性。美国1970年实施的职业安全卫生法，被美国职业安全界称之为美国安全史上的里程碑，体现了法制的重要地位。

（5）总体管理水平。安全管理系统是整个企业管理系统中的一个子系统，与企业管理水平，甚至政府的管理水平的高低密切相关。当前国内总体管理水平的低下，势必会影响到安全管理水平，国内传统上重技术轻管理的观念也对安全管理影响巨大。不改进管理水平，安全管理水平也不可能有根本性的变化，而安全管理中安全与经济效益相脱节的问题就是管理水平较低的一种表现形式。

随着世界经济一体化潮流的冲击和信息社会与知识经济的到来，我国的安全管理工作将不得不面对更大的挑战。在新世纪中尽快解决包括上述问题在内的相关问题，尽快缩短我国在安全管理工作方面与发达国家的差距，无疑是安全科学界近年来最重要的工作之一。只有做到了这一点，我国才能真正保持可持续发展，安全水平才能跃上新的台阶，接近世界先进水平。

8.2　安全管理的内容与实施

8.2.1　安全管理的内容

安全管理是指以国家的法律、规范、条例和安全标准为依据，采取各种手段，对企业的安全状况实施有效制约的一种活动。企业安全管理包括安全措施计划，安全活动组织，现场和作业过程的安全检查，安全方案及效果的审核。安全管理手段有行政的，法制的，经济的，文化的，科学的手段等，具体见表8-1。

表 8-1 我国安全生产管理的主要工作内容

名 称	承担主体	工作性质	任务或方法	法规依据
监察 （inspect）	安监部门	强制性行政执法	审查批准、现场监察和行政处罚	安全生产法等有关监察法规
监督 （supervision）	社会、公众、工会等相关方	公众权利与义务	经常性的社会舆论媒体宣传、投诉、举报等	国家相关法规
检查 （survey）	各级政府、上级主管部门	发现隐患、督促整改检查落实	团队、周期性、自上而下的巡视检查	安全生产法等法规，地方、行业规定
评价 （risk assessment）	有质资的评价组织	监察指导下的第三方中介技术服务（强制）	定量风险识别评价与控制（合同约定）	评价导则等相关法规标准
评估 （investigate and evaluate）	生产经营单位	有组织的企业自我管理	部门统一布置，企业定性自评和按要求上报	有关规定和文件
审核（认证） （audit）	认可的认证机构	第三方中介技术服务（自愿）	合同约定对法规和承诺的符合性审核	审核规范或标准

安全管理是企业安全生产客观条件的需要，安全管理工作贯穿于企业业务的全过程，融入到企业的各项工作中，涉及企业的方方面面。宏观上的安全生产管理组织体系，可以归纳为最高层次（金字塔顶端）的经营决策层，和依次向下的管理层，执行层，操作层。

（1）决策层，包括企业法定代表及领导班子成员。他们主要起决策、指挥作用，贯彻落实国家有关安全生产法律、法规，根据法律、法规制定本企业的安全规章制度，落实安全规划、健全安全机构、配备人员，保证安全资金的投入。

（2）管理层，包括企业的车间和职能部门。他们主要对安全生产进行日常管理，落实企业安全生产规章制度，并负责检查落实。

（3）操作层包括企业一线的操作人员。他们必须严格执行企业安全生产规章制度，遵守操作规程，杜绝违章，防止事故发生。操作层是安全生产的基础环节。

配备安全专业人员，是当今搞好企业安全生产管理的重要条件。原因在于：

（1）安全生产是人命关天的大事，不仅关系到企业的生存和发展，关系到职工的生命安全和健康，还直接影响社会稳定和市场经济的发展，只有具备安全生产执业资格的人，才能从事安全生产工作。

（2）宪法、劳动法及有关法规、条例都对安全生产方针、政策、技术规定和标准有明文规定和要求，必须配备合格的安全生产技术及管理人员。

（3）安全生产是一门综合性科学，是一门系统性很强的交叉学科，安全科学技术的系统知识只有高素质的专业人士才能掌握。

（4）安全生产是保护职工的安全与健康，创造良好的作业环境，以人为本、尊重人权的重要体现，是创造经济效益和社会效益的重要保障。是一门政治性、公益性、社会性很强的学科，需要懂安全工程、卫生工程，又懂安全管理工程的专业人员才宜担此重担。

（5）安全生产的监督管理必须由懂法律、法规、技术、标准、管理的专业人员负责。

（6）国家对安全生产执业人员实行准入制度，只有经考试合格获得"注册安全师资格证书"才能担任。

此外，安全费用是安全技术措施得以正常开展实施的前提保证。安全经费应是单列专用款项，企业在编制生产任务计划时，应将安全技术措施计划列入财务计划之内，同时进行编制。安全措施资金专款专用，受经济法规和有关安全法规的保护，任何组织和个人不得挪作他用。安全生产经费可分为四个方面：

（1）硬技术方面，主要包括安全技术各类设备的防护装置，安全防护设施的更新改造费用、工业卫生费用，即工业卫生措施（防尘、防毒、辐射防护、噪声控制等）所采取的一切措施费用、辅助房屋及设施费用，如寒冷季节露天作业的取暖室、防火、防洪等设施。

（2）软技术方面，包括日常安全管理发生的花费，如为防止人为失误，提高操作者在操作上的准确度，在行为控制上的一些法规编制、信息警告、安全基础管理等措施的花费、安全奖励资金、安全活动费用，如安全宣传、安全教育培训等。

（3）个人防护用品方面，如员工劳动保护用品、保健费用、健康监护费用，甚至职业病的诊治费用等。

（4）《安全生产法》要求生产经营单位的安全投入，包括安全生产条件所必需的资金投入，用于配备劳动保护用品的资金投入，进行安全培训的经费，工伤保险费用。

8.2.2 安全管理的实施

8.2.2.1 生产性工程建设项目的"三同时"管理

企业新、改、扩建基本建设项目（工程）、技术改造项目（工程）和引进技术改造项目（工程）时，项目中的安全卫生设施必须与主体工程同时设计、同时施工、同时投入生产和使用。搞好"三同时"是从根本上采取防范措施，把事故和职业危害消灭在萌芽之前，是最经济、最可行的生产建设之路。为此，设计部门、施工单位、工程建设管理部门、工会和政府监管部门应各尽其职。设计部门的安全生产职责是在新、改、扩建和技术改造项目设计时，严格执行"三同时"规定和国家安全技术规范；负责安全技术措施项目的设计工作。建设单位对建设项目实施安全卫生"三同时"负全面责任。施工单位应严格按照设计施工计划，保证劳动安全卫生设施与主体工程同时动工。在编制建设项目投资计划时，应将安全卫生设施所需投资一并纳入计划内，同时编报。

工程建设管理部门的安全生产职责是参加建设项目的设计审查，保证落实"三同时"：严格贯彻执行国家颁发的《建筑安装工程安全技术规程》及其他有关安全规定，制定或审查建筑安装施工的安全措施，并检查监督执行情况、做好基建与生产的联系、配合、交接工作，防止事故发生、保证工程项目的施工质量，保证工程项目中劳动安全卫生设施的施工质量，使新建项目不留隐患。政府监管部门对建设项目（工程）实行安全卫生"三同时"审查与验收。

8.2.2.2 安全检查制度

安全检查是一项具有方针政策性、专业技术性和广泛群众性的工作。企业安全检查是消除安全、卫生隐患，防止事故发生、改善劳动条件的重要手段，是企业安全管理工作的一项重要内容。通过安全检查，可以起到宣传、落实党的安全生产方针、政策和国家安全生产法规、标准，提高企业领导和职工安全意识的作用、可以发现许多安全、卫生的隐患，及时采取措施督促整改，有效防止伤亡事故和职业病的发生。同时，还可以查清安全生产现状，总结交流经验教训、促进劳动保护工作的开展。

企业安全检查的主要内容包括：

（1）查现场、查隐患。深入生产现场工地，检查企业的劳动条件、生产设备以及相应的安全卫生设施是否符合安全要求。例如：是否有安全出口、机器防护装置情况，电气安全设施、车间通风照明情况、锅炉、受压容器和气瓶的安全运转情况、个体防护用品的使用及标准是否符合有关安全卫生的规定等。

（2）查管理、查制度。主要检查企业领导是否把安全生产工作摆上议事日程、企业主要负责人是否负责安全生产工作、企业各职能部门在各自业务范围内是否对安全生产负责、安全专职机构是否健全、工人、群众是否参与安全生产的管理活动、此外还要检查企业的安全教育制度。

（3）查事故处理。检查企业对工伤事故是否及时报告、认真调查、严肃处理。在检查中，要坚持"事故原因没有查清不放过、事故责任者没有严肃处理不放过、当事人和群众没有受到教育不放过、防范措施没有落实不放过"的"四不放过"原则，对发生的事故进行严肃处理，从中找出原因，并采取有效措施，防止类似的事故重复发生。

安全检查的方法大致有以下几种：

（1）定期检查。是指已经列入计划，每隔一段时间进行一次检查。如通常在劳动节前进行夏季的防暑降温安全检查、国庆节前后进行冬季的防寒取暖安全检查、又如班组的日检查、车间的周检查、工厂的月检查等。有些设备如锅炉、压力容器、起重设备、消防设备等，都应按规定期限进行检查。

（2）突击检查。是一种无固定时间间隔的检查，检查对象一般是一个特殊部门，一种特殊设备或一个小的区域。

（3）特殊检查。是指对新设备的安装、新工艺采用、新建或改建厂房的使用可能会带来新的危险因素的检查。此外，还包括对有特殊安全要求的手持电动工具、照明设备、通风设备等进行的检查。这种检查在通常情况下仅靠人的直觉是不够的，还需要应用一定的仪器设备来检测。

安全检查是搞好安全管理、促进安全生产的一种重要手段。为了保证安全检查的效果，必须成立一个完全适应检查工作需要的检查组，并配备适当的力量。安全检查的一般程序如图8-1所示。

8.2.2.3　安全培训与安全宣传教育制度

要在作业环境中做到安全，培训是成功的关键。保持一个安全的作业场所，态度也是一个关键因素。培训中要明确地告诉你的员工：你要他做什么？你为什么要他这样做？你要他怎样做？不这样做的后果是什么？

安全培训分为通用部分和危险物品作业部分：

通用部分一般分为八个作业类别，包括《电工作业人员安全技术考核标准》、《电工作业人员安全技术培训大纲》、《金属焊接与切割作业人员安全技术考核标准》、《金属焊

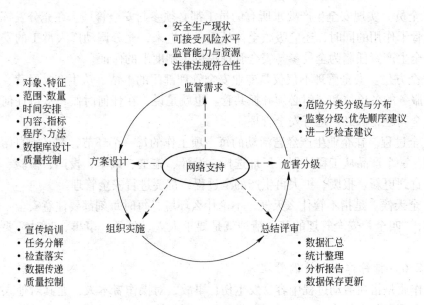

图 8-1　安全检查一般程序图

接与切割作业人员安全技术培训大纲》、《企业内机动车辆驾驶人员安全技术考核标准》、《企业内机动车辆驾驶人员安全技术培训大纲》、《起重机司机安全技术考核标准》、《起重机司机安全技术培训大纲》、《起重司索指挥作业人员安全技术考核标准》、《起重司索指挥作业人员安全技术培训大纲》、《制冷与空调作业人员安全技术考核标准》、《制冷与空调作业人员安全技术培训大纲》、《登高作业人员安全技术考核标准》、《登高作业人员安全技术培训大纲》。

安全宣传教育，要走安全文化建设的道路。即通过安全文化建设的手段，达到安全宣传教育的目的。通常可供采用的主要方法有：

（1）文学艺术的方法如用安全文艺、安全漫画、安全文学（小说、诗歌、成语、散文）的手段进行寓教于乐的安全文化建设。

（2）宣传教育的方法，在日常管理中利用各种各样的，如对国家安全生产方针、政策、法规、标准等，对安全生产与事故预防的知识进行有效的宣传与教育。

（3）科学技术的方法，对员工进行安全科学普及，强化安全科学的意义和观念，积极主动地发展安全科学，有意识地强调安全工程技术本质安全化工作等。

（4）管理的方法，采用行政管理手段、法制管理手段、经济管理手段、文化建设手段、科学管理的手段等。

8.2.2.4　职业健康监护制度

我国的职业危害形势十分严峻，职业危害和职业病已经成为影响劳动者健康，造成劳动者过早失去劳动能力的最主要因素。通过职业卫生监护是防范职业病的重要制度。

8.2.2.5　全面安全管理

现代安全管理的一个重要特征，就是强调全面安全管理。就是要从企业的整体出发，把管理的重点放在整体效应上，实行全员、全方位、全过程、全天候的"四全"安全管理，使企业达到最佳的安全状态。

（1）全员。实现安全生产要求所有的员工都必须参与安全管理。在充分发挥专业安全管理人员骨干作用的同时，还应吸收全体员工参与进来，充分调动广大员工的安全生产积极性。安全生产责任制为全员参与安全管理提供了制度上的保证。

（2）全方位。安全管理不仅仅是专业安全管理部门的事情，从生产、经营、基建、科研到后勤服务的各单位和部门必须齐抓共管。也就是说，在任何时候，从事任何工作，都要考虑安全问题，都必须进行安全管理。

（3）全过程。在企业生产经营活动的每一项工作的每一个环节，都必须自始至终地做安全工作。一个产品从工程计划、厂址选择、设计、施工、试车、投产、检验、销售、维修、服务直到更新、报废、扩大再生产的全过程，都要进行安全管理。

（4）全天候。是指不管什么天气，不论什么环境，每时每刻都要注意安全。

总之，"四全"安全管理的基本精神就是要求人人、处处、事事、时时都要把安全放在首位。

8.2.2.6 特种作业人员的管理

特种作业是指在劳动过程中容易发生伤亡事故，对操作者本人，尤其对他人和周围设施的安全有重大危害的作业，包括用电作业、金属焊接（切割）作业、起重作业、企业内机动车辆驾驶、建筑登高架设作业，以及根据特种作业基本定义由省级安全生产监管部门确定并报国家有关部门备案的其他作业。

对特种作业人员必须坚持进行专门安全技术知识教育和安全操作技术训练，并经严格的考试。考试合格并取得特种作业安全操作许可证者，方可上岗工作。这是企业安全教育的一项重要制度，是保证安全生产，防止重大伤亡事故的重要措施。

8.2.2.7 防护用品发放

《劳动法》第五十四条规定用人单位必须为劳动者提供必要的劳动防护用品。个人防护用品是保护劳动者在生产劳动过程中安全与健康所必需的一种预防性装备。有下列情况之一的，企业应该供给工人工作服或者围裙，并且根据需要分别供给工作帽、口罩、手套、护腿和鞋盖等防护用品：

（1）有灼伤、烫伤或容易发生机械外伤等危险条件下的操作。

（2）散发毒性、刺激性、感染性物质或大量粉尘的操作。

（3）经常使衣服腐蚀、潮湿或特别肮脏的操作。

在有危害健康的气体、蒸气或粉尘的场所操作的工作，应该由企业分别供给适用的口罩、防护眼镜和防毒面具等。工作中发生有毒的粉尘和烟气，可能伤害口腔、鼻腔、眼睛、皮肤的，应由企业分别供给工人漱洗药水或者防护药膏。

8.2.2.8 化学危险品管理

化学危险品在其生产、储运、加工、使用过程中，在失控状态下，若其数量超过临界值时，就可能酿成突发恶性事故，而在通常情况下，因防护不力或长时间危害接触者，导致严重的机体损伤乃至造成死亡或贻害后代。常见的生产性毒物有铅、汞、铬、锰、铍、砷、磷、苯及其化合物、油漆、农药、刺激性气体、窒息性气体、橡胶、塑料、制革工艺中的氯乙烯、丙烯腈、苯乙烯等毒物。

防毒工程的主要内容包括用无毒、低毒物料及工艺代替有毒、高毒的物料及工艺、生产设备和产品，使其中有毒物料密闭化、管道化、机构化、自动化、开发和应用通风排毒和净化回收工程技术、研究和开发新型、高效的有害烟雾净化技术和产品、研究开发隔离操作和监测监控毒物的工程技术、研究和完善防毒工程的组织管理措施，包括领域专人负责，制定规划、宣传教育、实施对重大毒害危险源的评价与监控以及环境质量控制、建立防毒工程应急救援体系。

8.2.2.9　消防安全管理

贯彻执行《消防法》是消防安全管理的基础。《消防法》规定机关团体企事业单位应当履行的消防安全职责为：制定消防安全制度，消防安全操作规程、实行防火安全责任制，确定本单位和所属各部门岗位的消防安全责任人、针对本单位的特点对员工进行消防安全宣传教育、组织防火检查，及时消除火灾隐患、按照国家有关规定配置消防设施和器材，设置消防安全标志，并定期检查、维修、确定消防设施和器材完好有效、保障疏散通道安全出口畅通，并设置符合国家规定的消防安全疏散标志。推行有效的消防演习活动。

8.2.2.10　交通安全管理

主要内容包括：

(1) 企业厂区范围的行驶、作业的机动车辆、车辆的装备、安全防护装置及附件应齐全有效。车辆的整车技术状况、污染物排放、噪声应符合有关标准和规定。

(2) 企业应建立健全厂内机动车辆安全管理规章制度。车辆应逐台建立安全技术管理档案。

(3) 厂内机动车辆应在当地有关部门办理登记，建立车辆档案，经有关部门对车辆进行安全技术检验合格，核发牌照，并进行年度检验。

(4) 车辆驾驶人员需要参加有关部门组织的考核，取得《厂矿企业内机动车辆驾驶证》。

(5) 机动车驾驶员应符合《厂矿企业内机动车辆驾驶员安全技术考核标准》(GB 11342)的规定。

8.3　生产现场安全管理

8.3.1　生产现场安全管理的概念

生产现场的安全管理，可概括为对人的安全管理和对物的安全管理两个方面：

(1) 对人的安全管理。主要内容包括：1) 制定安全操作规程及作业标准，规范人的行为，使人能安全而高效地进行操作；2) 为了使人员自觉地遵守安全操作规程及作业标准，必须经常对人员进行教育和训练；3) 消除生产作业场所中的不安全因素，创造安全的生产作业条件。

(2) 对物的安全管理。主要内容包括：1) 生产设备的设计、制造、安装应符合有关的技术规范和安全规程的要求，安全防护装置应齐全、可靠；2) 经常进行检查和维修保养，使设备处于完好状态，防止由于磨损、老化、疲劳、腐蚀等原因降低设备的安全性。

生产现场安全管理的一般要求就是现场5S。不同的作业环境要求差异大，如航天，食品，计算机等。要求也会有所不同。但对 5S 要求是一样的。另外，对作业过程要求建立交接班制度，做好交接班记录（关注：潜在的或已发生的危险状况）、按规定佩戴个体防护用品，熟悉安全出口和紧急撤离路线，遵照作业指导书的要求，做好作业前的检查。对劳动防护要求建立护品购买、验收、保管、发放、使用、更换、报废等管理制度，根据法律法规要求和作业风险分析结果，识别护品需求，特别是特种护品的需求、按需求配备防护用品，并提供正确佩戴和使用的培训、健全护品台账、做好护品的检查和维护。不要用发放现金代替发放护品，所购护品要"三证"齐全。

8.3.2　意外事故发生原因与防止

8.3.2.1　意外事故发生的原因

任何意外事故的发生必有其原因。近因是不安全的动作及不安全的状况，原因是社会环境及个人自身的缺点。根据事故致因理论，导致事故发生的原因大致可划分为以下两类：

（1）物的因素。又称为物的不安全状况，包括脏乱的工作环境、不合理的工厂布置、不合理的搬运工具、设备保养不良、未实施定期安全检查、缺乏安全防护装置或措施、危险的工作场所、缺乏紧急应救的设施与措施等。

（2）人的因素。又称为人的不安全状态，包括：1）不知道安全常识，尤其是新进员工未曾受过训练，不知道安全方法、安全规则，如何使用防卫器具；2）不懂得安全操作规程，如令未受专业训练的员工担当需要特殊技巧或智力的危险工作；3）不愿意遵守安全规定，如员工不愿意按照安全规则使用防护器具，为图侥幸在不准吸烟的地方吸烟等等；4）由于疏忽而导致事故，如员工工作时粗心大意、乱开玩笑或漫不经心，引起工作时的分心而导致意外事故的发生；5）因劳累过度而导致事故，如员工超强度工作、连续加班、带病上岗、熬夜等；6）由于员工反应不够灵敏，不能及时控制或逃避即将发生的危险；7）个人缺点，有些是先天血统的遗传，有些是后天沾染的不良习性。

8.3.2.2　意外事故的防止

（1）消除物的不安全状况，具体包括：

1）消除由于机械设备不良造成的事故。例如锅炉只要装上安全阀，则可以避免压力过大而造成锅炉爆炸的事故。

2）实施定期安全检查，使机械设备有良好的保养，以保证机械设备在安全的状况下使用。

3）建立安全的环境，保持厂房整洁。

4）机器防护。一般未经附加保护的机器，常是发生严重伤害的根源。机器加上一层防护物，无形中给员工安全感，间接刺激生产效率。

（2）消除人的不安全行为，具体包括：

1）加强安全教育及职前训练。

2）保证工间休息，让员工保持良好的精神状态。

3）指定专门的吸烟场所。

4）提供正常有益的休闲及娱乐场地与设施。

5）提供员工必要的防护设备，并督导确实佩戴。

6）在危险处所张贴标语、漫画、标志，以提醒员工注意安全。

7）举行安全讲座、会议、活动、竞赛等激发员工兴趣及热情。

8）主管要重视并监督执行各项安全措施，务必要求确实做到。

（3）个体劳动防护，具体包括：

1）头的防护。为防止掉落物体砸伤的安全帽、头盔；防止头发被卷入旋转机械的头帽、头巾。

2）眼睛的防护。为防止飞沙、热金属泼溅、可见光的危害，可采用杯形镜；防止红外线、紫外线等强光刺激，可采用安全透镜；通常还可用纱网镜保护眼睛不被溅伤。

3）面具的防护。塑胶质的脸部防御物一般被用来保护脸和眼睛不被光线冲击，防毒面具用于避免化学药品、毒气的伤害，一般防尘及防止传染可用口罩。

4）腿和脚的防护。安全鞋在需要搬运重物或锐物时使用，也可以减少在火炉旁工作的火星溅伤，为防止铁钉等锐物，鞋底应由特殊材质制作，在潮湿和滑的地面，鞋底应有防滑结构或用木制品。

5）其他防护。各种手套、工作服。

8.3.3 安全生产责任制

企业安全生产责任制是企业岗位责任制的一个组成部分。它根据"管生产必须管安全"的原则，综合各种安全生产管理、安全操作制度，对企业各级领导、各职能部门、有关工程技术人员和生产工人在生产中应负的安全责任作出明确的规定。安全生产责任制是企业中最基本的一项安全制度，是安全管理规章制度的核心，也是其他各项安全生产规章制度得到实施的基本保证。

企业安全生产责任制的核心是实现安全生产的"五同时"。企业领导在管理生产的同时，必须负责管理安全工作，即在计划、布置、检查、总结、评比生产的同时计划、布置、检查、总结、评比安全工作。他们的任务是贯彻执行国家有关安全生产的法律、制度和保护管辖范围内职工的安全及健康。

（1）主管的职责，包括督导本部门推行安全工作的各项措施，负责单位工作安全责任，教育、督导所属人员遵守安全规章，负责处理本部门的工作安全事故，执行工作安全改善事项，负责本单位安全自查。

（2）作业员工的职责，包括遵守安全规章守则，参加安全活动及安全训练，劝阻他人冒险、违章作业。发现不安全因素，有责任迅速上报，并采取应急措施。正确使用安全防护设施、劳保用品、安全装置。提出安全建议，对违反安全规章的错误指令，有权向上级报告，以防事故发生。事故发生时，服从指挥，积极参与救护及善后工作。

（3）全体员工的责任与义务，首先，在纪律要求方面，要严格按照各项安全管理制度和操作规程作业，工作场所不得嬉戏打闹，无紧急情况不得急速奔跑，对不熟悉的设备仪器不得操作，不乱按任何阀门、电钮和开关等各种设备，工具和其他生产资料不用于与生产无关的用途、非经允许不得进入他人作业区域，身体感到不适或精神状态较差一定报告主管领导，上班严禁喝酒等。其次，在权利方面，公司每位员工有权在工作中制止以下不安全行为：1）员工违反公司安全管理制度和操作规程作业；2）员工未按照规定使用劳动防护用品；3）员工未经批准进行带有危险性的作业；4）员工在禁止烟火区域动火或抽烟；5）员工在工作时间内擅离职守；6）其他的不安全行为。再次，在义务方面，公司每位员工有义务对工作区域中存在的以下不安全因素及时处理：1）工作区域有不正常的气味和声响；2）各类仪表和安全监控设备出现异常数据；3）机器设备不能正常工作；4）安全防护设施失效；5）管道和线路明显的跑、冒、滴、漏；6）其他认为不正常的现象。

安全生产责任制的基本原则是"谁主管，谁负责"。企业主要负责人对本企业的安全生产工作全面负责，同时，还要有专门的部门与人员负责该项制度的制定、沟通、培训、考核和评审。例如，某企业落实安全生产责任制的管理组织形式与安全管理流程，分别如图 8-2 和图 8-3 所示。

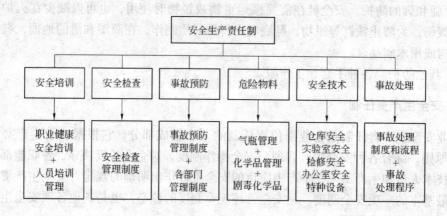

图 8-2　某企业的安全生产责任制

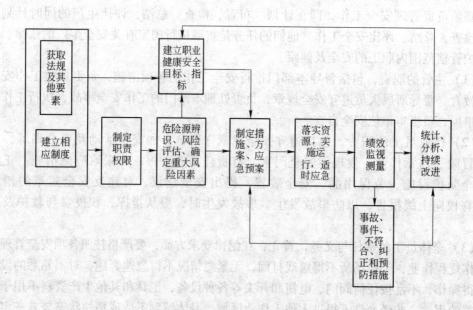

图 8-3　安全管理流程图

此外，企业还通常要根据自身的状况和实际需求设立安全生产委员会，定期召开专业专题会议，包括：制定安全管理流程（见图8-3），学习文件、讨论安全工作进展、确定安全工作方案、协调解决安全生产存在的问题，确保所有员工了解该安全管理机构、人员构成和职责。

8.3.4 安全教育

目前，我国工业企业开展安全教育的主要形式和方法有三级教育、转岗、变换工种和"四新"安全教育、复工/复训教育、特种作业人员的专门训练和经常性安全教育等。

（1）三级教育。1995年原劳动部《企业职工劳动安全卫生教育管理规定》提出了"企业新职工上岗前必须进行厂级、车间级、班组级三级安全教育"的要求。并要求三级安全教育时间不得少于40学时。《安全生产法》第二十一条规定"生产经营单位应当对从业人员进行安全生产教育和培训，保证从业人员具备必要的安全生产知识，熟悉有关的安全生产规章制度和安全操作规程，掌握本岗位的安全操作技能。未经安全生产教育和培训的从业人员，不得上岗作业。"其中，从业人员的安全教育培训主要有新员工上岗前的三级教育、"四新"教育和变换岗位教育、经常性教育等。

三级教育制度是企业必须坚持的一项基本安全教育制度和主要形式，其内容包括厂级教育、车间教育和岗位/班组教育三个部分。

1）厂级安全教育。对新入厂的工人（包括到工厂参加生产实习的人员），在没有分配到车间或工作地点之前，必须进行初步的安全生产教育，由厂安全技术部门会同教育部门组织进行。主要教育内容是国家安全生产方针、政策及主要法规标准、各项安全生产规章制度及劳动纪律、本企业安全生产状况、企业危险作业场所安全要求及有关防灾救护知识及其他有关应知应会的内容。

2）车间教育。新入厂工人经过入厂教育分配到车间后，还必须经过车间安全教育才能分配到班组，由车间主任会同安全技术人员进行。主要教育内容是本车间生产性质、特点及基本安全要求、生产工艺流程、危险部位及有关防灾救护知识、车间安全管理制度和劳动纪律、同类车间工伤事故介绍，吸取教训。

3）岗位/班组安全教育。新入厂工人到了固定工作岗位后开始工作之前的安全教育，由班组长会同安全员及带班师傅进行。主要教育内容是班组工作任务、性质及基本安全要求、有关设备、设施的性能、安全特点及防护装置的作用与完好要求、岗位安全生产责任制度和安全操作规程、事故苗头或发生事故时的紧急处置措施、同类岗位工伤事故介绍，吸取教训、有关个体防护用品使用要求及保管知识、工作场所清洁卫生要求、其他应知应会的安全内容。

三级安全教育的过程是：新职工入厂向劳资部门报到，领取三级安全教育卡，接受安全技术部门组织的厂级安全教育；考试（核）合格后，携带教育卡去接受车间主任或安全员的车间安全教育；考核合格后，携带教育卡去接受班组长及安全员的安全教育；考核合格后，向厂安全技术部门交回三级教育卡，存档，并领取劳动防护用品，由安全技术部门发给安全操作合格证。这样，这个新职工才允许持证上岗操作。

各企业开展三级教育的方式可能有所不同，但主要内容是基本一致的。表8-2所示为某企业的三级安全教育卡。

· 表8-2 某集团公司三级安全教育卡

姓　名		性　别		年　龄		文化程度	
健康状况		工　种		级　别		工作岗位	
进厂时间		曾受过何种技术培训及证书				证书类型	
公司级教育	教育内容：1. 中华人民共和国安全生产法及企业安全生产管理制度。 　　　　　2. 劳动保护的意义和任务。 　　　　　3. 新员工安全生产基础知识。 　　　　　4. 本企业环境和危险源介绍。 　　　　　5. 工伤事故教训及"三不伤害"教育。 　　　　　6. "6S"管理基础知识。 　　　　　　　　　　　　　　　　　　执行者　　年 月 日						
分厂级教育	教育内容：1. 分厂生产特点：危险区、要害部位及设备分布情况。 　　　　　2. 安全技术基础知识。 　　　　　3. 分厂安全生产组织和制度。 　　　　　4. 文明生产要求。 　　　　　5. 一般的防火、消防知识。 　　　　　　　　　　　　　　　　　　执行者　　年 月 日						
班组级教育	教育内容：1. 本班组特点：危险区域和设备状况，注意问题。 　　　　　2. 本工种安全操作规程和岗位责任。 　　　　　3. 正确使用个人劳保用品及工具，文明生产要求。 　　　　　4. 实际安全操作规范。 　　　　　　　　　　　　　　　　　　执行者　　年 月 日						
培训体会：							
说　明	1. 凡本集体员工需填写此卡（特别是新进厂员工），三级教育结束并签字后将本卡交到公司办公室复查。合格后凭此卡领取保护用品进入工作岗位。 2. 培训结束后将本卡返回公司办公室存档案。						

（2）转岗、变换工种和"四新"安全教育。当员工转岗、变换工种，或者由于生产的需要而引入新工艺、新材料、新设备，以及投产新的产品（合称为"四新"）时，就要对员工实行转岗、变换工种和"四新"安全教育。转岗、变换工种和"四新"安全教育的内容与方法和三级教育中车间、班组教育几乎一样。

（3）复工/复训教育。复工教育是指职工离岗三个月以上（含三个月）和工伤后上岗前的安全教育。教育内容及方法和车间、班组教育相同。复训教育的对象是特种作业人员。由于特种作业人员不同于其他一般工种，它在生产活动中担负着特殊的任务，危险性较大，容易发生事故。一旦发生事故，对整个企业的生产就会产生较大的影响，因此必须进行专门的复训。按国家规定，每隔两年要进行一次。

（4）特种作业人员的专门训练。特殊工种教育是对那些技术比较复杂、岗位比较重要的特殊作业操作人员，如电工、锅炉司炉人员、起重机械人员、爆破人员、瓦斯检验员、机动车辆驾驶员等，进行的专门教育和训练。其培训方法可由所在单位或单位的主管部门培训，也可由考核发证部门或由考核发证部门指定的培训单位培训。

（5）经常性安全教育。企业经常性安全教育的形式有：

1）在每天的班前、班后会上说明安全注意事项，讲评安全生产情况；

2）开展安全活动日，进行安全教育、安全检查；

3）经常召开安全生产会议，布置、检查、总结、评比安全生产工作；

4）组织工人参加安全技术交流，观看安全生产展览与劳动安全卫生电影、电视等，张贴安全生产宣传画、宣传标语及安全标志等，时刻提醒人们注意安全。

8.3.5 安全常识

8.3.5.1 工业卫生常识

工业卫生，也称"工厂卫生"或"劳动卫生"，是指在工业生产中，为改善劳动条件、防止和消除各种有害于职工身体健康的有害因素而采取的一系列技术、组织、预防治理措施和保健工作的总和。在工业生产过程中引起的粉尘、高温、噪声、有害气体等，都会危害职工的身体健康和产生职业病，严重的可导致丧失工作能力。工业卫生就是要通过采取措施治理这些有害因素，使职工在适宜的环境中进行生产和工作。工业卫生的主要内容包括：

（1）工业防尘。

（2）有机溶剂。大部分有机溶剂具有强挥发性和溶解性，为避免对人体的伤害，应做到：在涂装、喷漆车间，穿长衣围兜、戴手套，使皮肤暴露较少。喷漆、涂装的工作人员应戴防毒防尘的活性炭口罩。饭前和下班后应洗净手臂。有机溶剂应妥善储存，严密加盖，并加以隔离。员工应定期做身体健康检查。

（3）噪声的防治。噪声控制的原则和措施有：控制声源，消除噪声污染的根本途径是减少机器设备本身的振动和噪声、阻断传播途径，在传播途径上阻断和屏蔽声波的传播，或使声波传播的能量随距离衰减、对接收者的防护，声源和途径上无法采取措施，或采取了措施仍达不到预期的效果时，就需要对员工进行个人防护，让员工佩戴个人防噪用品。生产线的噪声在80dB以上时，现场人员应佩戴耳塞，以保护听觉。

（4）防暑降温和预防疲劳过度。

8.3.5.2 消防常识

（1）火灾的起因。火灾的起因，既有自然的因素，如因化学反应而造成物质燃烧，也有人为的因素，包括故意和过失两种情况。此外，还有不安全的环境，不安全的动作，管理督导人员的疏失等。对常见火灾原因及其预防对策的统计，如表8-3所示。

表8-3 常见的火灾原因及预防对策

序　号	种　类	原　因	预　防　对　策
1	电　气	电气设备的设计、选用、安装、操作及维护不当，因过热短路，电气设备的通风或冷却不当	遵守电气安全规定，保证安全距离，保证通风，定期检修

序　号	种　类	原　因	预 防 对 策
2	易燃性气体	由于气体外泄与空气结合形成可燃性气体，遇到火源而引起燃烧或爆炸	强化储运控制，定期检查，做好防腐、防晒、防漏处理
3	可燃性气体	由于气体外泄与火源接触，引起燃烧或爆炸	加强储运密封性，防止泄漏，做好储存防护
4	加热工序	干燥的物料或者易燃液体过分加热，引发火灾或爆炸	高温设备的操作严格依规程作业，另辅以警报或防护装置
5	静　电	因物料表面的相对运动产生静电，引发液体、气体或粉尘燃烧的火灾	对易产生静电物体要作静电消除处理
6	吸　烟	在禁止区内吸烟引发火灾	适当安排公共吸烟区，禁烟区作醒目标示

（2）火灾预防。严格制度规定，如仓库及车间内严禁吸烟。工厂各进出门户与应急出口应保证畅通，方便紧急时人员出入。厂区内通道应保持畅通，不得随意堆积物品。仓库应有专人看守，并有"严禁烟火的醒目标志"。在现场、仓库、设备区、办公室等各场所里设置足够的、合适的、有效的灭火设备或器材。灭火器材应设于容易取用的地点，并定期检查，保持随时可用的状态。易燃易爆等危险物品应放于安全地点，并妥善保管，除必要的使用数量外，不得携入作业现场。下班前应确认明火是否熄灭，有无复燃隐患。使用电器设备或易燃易爆品发生故障时，应请专业人员确认后，方可继续使用。

（3）火灾抢救。最先发现起火的人，应立即呼救，并停止工作，迅速关闭电源或其他火源。火灾现场员工，应立即就近取灭火器材，实施救火。发现火情，应迅速将着火物周围易燃、可燃品转移。现场主管应立即组织救火，并安排人员向上级部门及公安人员报告，寻求支援必要时，现场主管应安排人员拨打 119。若一时无法扑灭火情，主管应一面指挥救火，一面安排员工及贵重物品转移。油类或电线着火，应使用干粉灭火器、砂土、地毯等物扑灭，不可用水。衣服着火，应立即在地上打滚，以迅速灭火。危险时刻，应先抢救人，再抢救物品。抢救物品时，应先抢救账册、凭证、现金、文件及贵重物品。

（4）火灾发生时需注意的事项。包括：在火烟中抢救，应用湿毛巾遮掩口鼻，如火焰封住出口，应利用绳索或电线、水管等物从窗口逃出，火灾发生时，不可乘电梯逃生等。

8.4　安全生产法律法规

安全生产法律法规是对有关安全生产的法律、规程、条例和规范的总称。1922 年 5 月 1 日在广州召开的第一次劳动大会提出的《劳动法大纲》是中国最早的劳动法，其主要内容是要求单位合理地规定工时、工资及劳动保护等。1956 年 5 月，国务院颁布了《工厂安全卫生规程》、《建筑安装工程安全技术规程》和《工人职业伤亡事故报告规程》（合称"三大规程"）。改革开放以来，在党中央和国务院的关怀和领导下，我国的安全生产立法工作发展迅速，取得了很大进展，先后制定并颁布了《海上交通安全法》、《矿山安全法》、《劳动法》、《煤炭法》、《矿山安全法实施条例》、《建筑法》、《消防法》、《煤矿安全监察条例》、《危险化学品安全管理条例》、《安全生产法》、《突发事件应对法》等一系列法律、法规，相关部门也根据安全生产的法律法规先后制定了有关安全生产规程、安全技术标准、技术规范；各省、自治区、直辖市也根据有关法律的授权和本地区实际工作需要，相继制定了一些地方性的安全生产法规、规章。

上述法律、法规、规章和标准对提高我国安全生产管理水平，减少伤亡事故起到了重要作用。尤其是 2002 年《安全生产法》的公布实施，是我国安全生产领域影响深远的一件大事，是安全生产法律建设的里程碑，标志着我国安全生产工作进入了一个新阶段。

我国安全生产法律法规体系的基本构成如图 8-4 所示。

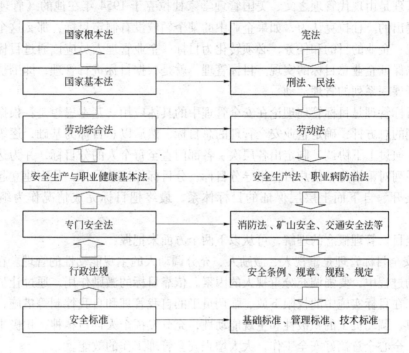

图 8-4 我国安全生产法律法规体系

（1）宪法。宪法是安全生产法律体系框架的最高层级。我国宪法第 42 条明确规定"加强劳动保护，改善劳动条件"。这是对我国安全生产工作作出的最高法律规定。

（2）安全生产方面的法律，包括：

1）基础法，《安全生产法》是我国安全生产法律体系的核心。

2）专门法律，如《矿山安全法》、《消防法》、《道路交通安全法》等。

3）相关法律，包括其中涵盖有安全生产内容的法律，如《劳动法》、《职业病防治法》、《建筑法》、《煤炭法》、《工会法》等；还有与安全生产监督执法工作有关的法律，如《刑法》、《行政处罚法》、《标准化法》等。

（3）行政法规与地方性法规，行政法规如《国务院关于特大安全事故行政责任追究的规定》等，地方性法规如《广东省安全生产条例》、《安徽省劳动保护条例》等。

（4）部门规章、地方政府安全生产规章。部门规章如国家经贸委发布《煤矿矿用安全产品检验管理办法》、《危险化学品登记管理办法》，国家安全生产监管总局发布《安全生产违法行为行政处罚办法》、《烟花爆竹生产企业安全生产许可证实施办法》等，地方政府安全生产规章如《浙江省危险化学品安全管理实施办法》等。

（5）安全生产标准，包括国家标准、行业标准、地方标准。

（6）国际法律文件，主要是国际劳动公约。

8.5 安全目标管理

8.5.1 目标管理的概念

目标管理是由现代管理之父、美国管理学家杜拉克于 1954 年在他的《管理实践》一书中最先提出的。杜拉克认为，如果企业中的某个领域没有制定目标，那么这个领域就一定会被忽视。企业的目的和任务，必须转化为目标，企业管理人员应该通过目标对下级进行领导，以保证企业总目标的实现。目标管理，就是根据目标进行管理，即围绕确定目标实现目标开展一系列的管理活动。

安全目标管理是目标管理理论在安全管理中的具体应用。基本思想是：根据管理组织在一定时期的总方针，确定企业安全管理的总目标，然后以总目标为基础，逐级向下进行层层分解，通过上下协调，制定出各层次、各部门直至每个人的分目标，并为达到这一目标制定一系列对策措施，使总目标指导分目标，分目标保证总目标，从而建立起一个自上而下层层展开、自下而上层层保证的目标体系，最终把目标完成情况作为绩效考核的依据。

对安全目标管理概念的理解，可从以下两个方面来把握：

（1）安全目标管理是重视人、激励人、充分调动人的主观能动性的管理。在实施安全目标管理的过程中，要强调充分重视人的因素。依靠目标的激励作用，通过让员工参与目标的制定、在目标实施中的权限下放、强调员工的自我管理和自我控制等措施，可以激发员工的动机、调动员工的积极性和主观能动性，充分发挥个人创造精神，积极主动地追求实现目标，全心全意搞好安全工作，大大增强安全管理工作的效能。

（2）安全目标管理是系统的、动态的管理。安全目标管理的"目标"，不仅是激励的手段，同时也是管理的目的。安全目标管理的最终目的是要实现系统整体安全的最优化，即安全的整体最佳效应。安全目标管理的所有活动都是围绕着实现系统整体安全的目标来进行的。因此，要特别重视对目标实施过程的管理和控制。对目标成果的考核和评价结果，要及时反馈给执行者，让他们及时总结经验教训。如果发现偏离，则应及时进行纠正。

实行安全目标管理，将十分有助于充分启发、激励和调动企业全体职工在安全生产中的责任感和创造力，从而能够有效地提高企业的现代安全管理水平。具体来讲，安全目标管理的作用主要体现在以下三方面：

第一，安全目标管理充分体现了"安全生产、人人有责"的原则，通过目标层层分解，措施层层落实，工作层层开展来实现全员参加、全员管理和全过程管理。这种管理事先只为企业每个成员定了明确的责任和清楚的任务，并对这些责任、任务的完成规定了时间、指标、质量等具体要求，每个人都可以在自己的管辖或工作范围内自由选择实现这些目标的方式和方法。职工在"自我控制"的原则下，充分发挥自己的能动性、积极性和创造性，从而使人人参加管理。这样可以克服传统管理中常出现的"管理死角"的弊端。

第二，有利于提高职工的安全技术素质。安全目标管理重要特色之一，就是推行"成果第一"的方针，而成果的取得主要依赖个人的知识结构，业务能力和努力程度。安全生产以预防各类事故的发生为目标。因此，每个职工为了实现通过目标分解下达给自己的安全目标，就必须在日常的生产工作等过程中，增长知识，提高自己在安全生产上的技术素质。这样就能够促使职工自我学习和提高工作能力，使职工对安全技术知识的学习由被动型转化为主动型。经过若干个目标周期，职工的安全意识、安全知识、安全技术水平都将会得到很大的提高，职工自我预防事故的能力也会得到增强。

第三，促进在企业内推行安全科学管理。传统的安全管理由于不能明确地提出降低事故目标值的要求和制定出实现目标值的保证措施、不能对事故进行定量分析，因此往往达不到预测、预防事故的根本目的。而目标管理却要求为了目标的实现，利用科学的预测方法，确定设计过程、生产过程、检修过程和工艺设备中的危险部位，明确重点部位的"危险控制点"或"事故控制点"。要想控制事故的发生，就必须采用安全检查、事故树分析法、故障类型及影响分析法等安全系统工程的分析法和 QC 活动中的 PDCA 循环、排列图、因果图和矩阵数据分析图等全面质量管理的方法，确定影响安全的重要岗位、危险部位、关键因素、主要原因，然后，依据测定、分析、归纳的结果，采取相应的措施，加强重点管理和事故的防范，以达到目标管理的最终目的。这些科学预测方法和管理方法在企业安全目标管理上的应用，正是由于企业推行安全目标管理的结果。反过来，只有采用这种科学管理方法，才能使企业安全目标管理得以实现。

8.5.2 安全目标管理的内容

安全目标管理的主要内容包括以下 6 个方面。

8.5.2.1 安全目标的制定

安全目标管理从制定安全目标开始。安全目标是企业实施安全目标管理的行动指南，目标设立是否恰当直接关系到安全管理的成效。目标设立过高，经努力也不可能达到，会伤害操作者的积极性、目标设立过低，不用努力就能达到，则调动不了操作者的积极性和创造性。因此，必须围绕企业生产经营目标和上级对安全生产的要求，结合自身生产经营的特点，作出科学的分析。

在制定安全目标的过程中，通常遵循以下几点原则：

（1）要突出重点，分清主次，不能平均分配、面面俱到。安全目标应突出重大事故，负伤频率，作业环境标准合格率等方面指标。同时注意次要目标对重点目标的有效配合。

（2）安全目标要具有先进性，即目标的适用性和挑战性。也就是说制定的目标一般应略高于实施者的能力和水平，使之经过努力可以完成。既不能高不可攀，令人望目标兴叹，也不能低而不费力，容易达到。

（3）要做到目标预期结果的具体化、定量化、数据化。如负伤率比去年降低几个百分点，以利于进行同期比较，易于检查和评价。

（4）目标既要有综合性，又有实现的可能性。制定的企业安全管理目标，既要保证上级下达指标的完成，又要考虑企业各部门、各项目部门及每个职工承担目标的能力。目标的高低要有针对性和实现的可能性，以利各部门、各项目部门及每个职工都能接受，努力去完成。

（5）要坚持安全目标与保证目标实现措施的统一性。为使目标管理具有科学性、针对性和有效性，在制定目标时必须要有保证目标实现的措施，使措施为目标服务，以利于目标的实现。

8.5.2.2　安全目标分解

企业总体安全目标是安全目标方针的具体化，具体地规定了为实现目标方针在各方面应达到的要求和水平。例如，山西某煤业有限公司制定的安全目标方针为："巩固成果，持续改进，继续延长安全周期，实现连续九年安全生产零事故目标。"

目标项目一般包括：重大事故次数，包括死亡事故、重伤事故、重大火灾事故、急性中毒事故等、死亡人数指标、伤害频率或伤害严重率、事故造成的经济损失，如工作日损失天数、工伤治疗费、死亡抚恤费等、作业点尘毒达标率、劳动安全卫生措施计划完成率、隐患整改率、设施完好率、全员安全教育率、特种作业人员培训率等。

目标的分解。要紧密结合落实安全生产责任制。目标分解应按整分合原则进行。各个分目标的综合要体现总体目标，并保证总体目标的实现，如图8-5所示。

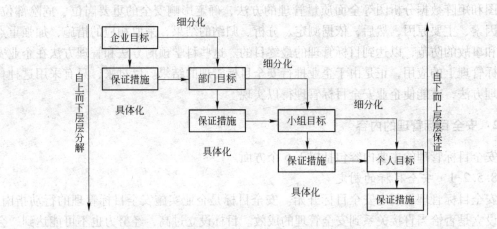

图8-5　安全目标分解与保证体系

在安全目标的分解中，应做到：

（1）分目标要保持与总体目标方向一致，内容上下贯通，保证总体目标的实现。

（2）目标分解中，要注意到各分目标所需要的条件及其限制因素，如人力、物力、财力和协作条件、技术保障等。

（3）各分目标之间在内容与时间上要协调、平衡，并同步发展。

（4）各分目标的表达也要简明、扼要、明确，有具体的目标值和完成时限要求。

8.5.2.3　制定实现目标的对策措施

应抓住重点，针对关键问题，集中力量加以解决，同时还应该重视新情况、新问题的研究。具体的保证措施有：

（1）安全教育措施，包括教育的内容、时间安排、参加人员规模、宣传教育场地。

（2）安全检查措施，包括检查内容、时间安排、责任人，检查结果的处理等。

（3）危险因素的控制和整改。

（4）安全评比：定期组织安全评比，评出先进班组。

（5）安全控制点的管理。制度无漏洞、检查无差错、设备无故障、人员无违章。

8.5.2.4 安全目标的实施

安全目标的实施是指在落实保障措施，促使安全目标实现的过程中所进行的管理活动。目标实施的效果如何，对目标管理的成效起决定性作用。

安全目标管理实施的一般程序与内容，如图8-6所示。在这一阶段，应做到以下几个方面的要求：

（1）上级的权限下放与下级的自我管理。这是目标实施阶段的主要原则。企业从上到下的各级领导、各级组织，直到每一名员工，都应该充分发挥自己的主观能动性和创造精神，围绕实现自己的目标来独立自主地开展活动，实现所制定的对策和措施。以目标管理带动日常安全管理，促进现代安全管理方法的推广与应用。

（2）信息交流。要做好目标实施过程中的上下级和平级之间的信息搜集、处理和传递工作，使各部门之间能够相互了解、相互促进。

（3）创造良好的环境。上级要为下级创造良好的工作环境，并督促下级主动承担义务。

（4）加强诊断。在目标实施的过程中，要及时进行自我检查和分析，及时把握目标实施的进度，发现问题应立即采取行动，自行纠正偏差。

（5）监督检查。通过实行必要的监督和检查，对目标实施中出现的好的典型要进行表扬和宣传，对偏离既定目标的要及时指出和纠正，对目标实施中遇到的困难要采取相应的措施给予关心和帮助。通过对上下两方面的积极性的有机结合，来提高工作效率，保证所有目标的圆满完成。

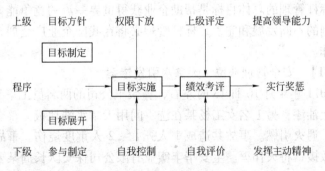

图8-6 安全目标管理的实施程序与内容

8.5.2.5 目标成果的考评

目标考评是领导和群众依据考评标准对目标的实施成果客观测量的过程。这一过程避免了经验型管理中领导说了算，缺乏群众性的弱点，通过考评使管理工作科学化、民主化。通过目标考评奖优罚劣，避免大锅饭，对调动工人参与安全管理的积极性起到激励作用，为下一个目标的实施打下良好基础，从而推动安全管理工作不断前进。

对目标进行考评主要内容包括：

（1）目标的完成情况：包括完成的数量、质量和时间。

（2）协作情况：目标实施过程中企业内部各部门或个人间的联系与配合情况等。除此之外还应适当考虑目标的复杂程度和目标责任人的努力程度。

对目标进行考评的方法应简单、易行，具有系统性、综合性、多样性。可采取分项计分法、目标成果考评法、岗位责任考评法等。

8.5.2.6 成功的目标管理对企业的基本要求

目标管理有时也称为标杆管理。通常包括以下几种类型：

（1）内部标杆管理，以企业内部操作为基准的标杆管理。

（2）竞争标杆管理，以竞争对象为基准的标杆管理。

（3）职能标杆管理，以行业领先者或某些企业的优秀职能操作为基准进行的标杆管理。

（4）流程标杆管理，以最佳工作流程为基准进行的标杆管理。

下列几条是成功的标杆管理活动对现代企业的基本要求：

高层管理人员的兴趣与支持，对企业运作和改进要求的充分了解，接受新观念改变陈旧思维方式的坦诚态度，愿意与合作者分享信息，致力于持续的标杆管理，有能力把企业运作与战略目标紧密结合起来，能将财务和非财务信息集成供管理层和员工使用的信息，有致力于与顾客要求相关的核心职能改善的能力，追求高附加价值，避免讨论定价或竞争性敏感成本等方面的内容，不要向竞争者索要敏感数据，未经许可，不要分享所有者信息，选择一个无偏的第三者在不公开企业名称的情况下来集成和提供竞争性数据，不要基于标杆数据向外界贬低竞争者的商务活动。

标杆管理的实质是企业在明确产品、服务或流程方面的最高标准，然后作必要的改进来达到这些标准。标杆管理是市场经济发展的产物，是一种摆脱传统的封闭式管理方法的有效工具。企业要生存，要获得竞争能力，就要全面实施标杆管理。标杆管理是组织和文化变革的种子。标杆管理的总体目标是帮助企业获得世界一流的竞争能力。随着我国社会主义市场经济体制的不断发展和完善，标杆管理必将在我国企业广泛展开，并成为企业管理活动的日常工作。

【案例分析8-1】 安全管理缺位，天拿水引发惨案

案发经过：2011年4月10日13时左右，鑫荣丰公司的两名员工华某、刘某在洗手间用天拿水擦洗手上油漆，另1名女工杨某在洗手间用天拿水洗地板。整个洗手间里弥漫了大量天拿水蒸气，遇火引燃。事故共造成1人死亡、2人重度烧伤。事故发生后，公司车间员工自行展开救援，将火扑灭。宝安华丰实业有限公司保安队长周某要求鑫荣丰公司清理现场，鑫荣丰公司法人代表吴某没有向政府任何部门及时报告事故情况，并擅自进行冲洗和清理，破坏了事故现场。

原因分析：事故发生后，区政府成立了事故调查组开展调查处理。调查组认为，这是一起在生产过程中因公司安全管理混乱、对员工安全教育培训不到位、对作业现场缺乏监管、员工违章使用天拿水而引发的火灾责任事故。

调查组分析认为，鑫荣丰公司员工缺乏基本安全常识，违章使用天拿水，在洗手间狭小空间内造成挥发的天拿水蒸气与空气混合，形成爆炸性混合物，并且浓度达到了爆炸极限的范围，是事故发生的直接原因。

此外，鑫荣丰公司法人代表吴某未履行安全生产管理职责，公司作业现场安全管理不到位，没有组织制定并落实易燃易爆危险化学品安全使用的管理制度，没有落实安全生产

管理责任制，对工人违章使用危险化学品缺乏监管、对员工安全教育培训不到位，员工安全意识淡薄，缺乏危险化学品安全使用常识，企业安全管理有漏洞，是导致事故发生的间接原因。

事故教训：为预防此类事故再次发生，必须要做到以下几点：

在非密闭空间进行天拿水洗刷时，应注意保持空气流通，应与热源及潜在火源（例如火焰、火化、静电等）隔离。

少量天拿水溢出时，用沙和泥土吸收溢出的液体，然后移至安全地区，以待处理。大量天拿水溢出时，用沙和泥土防止溢出液体蔓延。如溢出的液体进入下水道，则有爆炸或引发中毒的潜在危险，应报告消防部门。

政府和企业应加大对员工特别是从事危化品行业的员工安全教育培训的力度，定期组织开展事故处理及应急救援等专项活动。

习　题

1. 简述安全管理的基本概念及其发展历史演变。
2. 什么是安全生产责任制，如何实施？
3. 简述安全生产管理流程、手段及组织结构形式。
4. 如何进行安全生产目标管理？
5. 生产现场的安全管理主要包括哪些内容？

9　应急管理与应急预案的编制

本章要点：本章要求学生了解我国应急管理面临的问题，掌握应急事件的处置方法，学会编制应急预案，并能够组织运行预案演练，预案评估。

9.1　突发事件与应急管理概述

9.1.1　突发事件与应急管理概念

9.1.1.1　基本概念

根据《突发事件应对法》给出的定义，突发事件是指突然发生，造成或者可能造成严重社会危害，需要采取应急处置措施予以应对的自然灾害、事故灾难、公共卫生事件和社会安全事件。

突发事件具有以下几个主要特征：

（1）不确定性。即事件发生的时间、形态和后果往往无规则，难以准确预测。

（2）紧急性。即事件的发生突如其来或者只有短时预兆，必须立即采取紧急措施加以处置和控制，否则将会造成更大的危害和损失。

（3）威胁性。即事件的发生威胁到公众的生命财产、社会秩序和公共安全，具有公共危害性。

按照突发事件的形成原因，可将其划分为自然灾害、事故灾难、公共卫生事件和社会安全事件四种类型，如图 9-1 所示。

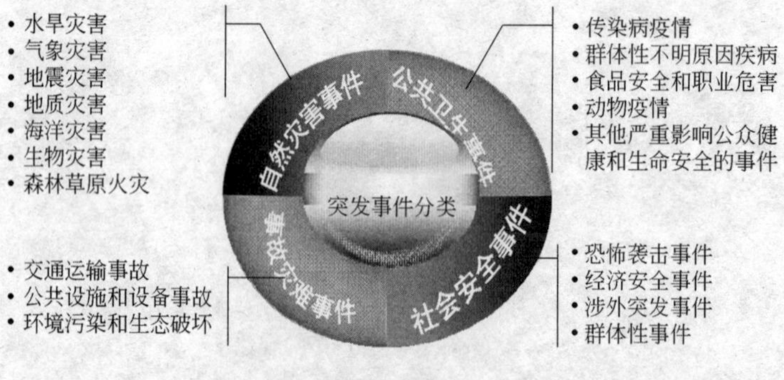

- 水旱灾害
- 气象灾害
- 地震灾害
- 地质灾害
- 海洋灾害
- 生物灾害
- 森林草原火灾

- 传染病疫情
- 群体性不明原因疾病
- 食品安全和职业危害
- 动物疫情
- 其他严重影响公众健康和生命安全的事件

自然灾害事件　公共卫生事件

突发事件分类

事故灾难事件　社会安全事件

- 交通运输事故
- 公共设施和设备事故
- 环境污染和生态破坏

- 恐怖袭击事件
- 经济安全事件
- 涉外突发事件
- 群体性事件

图 9-1　按形成原因对突发事件的分类

为了降低突发灾难性事件的危害，需要基于对造成突发事件的原因、突发事件发生和发展过程以及所产生的负面影响的科学分析，来有效集成社会各方面的资源，并采用现代技术手段和现代管理方法，对突发事件进行有效地应对、控制和处理。由此形成的一整套理论、方法和技术体系，就是应急管理。

对应急管理概念的理解，需要从以下几个要点来把握：

（1）应急管理本质是常态管理。就是说把应对突发事件作为日常管理体系当中的一个重要组成部分。其明显特点就是在日常管理过程当中，一旦它发挥作用，就能够调动各方面的资源，是我们现在的有些机构"平战结合"。

（2）应急管理应由政府与社会共治。就是说构置一个政府和社会共同应对的一个体制。即打造一个社会网络，在应对各种突发事件当中得到社会的支持和民众的力量。政府之外的一些非政府组织，如保险公司、自愿者等社会资源力量，在应对突发事件当中，实际上是非常活跃的。

（3）应急管理以法制行政为基础。法制行政是应急管理的基础，也就是说应急行动也需有法律依据。一个方面要解决一个法律授权问题。有了法律授权我们在一线的处理当中就有一定的处置财产权的问题，也就是谁来授权，没有授权你怎么行动？平时的法律又不能够在应急当中起作用，甚至很多法律要终止，要暂停，比如说道路要封锁，学校要停课，市场要停市，工厂要停工等。其次有一个法律准绳的问题。范围有多大，时间有多长，补偿有多少等，这些都要有法律依据和法律资格。

（4）应急管理应是综合管理。在应对突发事件中一定要考虑到，怎么样救治，怎么样就业，怎么样能够恢复，从经济问题考虑到政治问题，从国内考虑到国外。在突发事件当中实际上已经是各种因素交织在一起，各种危机都有可能产生涟漪效应，也就是衍生和次生事件，如果处理不好，衍生和次生事件是不断的。所以从管理体制来讲，我们要有一个健全的管理体制，要有一个常设的机构，实行综合管理。

应急管理通常属于公共安全的范畴。它针对突发性的危机事件，通过采用科学的管理方法和手段来加以干预和控制，以使其造成的危害和损失降到最小，保证人民的生命与财产安全，维护社会的稳定与国家安全。我们通常的机构一般都是按常态来设置的，但应急管理属于一种非常态的管理。对于非常态的或突发性的事件，需要建立一套与之相适应的管理体制和运作机制。图9-2为应急管理的三角形模型。

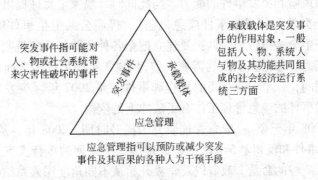

图9-2 应急管理三角形模型

目前，应急管理已经逐步发展成为管理学领域的一个新的、独立的分支，成为专门研究突发事件的现象及其发展规律一门新的学科。应急管理学科的知识架构，如图9-3所示。与应急管理相关的知识包括：

（1）管理学，包括公共安全管理、项目管理、管理信息系统等。

（2）决策论，包括不完全信息的动态决策、多目标决策、多主体决策、序贯决策、分类分级方法等。

（3）运筹学，包括数学规划、排队论、图与网络流理论等。

（4）控制论，博弈论、统计学与随机过程理论等。

（5）信息技术、计算机科学与技术、通信技术、图像处理技术、智能信息处理技术等。

（6）心理学、组织行为学理论。

（7）灾害学理论等。

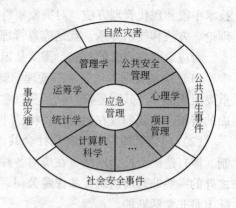

图9-3　应急管理的基础知识
学科与应用领域图

9.1.1.2　我国应急管理的发展

我国应急管理的发展，经历了以下三个阶段：

第一阶段（2003年之前）：应急管理处于萌芽时期。自20世纪70年代中后期以来，随着地震、水旱灾害的加剧，我国学术界在单项灾害、区域综合灾害以及灾害理论、减灾对策、灾害保险等方面都取得了一批重要研究成果。我国关于应急管理的研究主要集中在灾害管理研究方面。但是在2003年之前，对应急管理一般规律的综合性研究成果寥寥无几。

第二阶段（2003~2008年）：应急管理研究的快速发展时期。2003年爆发的"非典"（SARS）疫情事件，在一定程度上推动了我国应急管理理论与实践的发展。在2003年全民抗击"非典"疫情的过程中，暴露了我国政府管理存在的诸多弊病，特别是应急管理工作中的薄弱环节。面对事前准备不充分、信息渠道不畅通、应急管理的体制、机制、法制不健全等一系列问题，政府开始下定决心全面加强和推进应急管理工作。2003年7月，国家主席胡锦涛在全国防治"非典"工作会议上明确指出了我国应急管理中存在的问题，并强调大力增强应对风险和突发事件的能力。与此同时，温家宝总理提出"争取用3年左右的时间，建立健全突发公共卫生事件应急机制"，提高公共卫生事件应急能力。同年10月，党的十六届三中全会报告中强调：要建立健全各种预警和应急机制，提高政府应对突发事件和风险的能力。理论和实践的需要，使得2003年成为我国全面加强应急管理研究的起步之年。这期间，一个十分重要的里程碑事件就是2007年《突发事件应对法》的颁布与实施，使突发事件的应急管理工作有了法律上的依据。

第三阶段（2008年至今）：应急管理研究的提升时期。2008年，从年初的南方雪灾、到拉萨"3·14"事件和汶川"5·12"特大地震，一系列的重特大突发事件，再次为应急管理研究提出了严峻的命题。政府以及学界开始从不同角度深入总结我国应急管理的成就和经验，查找存在的问题。我国应急管理体系建设再一次站到了历史的新起点上。

9.1.1.3　我国应急管理面临的挑战

当前，我国经济社会发展进入了一个关键时期，经济体制深刻变革，社会结构深刻变动，利益格局深刻调整，人们思想观念深刻变化，再加上国际上政治、经济、军事、安全等因素相互交织，地缘、宗教和文化冲突与政治经济矛盾相互作用，不稳定、不确定、不安全因素增加。

第一，城镇化和城市现代化进程的加快，现代工业、高技术和信息产业的高速发展，在为国家和个人提供全新的发展机遇和生活空间的同时，也带来了新的安全风险。而且粗放型经济增长方式与公共安全的矛盾依然突出。

第二，随着广大人民群众不断增长的物质文化需求，对公共安全的要求越来越高。

第三，国际形势继续处于深刻复杂的变化之中，和平与发展仍然是当今时代的主流，但世界多极化、经济全球化使世界各国面临着新的挑战。国际经济贸易的不断扩大，加大了外来有害生物和疫病疫情入侵我国的可能。

第四，恐怖活动，恐怖主义的现实危害上升，国际恐怖主义活动对我国国家安全和社会稳定的现实威胁加大。

第五，难以预料的全球性气候反常和难以控制的自然灾害时有发生，国际减灾战略正在做重大调整。

这些问题，导致一系列矛盾的日益突显。如：（1）社会基本矛盾的变化，公众对公共产品、公共服务、公共政策的高需求与政府及各类公共组织满足公共需求能力之间的矛盾；（2）公共价值分配的瓶颈：公平与正义、发展与平衡、两极分化、权力腐败、人权等公共问题凸显，深层次的社会矛盾暴露，社会公共意识在不断增强；（3）市场与改革释放的能量，对传统的公共治理框架构成压力：政治行政体制改革滞后，社会保障系统不完善，多元的利益表达机制不足，制度化的社会减压系统不灵，各种社会矛盾激发出来的群体性事件剧增，公众力量的影响力在不断扩张等等。

在这种复杂的社会与经济背景下，应急管理正向以下六个方面发生深刻的变化，即：（1）管理目标从减少损失到以人为本；（2）管理内容从事后救济到全方位救助与减灾备灾；（3）管理机构从职能部门到系统预案与综合协调；（4）管理过程从封闭到透明；（5）管理标准从经验到数字化、程序化和项目化；（6）管理手段从传统工作到高科技装备。

因此，建立健全社会预警体系，加强应急管理工作，对于提高国家保障公共安全和处置突发公共事件的能力，预防和减少自然灾害、事故灾难、公共卫生和社会安全事件及其造成的损失，保障国家安全、保障人民群众生命财产安全、维护社会稳定等，具有十分重要的现实意义。

9.1.2 突发事件的应对和处置办法

9.1.2.1 自然灾害、事故灾难或公共卫生事件的处置

《突发事件应对法》第49条规定，自然灾害、事故灾难或者公共卫生事件发生后，履行统一领导职责的人民政府可以采取下列一项或者多项应急处置措施：

（1）组织营救和救治受害人员，疏散、撤离并妥善安置受到威胁的人员以及采取其他救助措施。

（2）迅速控制危险源，标明危险区域，封锁危险场所，划定警戒区，实行交通管制以及其他控制措施。

（3）立即抢修被损坏的交通、通信、供水、排水、供电、供气、供热等公共设施，向

受到危害的人员提供避难场所和生活必需品，实施医疗救护和卫生防疫以及其他保障措施。

（4）禁止或者限制使用有关设备、设施，关闭或者限制使用有关场所，终止人员密集的活动或者可能导致危害扩大的生产经营活动以及采取其他保护措施。

（5）启用本级人民政府设置的财政预备费和储备的应急救援物资，必要时调用其他急需物资、设备、设施、工具。

（6）组织公民参加应急救援和处置工作，要求具有特定专长的人员提供服务。

（7）保障食品、饮用水、燃料等基本生活必需品的供应。

（8）依法从严惩处囤积物品、哄抬物价、制假售假等扰乱市场秩序的行为，稳定市场价格，维护市场秩序。

（9）采取防止发生次生、衍生事件的必要措施。

9.1.2.2 社会安全事件处置措施

《突发事件应对法》第50条规定，社会安全事件发生后，组织处置工作的人民政府应当立即组织有关部门并由公安机关针对事件的性质和特点，依照有关法律、行政法规和国家其他有关规定，采取下列一项或者多项应急处置措施：

（1）强制隔离使用器械相互对抗或者以暴力行为参与冲突的当事人，妥善解决现场纠纷和争端，控制事态发展。

（2）对特定区域内的建筑物、交通工具、设备、设施以及燃料、燃气、电力、水的供应进行控制。

（3）封锁有关场所、道路，查验现场人员的身份证件，限制有关公共场所内的活动。

（4）加强对易受冲击的核心机关和单位的警卫，在国家机关、军事机关、国家通讯社、广播电台、电视台、外国驻华领馆等单位附近设置临时警戒线。

（5）法律、行政法规和国务院规定的其他必要措施。

突发事件应急处置的一般流程，如图9-4所示。

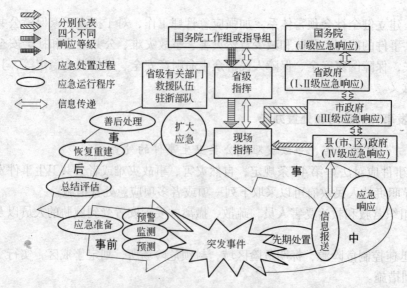

图9-4 突发事件应急处置示意图

9.1.3 应急管理的主要内容

应急管理的主要内容包括事故预防、应急准备、应急响应和应急恢复四个阶段，如图 9-5 所示。

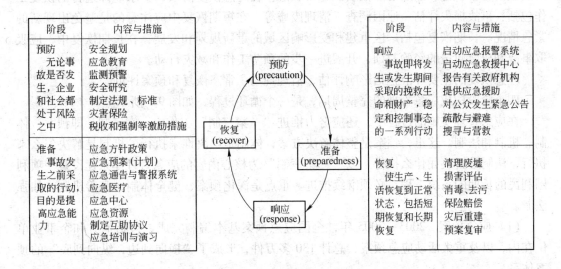

阶段	内容与措施
预防 无论事故是否发生，企业和社会都处于风险之中	安全规划 应急教育 监测预警 安全研究 制定法规、标准 灾害保险 税收和强制等激励措施
准备 事故发生之前采取的行动，目的是提高应急能力	应急方针政策 应急预案(计划) 应急通告与警报系统 应急医疗 应急中心 应急资源 制定互助协议 应急培训与演习

阶段	内容与措施
响应 事故即将发生或发生期间采取的挽救生命和财产，稳定和控制事态的一系列行动	启动应急报警系统 启动应急救援中心 报告有关政府机构 提供应急援助 对公众发生紧急公告 疏散与避难 搜寻与营救
恢复 使生产、生活恢复到正常状态，包括短期恢复和长期恢复	清理废墟 损害评估 消毒、去污 保险赔偿 灾后重建 预案复审

图 9-5　应急管理的主要内容

（1）事故预防。在应急管理中，预防有两层含义：

一是事故的预防工作，即通过安全管理和安全技术等手段，尽可能地防止事故的发生，实现本质安全；

二是在假定事故必然发生的前提下，通过预先采取的预防措施，达到降低或减缓事故的影响或后果严重程度，如加大建筑物的安全距离、工厂选址的安全规划、减少危险物品的存量、设置防护墙，以及开展公众教育等。

从长远观点看，低成本、高效率的预防措施，是减少事故损失的关键。

事故预防的主要环节包括危险识别，风险评价和危险控制。

（2）应急准备。是应急管理过程中一个关键过程，是指针对可能发生的事故，为迅速有效地开展应急行动而预先所做的各种准备，包括：应急体系的建立、有关部门和人员职责的落实、预案的编制、应急队伍的建设、应急设备（施）、物资的准备和维护、预案的演习、与外部应急力量的衔接等。其目标是保持重大事故应急救援所需的应急能力。

应急准备的主要环节包括：预案编制，应急预警，应急培训和应急演练。

（3）应急响应。是指在事故发生后立即采取的应急与救援行动，包括事故的报警与通报、人员的紧急疏散、急救与医疗、消防和工程抢险措施、信息收集与应急决策和外部救援等。其目标是尽可能地抢救受害人员、保护可能受威胁的人群，尽可能控制并消除事故。应急响应可划分为两个阶段，即初级响应和扩大响应。初级响应是在事故初期，企业应用自己的救援力量，使事故得到有效控制。但如果事故的规模和性质超出本单位的应急能力，则应请求增援和扩大应急救援活动的强度，以便最终控制事故。

应急响应的主要环节包括：事态分析，预案实施，救援行动和事态控制。

（4）应急恢复。该工作应该在事故发生后立即进行，它首先使事故影响区域恢复到相对安全的基本状态，然后逐步恢复到正常状态。在应急恢复阶段，要求立即进行的恢复工作包括：事故损失评估、原因调查、清理废墟等。在短期恢复中应注意的是避免出现新的紧急情况。长期恢复包括厂区重建和受影响区域的重新规划和发展，在长期恢复中，应吸取事故和应急救援的经验教训，开展进一步的预防工作和减灾行动。

应急恢复的主要环节包括影响评估，清理现场，常态恢复和预案评审。

四个阶段构成应急管理的完整周期，是一个循环过程，如图9-5所示。

在应急管理实施的过程中，还应努力推进"一案三制"工作。一案三制，即预案，体制、机制和法制。这里，预案是整体解决方案，体制是解决谁来执行，机制是解决怎么来执行，法制是解决凭什么执行。以"一案三制"为核心内容的应急管理体系建设是一项利国利民的长期的系统工程，必须继续推进。重点是深化预案，健全体制，完善机制，加强法制。

（1）应急预案。2003～2005年，全国应急预案基本编制完成。包括地方和企事业单位在内，以及重大活动应急预案，总计130多万件，形成了"横向到边，纵向到底"的预案体系。

（2）应急体制。截至2005年，我国初步建立起应急管理的机构体系（统一领导与指挥原则、常设性原则、属地原则、社会大协作原则）。

（3）应急管理机制。2006年，细化应急工作流程，划分四个阶段，即事前—预防准备极端，事发—监测预警阶段，事中—处置救援阶段和事后—恢复重建阶段。工作要求：统一指挥、反应灵敏、协调有效、运转高效。

（4）应急管理法制。我国2003年出台了应急法规《突发公共卫生事件应急条例》，2007年颁布和实施了《突发事件应对法》。

在应急管理的实施中，要遵循以下六项原则：

（1）以人为本，减少危害。切实履行政府的社会管理和公共服务职能，把保障公众健康和生命财产安全作为首要任务，最大限度地减少突发公共事件及其造成的伤亡和危害。

（2）居安思危，预防为主。高度重视公共安全工作，防患于未然、增强忧患意识，坚持预防与应急相结合，常态与非常态相结合，做好应对突发公共事件的各项准备工作。

（3）统一领导，分级负责。在党中央、国务院的统一领导下，建立健全分类管理、分级负责、条块结合、属地管理为主的应急管理体制，在各级党委领导下，实行行政领导责任制，充分发挥专业应急指挥机构的作用。

（4）依法规范，加强管理。依据有关法律和行政法规，加强应急管理，维护公众的合法权益，使应对突发公共事件的工作规范化、制度化、法制化。

（5）快速反应，协同应对。加强以属地管理为主的应急处置队伍建设，建立联动协调制度，充分动员和发挥乡镇、社区、企事业单位、社会团体和志愿者队伍的作用，依靠公众力量，形成统一指挥、反应灵敏、功能齐全、协调有序、运转高效的应急管理机制。

（6）依靠科技，提高素质。加强公共安全科学研究和技术开发，采用先进的监测、预测、预警、预防和应急处置技术及设施，充分发挥专家队伍和专业人员的作用，提高应对突发公共事件的科技水平和指挥能力，避免发生次生、衍生事件，加强宣传和培训教育工作，提高公众自救、互救和应对各类突发公共事件的综合素质。

这其中，坚持以人为本是指要以人的生命健康为本，广大职工和群众既是我们保护的主体，也是我们搞好公共安全工作依靠的主体；其次，要依靠科学，依靠民主，依靠法制；再次，要加强培训教育，提高人的综合素质。此外，在处置突发事件的全过程中，还必须要坚持救人第一，并避免发生次生事故，注意人的安全。

9.1.4 应急救援体系的概念与运行

9.1.4.1 应急救援体系的概念

应急救援体系是指国家层面处理紧急事务或突发事件的行政职能及其载体系统，是政府应急管理的职能与机构之和。加强应急管理体系建设，就要根据突发事件或危机事务，把握并设定应急职能和机构，进而形成科学、完整的应急管理体制。应急救援体系要求必须是"平时—战时"一体化的全过程管理，要动用全社会各种资源和力量，协同作战，对各种可能发生的紧急事务或突发事件要制定出具有指导性、操作性、可调性预案，并有良好地机制保障。

应急救援的基本任务，包括：

一是立即组织营救受害人员、组织撤离或者采取其他措施保护危害区域内的其他人员（首要任务，也是降低伤亡损失的关键）。

二是迅速控制事态，并对事故造成的危害进行检测、监测，测定事故的危害区域、危害性质及危害程度（重要优先任务）。

三是消除危害后果，做好现场恢复。

四是查清事故原因，评价危害程度。

应急救援体系的标准化结构，如图9-6所示。

应急救援体系是现代工业化发展的必然产物。自20世纪70年代以后，工业发达国家安全事故和灾害的发生频度、危害程度的加剧，认识上的提高，成为整个国家危急处理的重要组成部分。世界上各主要发达国家的应急救援体系有：

（1）美国：国土安全部——前身为联邦紧急管理署（FEMA）独立直接向总统负责，全面负责事关国家安全的应急事务，下设国家应急反应队，联邦和各州均设有应急救援委员会。

（2）俄罗斯：联邦紧急事务部。直接向总

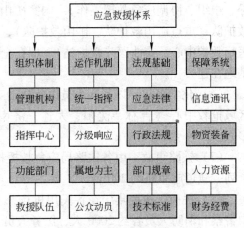

图9-6 标准化应急救援体系

统负责，负责全联邦应急救援统一指挥和协调。以中心城市为依托，下设9个区域性中心，负责89个州的救灾工作。各区域和州设有指挥控制中心。

（3）日本：在内阁设立危机管理总监——国土厅"中央防灾会议"。由首相担任会长，负责管理全国的综合减灾工作，负责应对全国的自然灾害，并新增设了一名负责防灾工作的大臣。

（4）英国：设立非军事意外事件秘书处。

我国应急救援体系正处于建立和发展阶段，目前担任此项工作任务的主要是各级政府相关职能部门，如安全生产监督部门和各专业应急救援队伍，由于相对于发达国家起步较晚，尚待进一步加强与完善统一指挥和协调。专门行政机构，国务院安全生产委员会办公室，国家安全生产监督总局、国家煤矿安全监督局。应急救援机构和队伍包括公安消防、核事故、森林火灾、海上搜救、矿山、化学事故、铁路事故、民航应急救援体系。

我国现有重大事故救援体系包括：

（1）公安消防。特点是：部队建制，地方事权，分布点密，昼夜备勤，反应迅速，专业性强。截至2012年，全国约有12万消防官兵、2600个消防中队，特勤消防共47个大队和279个中队。由各级公安部门的消防局负责调动和领导，跨省行动由公安部负责协调。

（2）核事故。三级管理体系：国家核事故应急协调委员会，国防科学技术工业委员会、省核事故应急委员会，核电厂营运单位应急指挥部。四级响应：应急待命、厂房应急、厂区应急、厂外应急。

（3）森林火灾。按国家、省、市、县分层次组建。国家林业局防火办，省、市、县设森林防火指挥部（林业局）、武警森林部队（近20000人，7个总队，接受武警森林部队指挥部和国家林业局双重领导）、省、市森林消防队伍（经费由当地政府承担）。

（4）海上搜救。特点是：全天候值班待命。中国海上搜救中心（交通部海事局）受国务院、军委的领导、沿海十一省级搜救中心，下设搜救分中心、长江搜救中心。专业救援力量：北海、东海、南海三大救助局，经费由国家承担。

（5）矿山事故。国家矿山应急救援委员会（在国家安全生产监督总局领导下负责指导、组织、协调应急救援工作）。国家矿山救援指挥中心。应急队伍：救护队（区域矿山救护队、重点矿山救护队、矿山救护队），医疗队（国家矿山医疗救护中心、区域和重点医疗救护中心、企业医疗救护站）。拟在全国建立13个区域矿山救援基地（3个非煤救援基地在建）。

（6）化学事故。以开展人员医疗救治工作为主。依托于化工企业职业病防治院的八个区域抢救中心（吉林、沈阳、大连、济南、青岛、上海、株洲、天津等城市），约150多人。

（7）铁路事故。由各铁路局应急救援机构承担。救援人员约4千多人，救援列车170余列，轨道起重机约200台。

（8）民航。主要集中在各民用机场，多以消防队形式存在。公安警察2500多人，空中警察和消防人员各约2000人，医务人员1400多人，机场专用消防车120多辆，机场辅助消防车60多辆。

9.1.4.2 应急救援体系的运行

A 应急救援体系的运行过程

突发事件应急管理实际上体现的是我们应急管理能力和水平。应急救援体系的运行过程分为五个步骤（预警、识别、培训、实施、后处理），九个环节和过程，如图 9-7 所示。

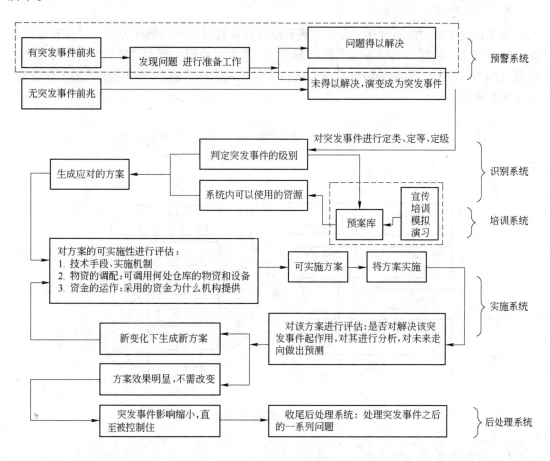

图 9-7 应急救援体系的运行过程

这九个环节和过程分别是：

（1）监测预警（红、橙、黄、蓝四级预警）。

（2）信息报告（非常重要，最大问题），其基本原则："三敏感"（时间、地点、事件），"四早"（早发现、早报告、早控制、早解决）。

（3）决策指挥，要求快速反应，科学决策（时间就是生命，灾情就是命令，先多后少，先近后远，先易后难，先轻后重，医务优先）、统一指挥，综合协调、属地为主，条块结合、灵活机动，经济高效。

（4）危机沟通（群众、媒体，快速、准确、权威、多元、合作）。

（5）社会动员（疏散撤离）。

（6）恢复重建（灾害保险、心理危机干预）。

（7）调查评估（客观公正、科学正面、公开透明、目标合理）。

（8）应急保障（合理布局、资源共享、制度规范、动态更新）。

（9）预防准备（排查风险、培养意识、储备资源、培训演练）。

不同突发事件在实际操作上因受主客观条件的限制，并非都涵盖了各个环节和过程。

B　应急救援体系的机制设计

应急救援体系的机制设计，需要对现有应急救援机制调研、利弊分析，对现有信息收集系统（网络、信息、共享条件等等）调研。应急管理组织一般平时采用以政府为主体的虚拟（网络）结构，战时采用以政府为核心的直线式结构。应急管理组织平战工作流程，如图9-8所示。

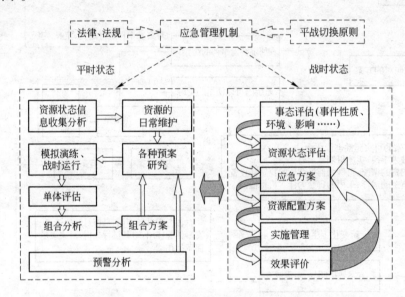

图9-8　应急管理体制平战工作流程图

C　应急救援体系的响应

重大事故应急救援体系应根据事故的性质、严重程度、事态发展趋势和控制能力实行分级响应机制，对不同的响应级别，响应的明确事故的通报范围、应急中心的启动程度、应急力量的出动和设备、物资的调集规模、疏散的范围、应急总指挥的职位等。

典型响应级别通常可分为3级，如图9-9所示。响应过程综合图，如图9-10所示。

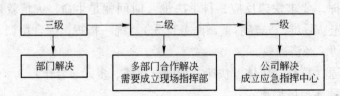

图9-9　典型响应级别分级图

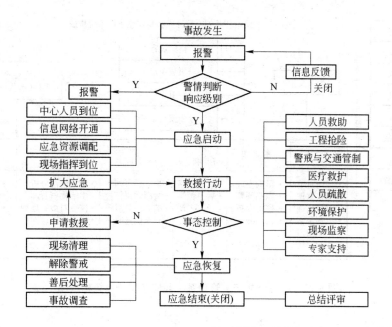

图 9-10 应急响应过程综合图

D 应急救援的体系组织建设

目前，我国的应急救援体系已经基本建立。应急救援体系的组织框架，如图 9-11 所示。

指挥调度系统是应急管理体系的"大脑"，是体系中的最高决策机构，其他四个为支持系统。即处置实施系统、资源保障系统、信息管理系统、决策辅助系统。

指挥调度系统是应急管理的最高决策者，负责应急管理的统一指挥，给各支持系统下达命令，提出要求。

处置实施系统是对"指挥调度系统"形成的预案和指令进行具体实施的系统。负责执行"指挥调度系统"下达的命令，完成各种应急抢险任务。

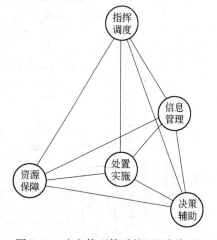

图 9-11 应急管理体系的组织框架图

应急管理的保障系统：主要工作有应急资源的储存、日常养护、在"决策辅助系统"协助下进行资源评估负责应急资源调度等。

决策辅助系统是在"信息管理系统"传递的信息基础之上，对应急管理中的决策问题提出建议或方案，为"指挥调度系统"提供决策支持。主要工作是预警分析、预案选择、预案效果评估、资源调度方案设计等。

根据应急救援体系的组织框架，构建的城市公共安全管理与应急救援支持系统以及企业的应急救援体系组织结构，分别如图 9-12 和图 9-13 所示。

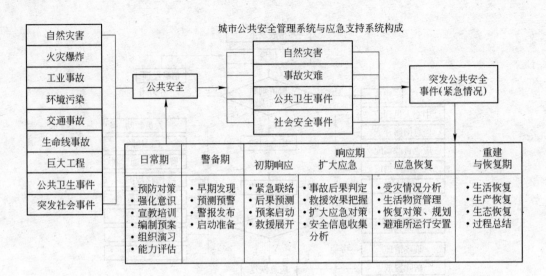

图 9-12 城市公共安全管理系统与应急支持系统构成图

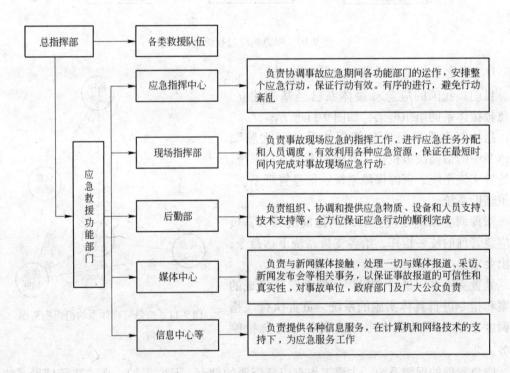

图 9-13 企业应急救援组织体系图

9.2 应急预案及应急预案的编制

孔子言：事前定，则不困；行前定，则不疚；道前定，则不穷。凡事，预则立，不预则废。

9.2.1 应急预案的概念

应急预案，也称为应急处理预案、应急处置预案、应急救援预案等，是针对可能的重大事故或灾害，为保证迅速、有序、有效地开展应急救援行动，尽可能地降低事故导致的人员伤亡、财产损失和环境破坏，在事故后果和应急能力分析的基础上，预先制定的有关计划或方案，包括在应急准备、应急行动和现场恢复等方面所做的具体安排。

2005年4月，国务院作出《关于实施国家突发公共事件总体应急预案的决定》，相继发布了《国家突发公共事件总体应急预案》，以及25个专项应急预案和81个部门应急预案。其中安全生产方面发布了1个专项应急预案和7个部门应急预案，分别是：《国家安全生产事故灾难应急预案》、《矿山事故灾难应急预案》、《危险化学品事故灾难应急预案》、《陆上石油天然气储运事故灾难应急预案》、《陆上石油天然气开采事故灾难应急预案》、《海洋石油天然气开采事故灾难应急预案》、《冶金事故灾难应急预案》和《尾矿库事故灾难应急预案》。

一个完善的应急预案，应满足以下几点要求：

（1）应急预案要有针对性。具体包括：1）针对重大危险源；2）针对可能发生的各类事故；3）针对关键的岗位和地点；4）针对薄弱环节；5）针对重要工程。

（2）应急预案要有科学性。

（3）应急预案要有可操作性。

（4）应急预案要有完整性。具体包括：1）功能（职能）完整；2）应急过程完整；3）适用范围完整。

（5）应急预案要合法合规。

（6）应急预案要有可读性。具体包括：1）易于查询；2）语言简洁，通俗易懂；3）层次及结构清晰。

（7）应急预案要相互衔接。

9.2.2 预案编制的法律法规依据

近年来，事故突发，使得应急法制建设迫在眉睫。首先应急法制建设是政府应急管理的行为依据。迁移、征用物资、隔离等强制性手段必须有合法性基础。在紧急状态下，权力更容易被滥用，公民的权利更容易受到侵犯，应急法制发挥限制和保障作用。

1998年10月5日我国签署的《公民权利和政治权利国际公约》规定了三个原则：

（1）比例原则：对人权的克减是有限度的，紧急状态下必需的。

（2）非克减原则：生命权，酷刑和奴役豁免权，刑事追诉豁免权。

（3）非歧视原则：种族、性别等不能成为克减人权的理由。

2007年8月30日出台《中华人民共和国突发事件应对法》，该法案保障紧急行政权、维护公共秩序，又保障公民的基本人权、维护公众自由。同时，又出台了国务院关于全面加强应急管理工作的意见（国发［2006］24号），国家安监总局《生产安全事故应急预案管理办法》第17号令，《生产经营单位安全生产事故应急预案编制导则》（AQ/T 9002—2006），《生产经营单位生产安全事故应急预案评审指南（试行）》安监总厅应急［2009］73号，《生产安全事故应急演练指南》（AQ/T 9007—2011）。

在安全生产法明确规定了从业人员权利和义务。权利包括：

（1）知情权：有权了解作业场所和工作岗位存在的危险因素，防范措施及应急措施。

（2）建议权：有权对本单位的安全生产工作提出建议。

（3）批检控权：有权对安全生产工作中存在的问题提出批评、检举、控告。

（4）拒绝权：有权拒绝违章指挥和强令冒险作业。

（5）紧急避险权：发现直接危及人身安危时，有权停止作业或撤离作业场所。

（6）伤亡求偿权：生产安全事故受到损害时依法享有工伤社会保险和获得赔偿的权利。

（7）获劳动防护用品的权利：遵守安全规章制度和操作规程，正确佩戴和使用劳保用品。

（8）受教育权：掌握工作所需的安全生产知识和职业技能。

从业人员的义务包括：

（1）遵章守纪的义务。严格遵守本单位的安全生产规章制度和操作规程，服从管理，正确佩戴和使用劳动防护用品。

（2）接受安全生产教育和培训的义务。掌握本职工作所需要的安全生产知识，提高安全生产技能，增强事故预防和应急处理能力。

（3）报告事故隐患的义务。从业人员发现事故隐患和其他不安全因素时，应立即向现场安全生产管理人员或本单位负责人报告，接受报告的人应及时予以处理。

9.2.3　危机发生的定律

应急预案应尽可能地消除各种"不确定性"。制订应急预案的两个基本假设：一是假设存在的问题会引发何种事件，二是假设有人犯错会导致何种后果。针对这两个假设，存在两个基本定律：

定律一：只要问题存在，风险永远存在。

"海因里希法则"说明大多数危机都是一个演进过程，先是由失误形成隐患，然后由隐患形成危机的苗头，再由苗头演变成危机。

应急管理必须在不急的时候开始做起，通过问题分析和缺陷分析，扫描危机的易发部位和频发部位，有针对性地制定预案，加强制度性的防范、常态化的管理，尽可能做到"无急可应，有急能应。"记住：细节决定成败！

定律二：只要人犯错，危机就难以避免。

墨菲定律表明：会出错的，终将会出错。如果事情有两种或两种以上的选择，其中一种选择将导致灾难，非常遗憾，往往有人偏偏会做出这种选择。

在紧急状态下，人们的行事规则容易受到最先行为者的带头作用的影响，从而形成"紧急规范"。"紧急规范"一旦产生，就会对其他人的行为起到导向作用。因此，面对突发事件，形成正确的第一反应将非常重要！

应急管理要求"第一反应"不能出错。面对突发公共事件，相关组织应该成为"紧急规范"的首创者和实施者，通过正确的"紧急规范"影响公众的行为，令公众同心协力，步调一致，共同战胜危机。例如，汶川大地震中的最牛学校。四川安县桑枣中学的校长叶志平，从2005年起，每个学期组织一次全校紧急疏散演习，最快的一次，1000名学生全部从教学楼撤离只用了 46 秒。汶川大地震发生时，桑枣中学全校师生在 1 分 36 秒内全部从教学楼安全撤离到操场，2323 名学生和 98 名老师无一伤亡！由此可见，不要把危机管理建立在侥幸的心理上！

9.2.4 预案的构成要素

事故应急救援预案一般包括八大部分和 28 个要素，如图 9-14 所示。

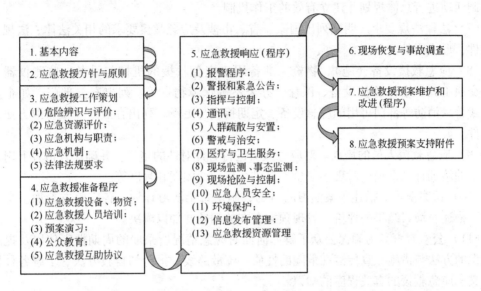

图 9-14 应急救援预案应该具备的八大部分和 28 个要素

（1）基本内容，包括：

1）应急预案发布令：宣布预案生效，做好各项应急准备。

2）应急机构署名页：应急相关部门及负责人签名。

3）预案分发记录页：预案接收部门签字。

4）预案修改记录页：修改人签字。

5）术语与定义等。

（2）方针与原则。阐明应急救援的方针与原则，如保护人员安全优先，防止和控制事故蔓延优先，保护环境优先。以预防为主、常备不懈、高效协调以及持续改进的思想。列出应急预案所针对的事故（或紧急情况）类型、适用的范围和量化的救援目标。

（3）危险辨识与评价。确认可能发生的灾害类型、地点、确定灾害影响范围及可能影响的人数，重要危险源的数量及分布，根据火灾种类和后果严重度，确定预案编制的级别、地理、人文（人口）、气象等信息、城市消防布局及交通情况，可能影响应急救援的不利因素等，形成附件。

（4）应急资源评价。分析和评价目前企业和社会应急活动中可以使用或可以调动的消防资源，包括应急力量（人员）、应急设备（施）、物资等；基本应急装备，如通讯工具、交通工具、照明工具、防护工具、专用应急救援装备，如消防、医疗等，形成附件。

（5）应急机构与职责。明确应急救援过程中各个特定任务的负责机构及其职责、明确应急反应总负责人，以及各部门的负责人及其职责、本区域以外能提供援助的有关机构职责、明确政府和企业在灾害应急中各自的职责、形成附件。特定任务包括应急管理和应急救援指挥中心、专业救援队伍、报警、通讯保障、救援设备和物资保障、警戒与治安、人群疏散、医疗、信息发布与公共关系、救援专家组等。

(6) 应急机制。按灾害的严重程度建立分级响应机制和程序、统一领导、统一指挥、分级响应、资源共享、全体参与、预测预警机制、应急决策协调机制、应急公众沟通机制、应急社会动员机制、应急资源征用机制、责任追究机制等，对各应急机构的应急行动与协调活动进行总体规划并建立有效的工作机制。

(7) 法律法规要求。明确列出国家、省、市涉及应急救援要求的相关法律、法规、标准文件，形成附件。

(8) 应急救援设备（施）、物资。准备用于应急救援的机械与设备、监测仪器、材料、交通工具、个体防护设备、医疗、办公室等保障物资等。列出有关部门，如企业现场、武警、消防等部门可用的应急设备、定期检查与更新。列出存放地点及获取方法，形成附件。

(9) 应急救援人员的培训。对应急人员进行有针对性的培训，并确保合格者上岗、描述每年的培训计划，描述对现场应急人员进行培训的频度和程度等。

(10) 预案演习。描述预案演习的目的，制定每年演习计划，各应急方参加预案模拟演习，描述对演习结果的评价，发现预案存在的问题并加以解决。

(11) 公众教育。为确保公众了解如何面对应急情况所采取的周期性宣传以及提高安全意识的方法与措施。宣传潜在危险的性质、疏散路线、报警和自救方法、了解各种警报的含义、应急救援的有关程序的知识。

(12) 应急救援互助协议。描述与临近企业、消防、医疗、检测、武警、临近城市或地区建立的互助协议、社会专业技术服务机构、物资供应企业的互助协议、形成附件。

(13) 报警程序（由下到上）。确定报警的机构及原则、确定报警方式，如电话、警报器等。确定24h与政府主管部门的通讯、联络方式、制定报警信息单，详细记录事故情况，如火灾地点、类型、燃烧物质、伤亡情况、影响范围、事态控制情况等。

(14) 警报和紧急公告（由上到下）。警报和紧急公告的机构和标准原则，明确向公众报警的标准、方式、信号等，应明确各种警报信号的不同含义，协调警报器的使用及每个警报器所覆盖的地理区域，重要的公告信息（包括健康危险、自我保护、疏散路线、医院等），特殊情况下警报，包括警报的盲区、特殊需要的人群及地点、使用机动方式协助发出警报或逐家通报等。制定标准化或填空式公告样本。

(15) 指挥与控制。建立协调总指挥、现场应急抢险指挥、建立现场指挥、协调和决策程序，对火灾进行初始评估，确认紧急状态，有效地确认响应级别（一级，二级，三级响应等）和抢险救援行动指令，确定重点保护区域和应急行动的优先原则，指挥和协调现场各救援队伍的救援行动，合理高效地使用应急资源等。

(16) 通讯。应建立应急救援过程中保证各部门通讯网络畅通的程序、规定所需的各类通讯设施，确保通讯器材完好、维护通讯系统、设立备用通讯系统。

(17) 人群疏散与安置。确定实施疏散的紧急情况，明确可授权发布疏散居民指令的机构和负责人，预防性疏散准备，疏散区域，疏散距离，疏散路线，安全庇护场所的规定，应考虑疏散人群的数量，需要的疏散时间，可利用的时间，风向等环境变化，老弱病残等特殊人群的疏散问题等。做好疏散人群的生活安置，保障条件。明确负责执行和核实疏散居民（包括通告、运输、交通管制、警戒）的机构。核查疏散人数，记录疏散情况。临时安置场所的管理和运转负责部门。临时安置场所的食品、水、电力、医疗、消毒、治安等的安排。临时安置场所的标志。

（18）警戒与治安。确定警戒的机构和职责。应制定火灾现场警戒和管制程序，保障救援队伍、物资运输和人群疏散等的畅通。交通管制、路口封锁、指挥中心警戒、火灾现场警戒、制定对特殊设施和人群的安全保护措施（如学校、幼儿园、残疾人等）。确定决定终止保护措施的情况和规定。

（19）医疗与卫生服务。医疗资源的数量、规定紧急医疗服务的组织，伤员的分类救护和转送方法。抢救药品、医疗器械。消毒、解毒药品等。急救点设置，死亡认定与处置，医疗人员应经过培训并掌握对火灾受伤人员的正确治疗方法等。

（20）现场监测、事态监测。建立对火灾现场及场外监测和评估的程序，为现场的救援决策提供支持。现场监测包括火灾的规模，事态的发展趋向、伤亡情况、危险物质的浓度及扩散状况等。

（21）现场抢险与控制。现场抢险的目标和原则，操作程序，人员的要求，物资、设备的要求。针对特殊的风险如危险化学品事故、火灾等，需进一步制定详细的抢险程序和方案，包括使用特殊的应急救援人员、专家、技术、方法、材料、设备等手段达到控制和消除事故目的。

（22）应急人员安全。为保证应急人员在抢险中免受伤害，应建立进入和离开火灾现场的相关程序，保证其安全。内容包括进入和离开现场的标准程序，进入和离开现场的报告规定，进入和离开现场的登记规定，应急救援人员的清点规定，消毒程序，安全与卫生设备的正确配备，个人安全预防措施等。

（23）环境保护。对可能使环境造成严重影响的火灾，应建立环境保护程序。控制环境污染扩大的方案，及时清除污染、对环境污染水平的监测，对可能对公众健康造成损害的污染通告等。

（24）信息发布管理。明确应急救援过程中对媒体和公众接触的机构和发言人，准确发布火灾信息、明确信息发布的审核、批准程序和格式、准确通告火灾发生、救援及人员伤亡情况、为公众了解防护措施、查找亲人下落等有关问题提供咨询服务。

（25）应急救援资源管理。应制定应急救援过程中各种应急资源供给程序，保证应急资源及时合理的调配与高效使用，内容包括应急资源供给的机构，应急资源调用指令的响应，应急资源供给的记录，应急资源快速运抵现场的要求，应急设备的及时回收与清点等。

（26）现场恢复与事故调查。应制定现场恢复程序，保证避免现场恢复过程中不发生危险。开展事故原因调查，掌握第一手材料和证据。内容包括明确决定终止应急，恢复正常秩序的机构和负责人。宣布应急取消的程序，恢复正常状态的程序，现场清理和环境影响区域的污染消除与连续检测要求，火灾调查与后果评价。

（27）应急预案维护和改进。应建立应急预案制定、修改（修订）、审核、批准和发放的程序，保证预案的及时更新和有效性、应经常检查和修改的信息。应急人员的身份和电话，高层楼宇中易燃品的名称、数量、性质及所处位置，楼内通道、周边交通的变化，应急服务组织，应急资源的变更等。根据演习中发现和存在的问题，不断修订完善应急预案的内容。

（28）支持附件。包括危险分析附件，危险研究方案，预防控制措施，灾害保险方案，通讯联络附件，法律法规附件，应急资源附件，教育、培训、训练和演习附件，技术支持附件（危化品数据库等），互助协议附件，技术专家附件，各种表单，其他支持附件。

9.2.5　应急救援预案的编制

应急预案的编制，应包括编制该应急预案的方针与原则、应急策划、应急准备、应急响应、现场恢复、预案管理与评审改进等六个方面的主要内容（核心要素）。编制应急预案的一般流程，如图9-15所示。

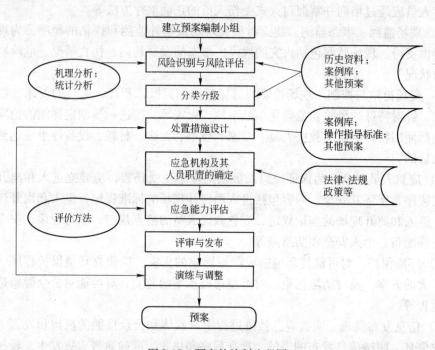

图9-15　预案的编制流程图

通常，编制应急预案的基本步骤如下。

9.2.5.1　成立应急救援预案编制小组

预案编制小组代表来自安全，环保，操作和生产，保卫，工程，技术服务，维修保养，医疗，环境，人事等部门。此外，小组成员也可以包括来自地方政府社区和相关政府部门的代表。

9.2.5.2　资料收集和初始评估

（1）资料收集。编制小组的首要任务就是收集制定预案的必要信息并进行初始评估，包括适用的法律、法规和标准，企业安全记录、事故情况，国内外同类企业事故资料，地理、环境、气象资料，相关企业的应急预案等。初期，编制小组的工作可分为三部分，即：危险辨识、后果分析和风险评价，明确人员和职能，明确需要的资源。

（2）应急反应能力分析。为了准确策划应急预案的编制目标和内容，应开展危险分析和应急能力评估工作。为有效开展此项工作，预案编制小组首先应进行初步的资料收集，包括相关法律法规，应急预案，技术标准，国内外同行业事故案例分析，本单位技术资料，重大危险源等。

（3）编制应急救援预案的注意事项。预案的主要部分是整体反应策略和应急行动，还要有足够的灵活性，以适应随时变化的实际紧急情况。预案应包括至少六个应急反应要素，包括应急资源的有效性，事故评估程序，指挥、协调和反应组织的结构，通报和通讯联络程序，应急反应行动，培训、演习和预案保持。

9.2.5.3　危险辨识与风险评价

危险辨识与风险评价是编制应急预案的关键，所有应急预案都是建立在风险评价的基础之上的。

（1）危险辨识与风险评价主要包括以下几个步骤：1）资料收集；2）危险危害因素辨识与分析；3）风险分级；4）提出降低或控制风险的安全对策措施。

（2）危险辨识方法。危险辨识就是找出可能引发事故导致不良后果的材料、系统、生产过程或场所的特征。要进行材料性质分析，生产工艺和条件，相互作用矩阵分析法，利用安全评价和分析方法。危险辨识过程中，应坚持"横向到边，纵向到底，不留死角"的原则，对存在的危险危害因素进行辨识与分析。这些因素包括厂址及环境条件，厂区平面布局，建（构）筑物，生产工艺过程，生产设备、装置。

（3）重大危险因素与危害因素的辨识。重大危险、危害因素是指能导致重大事故发生的危险、危害因素。目前，国际上已习惯将重大事故特指为重大火灾、爆炸、毒物泄漏事故。1993年，国际劳工组织（ILO）通过的《预防重大事故公约》中，定义重大事故为"在重大危险设施内的一项生产活动中突然发生的，涉及一种或多种危险物质的严重泄漏、火灾、爆炸等导致职工、公众或环境急性或慢性严重危害的意外事故。

（4）危险辨识注意事项。1）危险、危害因素的分布；2）伤害（危害）方式和途径；3）主要危险、危害因素；4）重大危险、危害因素。

（5）危险辨识结果。

（6）风险评价。风险评价，也称安全评价，是对系统发生事故的危险性进行定性或定量分析，评价系统发生危险的可能性及其严重程度，以寻求最低的事故率、最少的损失和最优的安全投资效益。常用的危险评价方法可分为定性评价方法、指数评价方法、半定量评价方法和概率风险评价方法等几大类。

9.2.5.4　评价能力与资源

（1）危险分析与应急能力评估，具体包括：

1）危险分析。危险分析是应急预案编制的基础和关键过程。在危险因素辨识分析，评价及事故隐患排查，治理的基础上，确定本区域或本单位可能发生事故的危险源、事故的类型、影响范围和后果等，并指出事故可能产生的次生、衍生事故，形成分析报告，分析结果作为应急预案的编制依据。

2）应急能力评估。应急能力包括应急资源（应急人员、应急设施、装备和物资），应急人员的技术，经验和接受的培训等。它将直接影响应急行动的快速、有效性。应急能力评估就是依据危险分析的结果，对应急资源的准备状况充分性和从事应急救援活动所具备的能力评估，以明确应急救援的需求和不足，为应急预案的编制奠定基础。

制订应急预案时应当在评估与潜在危险相适应的应急能力的基础上，选择最现实、最有效的应急策略。

（2）人员和职员的确定。正确实施应急预案必须要明确职责，特别是什么时候由谁来指挥。编制小组可根据企业正常生产管理系统职位来分配紧急时的任务，这样能减少培训以保证紧急时正确指挥。

编制小组应该认真审查领导的能力和在休假时的指挥系统，要保证负责人员经过良好培训，能够在高级指挥人员到来之前应对局势。最常见的紧急时刻实施的重要应急功能是通讯和外部关系联络，包括媒体、消防与营救，物质泄漏控制，工艺和公用设施，工程措施，环境状况，医疗救护，安全保障，后勤保障，行政管理。

（3）应急资源的评估。本阶段，编制小组要评价企业在紧急情况下具有的资源和控制紧急事故的人员，报警要求有良好的系统，应急时使用的通讯设备是至关重要的，应急时所需要的设备类型。

9.2.5.5 应急反应组织的建立

应急预案的一个最重要的目的是建立应急反应组织，能在紧急时刻，在最短的时间内及时部署完毕。应急反应组织的建立，内容包括：

（1）最初反应组织。最初协调应急行动的责任一般由当班经理负责。最初阶段，当班经理要临时担任企业应急总指挥的功能。职责分配要预先明确，而不是等到紧急时刻再开始。

（2）全体应急反应组织。

（3）企业应急总指挥。企业应急总指挥的职责为分析紧急状态和确定相应报警级别，指挥、协调应急反应行动，与企业外应急反应人员、部门、组织和机构进行联络，直接监察应急操作人员的行动，保证现场和企业外人员安全，协调后勤方面以支援反应组织。

企业应急总指挥的职能可由企业总经理担任，企业应急总指挥的主要功能是总体指挥，大量实际反应和协调任务主要由负责生产或安全的副总指挥执行，因为他更具有技术、经验和更熟悉应急反应操作。

企业应急总指挥是分配给企业组织内的工作职位，而不是某个人。所有应急职位特别是企业应急总指挥应该有代理人，以便企业总经理或其他领导不在现场时代替履行职责。

（4）反应操作副总指挥。反应操作副总指挥的主要职责是协助企业应急总指挥组织和指挥应急操作任务，向企业应急总指挥提出应采取的减缓事故后果行动的对策和建议，保持与现场操作副总指挥的直接联络，协调、组织和获取应急所需的其他资源、设备以支援现场的应急操作。

（5）事故现场副总指挥。事故现场副总指挥是在直接事故现场最高级的应急反应组织指挥，主要职责是所有事故现场操作的指挥和协调，现场事故评估，保证企业人员和公众的应急反应行动的执行，控制紧急情况，现场应急行动与在应急指挥中心的反应操作副总指挥的协调。

9.2.5.6 选择合适类型的应急计划方案

（1）应急预案的组成。应急预案的具体组成主要包括准备程序、基本应急程序、特殊危险应急程序等内容。

（2）准备程序。准备程序是整个应急预案的第一部分内容，主要论述针对事故应急行动所需采取的应急准备。准备程序又包含以下若干子程序：

1）评审程序。包括横向回顾和纵向回顾。

2）明确应急责任程序。该程序对事故应急者的职责做了一个简单说明，即总指挥来自应急指挥中心，事故现场指挥者来自事故现场指挥中心，公共关系代表来自媒体中心，支持人员来自技术支持机构，包括安全人员、环境工作者、医疗人员等，信息管理人员来自信息管理部门。

3）应急资源和应急能力评价程序。应急资源包括应急人员和应急设备，分为现场应急设备和场外应急设备，应急能力包括内部应急能力和外部应急能力。

4）培训程序。培训的效果好坏是整个应急预案能否成功得到实施的关键性因素，必须包括灭火器的使用以及灭火步骤的训练，个人防护措施，对潜在事故的辨识，事故报警，紧急情况下人员的安全疏散。

5）训练与演习程序。包括测试预案和程序的充分程度，测试应急培训的有效性和应急人员的熟练性，测试现有紧急装置、设备和其他资源的充分性，提高与现场外的事故应急部门的协调能力，通过训练来判别和改正预案和程序中的缺陷，要实际开展应急演习，必须制定完整的演习计划，做好演习中所有管理部门的准备工作，现场外的应急队员与应急部门的准备。

（3）基本应急程序，包括：

1）报警程序。在发生紧急情况或突发事故的过程中，任何人员都有可能发现事故或险情，此时他们的首要任务就是向有关部门报警，提供事故的所有信息，并在力所能及的范围内采取适当应急行动。在具体执行报警操作时，应该根据事故的实际情况，决定报警的接受对象即通告范围。

2）通讯程序。通讯程序描述在应急中可能使用的通讯系统，以保证应急救援系统的各个机构之间保持联系，程序中应考虑下列通讯联系：

应急队员之间，事故指挥者与应急队员之间，应急救援系统各机构之间，应急指挥机构与外部应急组织之间，应急指挥机构与伤员家庭之间，应急指挥机构与顾客之间，应急指挥机构与新闻媒体之间。

3）疏散程序。疏散程序主要内容是从事故影响区域内疏散的必要行动。疏散程序应该说明疏散的操作步骤及注意事项并确定由谁决定疏散范围，还应告知给被疏散人员疏散区域所使用的标识与具体的疏散路线，在疏散程序中还应针对受伤人员的疏散制定特殊的保护程序。该程序的补充包括提供事故现场区域的路线地图、危险区的标注、可供人员休息或隐蔽的掩体。

4）交通管制程序。交通管制程序主要包括警戒，约定的交通管制，快速交通管制。

5）恢复程序。当事故现场应急行动结束以后，应该开展的最紧迫工作是使事故中一切被破坏或耽搁的人、物和事得到恢复，进入正常运作状态。恢复所需时间的长短一般取决于受损程度，人员、资源、财力的约束程度，有关法规的要求，气象条件和地形地势等其他因素。

（4）特殊危险应急程序。特殊危险应急程序是主要针对具体事故以及特殊条件下的事故应急而制定的指导程序。其具体的程序内容根据不同的事故情况而定，通常除了包括基本应急程序的行动内容以外还应该包括特殊事故的特殊应急行动内容。

存在有毒、有害、易燃、易爆物质的企业常发生的事故是，危险品的泄漏及其引发的火灾、爆炸等，在特殊的情况下也可能会遭遇台风、洪水等自然灾害的侵袭。

9.2.5.7 编制各级应急计划

针对可能发生的事故，结合危险分析和应急能力评估结果等信息，按照《国家突发公共事件总体应急预案》，《省（区，市）人民政府突发公共事件总体应急预案框架指南》（国办函〔2004〕39号），《生产经营单位安全生产事故应急预案编制导则》（AQ/T 9002—2006）等有关规定和要求编制各级应急预案。

应急预案编制过程中，应注重编制人员的参与和培训，充分发挥他们各自的专业优势，使他们均掌握危险分析和应急能力评估结果，明确应急预案的框架，应急过程行动重点以及应急衔接，联系要点等。同时，编制的应急预案应充分利用社会应急资源，考虑与政府应急预案、上级主管单位以及相关部门的应急预案相衔接。

9.2.5.8 应急预案的评审与发布

（1）应急预案的评审。为确保应急预案的科学性、合理性以及与实际情况的符合性，应急预案编制单位或管理部门应依据我国有关应急的方针、政策、法律、法规、规章、标准和其他有关应急预案编制的指南性文件与评审检查表，组织开展应急预案评审工作，取得政府有关部门和应急机构的认可。

（2）应急预案的发布。重大事故应急预案经评审通过后，应由最高行政负责人签署发布，并报送有关部门和应急机构备案。应急预案编制完成后，应该通过有效实施确保其有效性。应急预案实施主要包括应急预案宣传、教育和培训，应急资源的定期检查落实，应急演习和训练，应急预案的实践，应急预案的电子化，事故回顾等。

在编制预案中应当注意：1）应急预案的编制必须基于城市重大事故风险的分析结果、城市应急资源的需求和现状以及有关的法律法规要求；2）编制预案时应充分收集和参阅已有的应急预案，尽可能地减小工作量和避免应急预案的重复和交叉，并确保与其他相关应急预案的协调和一致性；3）在编制和检查预案时，应考虑组织是否合理，是否具有连续性、一致性和兼容性。

在预案制定的过程中，通常存在如下几个误区：

（1）事故应急救援预案内容制定不细。主要表现在对救援力量部署、救援方案、注意事项等方面的内容模糊、混乱不清。在救援力量进退路线的安排部署上，有救援路线、无退防路线。交代了各救援力量的任务分工，却忽视了相互间的救援协同。在救援方案上，通常是只选定了救援方式，却没有对救援现场进行估算。注意事项上没有做到根据单位具体性质提出，而是千篇一律。

（2）事故应急救援步骤制定格式化。现场、现场救人采取什么样的方法、救援时哪些人利用哪个救援工具等像这样的问题布置得太具体，看起来就像是在演戏。从而忽略了事故现场瞬息万变的发展规律和计划指挥与临场指挥的关系，失去了实际意义。

（3）事故现场设定过于简单。事故设定是预案制定的关键环节之一，对救援力量部署、施救对策等内容起着决定的作用。如果事故设定过于简单，如只确定一个事故点或是不设置事故发展变化中易引起的次生灾害（如危化品的燃烧、压力容器的爆炸、建筑物的倒塌、人员连续伤亡、被困情况变化等），整个预案就显得过于简单，没有起到做好打大仗、打硬仗、打恶仗的准备作用，对平时的应急救援训练工作的指导意义也就不强。

（4）制定预案时侧重点不突出。同样是在制定同一个事故的应急救援预案过程中，应急办和单位在制定时如果把握不好出发点，没有侧重，重点不突出，出现雷同，甚至是"拿来主义"。应急办和单位预案基本一个样，那预案就失去了具体的指导意义。

9.3 预案的演练与评估

9.3.1 预案的演练

9.3.1.1 演练的概念与意义

演练是指按一定程式开展的救援模拟行为。演练是检验、评价和保持应急能力的重要手段。通过演练可以在事故真正发生前暴露预案和程序的缺陷，发现应急资源的不足（包括人力和设备等），改善各应急部门、机构、人员之间的协调，增强公众应对突发重大事故救援的信心和应急意识，提高应急人员的熟练程度和技术水平，进一步明确各自的岗位与职责，提高各级和各部门预案之间的协调性，提高整体应急反应能力。

9.3.1.2 演练的形式

演练一般分为桌面演练，功能演练，全面演练。对突发事件，模拟训练，要注意演练不到位的法律责任风险。

（1）桌面演练。桌面演练是最常见的演练形式，因为这种方式不受场地限制，业务运行不受影响。桌面演练是指由应急组织的代表或关键岗位人员参加的，按照应急预案及其标准工作程序讨论紧急情况时应采取行动的演练活动。桌面演练的主要特点是对演练情景进行口头演练，一般是在会议室内举行。主要目的是锻炼参演人员解决问题的能力，以及解决应急组织相互协作和职责划分的问题。

桌面演练一般仅限于有限的应急响应和内部协调活动，应急人员主要来本地应急组织，事后一般采取口头评论形式收集参演人员的建议，并提交一份简短的书面报告，总结演练活动和提出有关改进应急响应工作的建议。桌面演练方法成本低，主要为功能演练和全面演练做准备。

（2）功能演练。功能演练是指针对某项应急响应功能或其中某些应急响应行动举行的演练活动，主要目的是针对应急响应功能，检验应急人员以及应急体系的策划和响应能力。

功能演练比桌面演练规模要大，需动员更多的应急人员和机构，因而协调工作的难度也随着更多组织的参与而加大。演练完成后，除采取口头评论形式外，还应向地方提交有关演练活动的书面汇报，提出改进建议。

（3）全面演练。全面演练针对应急预案中全部或大部分应急响应功能，检验、评价应急组织应急运行能力的演练活动。全面演练一般要求持续几个小时，采取交互式方式进行，演练过程要求尽量真实，调用更多的应急人员和资源，并开展人员、设备及其他资源的实战性演练，以检验相互协调的应急响应能力。

演练完成后，除采取口头评论、书面汇报外，还应提交正式的书面报告。

9.3.1.3 应急演习过程

应急演习一般包括演习前（准备阶段）、演习中（演习阶段）和演习后（后续总结阶段）三个基本过程。

A　演习准备阶段

内容包括确定演习日期，确定应急演习目标和演习范围，编写演习方案，确定演习现场规则，指定评价人员和演习评价方法，安排后勤，准备和分发评价人员工作文件，培训，讲解演习活动。

演习准备的具体内容，首先是选择应急演习目标，一般包括 18 个目标，即应急动员，指挥与控制，事态评估，资源管理，通讯，应急设施，装备与显示方式，警报与紧急公告，公共信息，公众保护措施，应急响应人员安全，交通控制，人员登记、隔离与消毒，人员安置，紧急医疗服务，24h 不间断运行，增援（省、自治区），事故控制与现场恢复，文件化与调查。

B　演习阶段

制定应急演习方案，内容包括应急演习方案的情景设计，应急演习事件与控制消息，如何增强演习方案的真实性，根据真实事件将有关信息纳入演习方案，使用道具或模拟材料。

演习方案涵盖内容很多，图 9-16 所示为雪灾的灾害链演化。

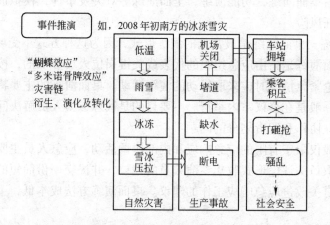

图 9-16　突发事件灾害链演化图

【案例分析 9-1】　2008 年南方雪灾回放：2008 年 1 月 10 日至 2 月 2 日，南方雪灾，引发了一系列的突发事件，雪灾已造成湖南、湖北、贵州、安徽等 10 省区 3287 万人受灾，倒塌房屋 3.1 万间。突如其来的暴雪灾害造成高速公路封道、车站旅客滞留、空港被迫关闭、通信线路不畅，贯穿南北的电气化大动脉也因断电而瘫痪，对华中电网、华东电网和南方电网等也造成重创，湘鄂粤、苏浙皖、云贵川等省区电力告急。雪灾还给农业特别是南方地区蔬菜和油菜籽的生产以及畜牧业、林业等带来了严重影响，由于断电等因素影响，部分工矿企业无法正常生产，也受到了严重影响。这次雪灾给我国经济造成了严重的损失，同时对物价带来了不小的冲击，使本已明显的通货膨胀问题雪上加霜，直接经济损失 1516 亿多元。灾情发生后，各级政府纷纷启动应急预案，全力开展抗灾救灾工作。应按以下规则实行：

（1）演习过程中所有通话必须以"这是一次演习"作为开头或结束语。

（2）参与演习的所有人员不得采取降低保证本人或公众安全条件的行动。

演习不要求承受极端的气候条件（不要达到可以称为自然灾害的水平）、高辐射或污染水平，演习不妨碍发现真正的紧急情况，应同时制订发现真正紧急事件时可立即终止、取消演习的程序，迅速、明确地通知所有响应人员从演习到真正应急的转变，还要设计公众卷入的问题。

（3）指定评价人员和确定演习评价方法。

演练实施过程，如图9-17所示。

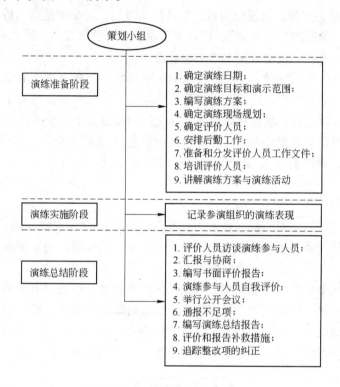

图9-17 演练实施过程图

【案例分析9-2】 2009年2月8日中午12时38分，一辆载有23.52t的液化石油的气罐车在番禺区市桥二桥桥底掉头时，罐体的阀门挂碰到限高龙门架，紧接着就发生泄漏并起火。

番禺区反应迅速，协调有序，措施得力，处置有效，4h后泄漏被控制，最终化险为夷。这与番禺区经常组织应急演练是分不开的。事情很巧，2007年番禺区进行的一次演练，就是处置石油气槽罐车泄漏的演练。这次事件过程几乎与演练的情景一样。

控制与失控之间有效沟通是危机控制的关键。突发事件应对中"做"和"说"的关系：

不做不说——恶劣，只说不做——糟糕，只做不说——保守，先做后说——谨慎，先说后做——愚蠢，边做边说，透明公正，则是积极、主动、聪明、有责任感的行为。

C 后续阶段

有效沟通可促使冲突化解，控制危机，处置效果好。危机处置过程中，要掌握危机传播沟通的四个"度",即态度、速度、尺度、梯度。

沟通态度影响一切。沟通的态度影响着沟通行为、沟通方式和沟通效果。态度表明当事人处理事件的价值取向和基本立场,公众不仅关注事件,也关注当事人的态度,不一定能够立即改变事情本身,但需要尽快影响和改变公众对事情的看法和态度。事件的走向和结果往往取决于公众对事件的看法和态度。

英国危机公关专家里杰斯特提出危机处理必须遵循的"三T原则":

以我为主提供情况(Tell you own tale),提供全部情况(Tell it all),尽快提供情况(Tell it fast)。主动、充分、迅速地沟通!在最快的时间、最小的范围内将危机事件的影响控制在最低限度。掌握四个"不如",即别人来说不如自己来说,大家来说不如专人来说,外行来说不如内行来说,被动去说不如主动去说。

根据事件发展的不同阶段、事件对公众的影响程度、公众对事件的信息需求程度和心理承受程度,有计划、分步骤地发布信息称为梯度信息。其发布策略对于政府公共信息发布而言是一种节奏调控器,能够将政府与公众之间的交流置于一个有序的轨道上。依次为告知性的信息(满足公众的知情权),解释性的信息(避免误会,消除恐惧),指导性的信息(鼓励信心,理性引导),调整性的信息(心理安慰,行为调节)。

9.3.2　预案评估

预案评估就是评估预案的科学性和可操作性,其目的就是发现问题,提高预案质量。根据不同区域事件发生可能性和造成损失的严重程度,以及现有的资源配置和布局,评估目前的资源配置和布局,所能保障的事件的类型、级别和范围。

根据不同区域事件发生可能性和造成损失的严重程度,以及现有的资源总量,确定资源的存放位置和数量,以达到损失尽可能小,反应时间尽可能快,覆盖的范围尽可能广。

针对某一区域某类某级别的事件,如何及时地调度所需的资源,使损失尽可能地小,需考虑问题的多阶段性。其评审技术——评审准则,如图9-18所示。

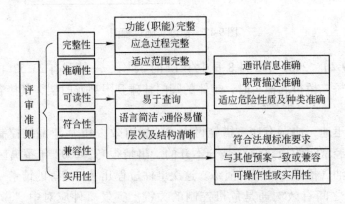

图9-18　应急预案评审准则

评审过程中,要分析识别突发事件等级的8个维度,即影响范围,危害/损失程度,扩散速度,持续时间,认知程度,资源保障程度,社会影响程度,社会公众的心理承受度。

【案例分析9-3】　深圳市龙岗区坪地洋华高新科技厂"2·11"火灾

2007年2月11日14时许，深圳市龙岗区坪地街道洋华高新科技厂发生火灾，火灾造成10人死亡，3人受伤，过火面积2000m²，烧毁触摸屏成品、半成品、原料及生产设备等物质一批，直接财产损失587万元。

主要教训：

（1）该厂严重违反安全生产法规、制度和操作规程，违法违规配制、储存、使用大量易燃易爆危险化学品，是引起火灾事故并导致重大人员伤亡的直接原因。

（2）对员工安全生产知识和自救能力培训不足。

（3）该厂在公安消防机关依法进行安全检查之后，违反公安消防机关明令禁止事项的规定，进行厂房结构性改建、扩建，改变了原有的消防布局。

习　题

1. 简述应急预案的核心要素和基本结构。
2. 简述应急预案的编制过程。
3. 介绍你所在部门或单位的应急系统构成和功能，并对其指挥系统的科学性与可操作性做出评价，在应急响应职责分配时是否存在交叉或遗漏。
4. 用图形或表格的形式表示你所在部门或企业应急预案的结构，并在图形或表格上标明应急预案的核心要素分布在预案的哪一部分。
5. 针对可能出现的办公室火灾，请你做出一份火灾应急逃生计划。
6. 请结合某行业实际（例如：航空运输、工业生产、医疗卫生等）或工作生活实际，以某（个）类突发事件为例（例如：校园学生宿舍火灾、化工厂火灾或危险品泄露、工矿灾难、大规模传染病、敏感的政治事件或活动日等），结合所学的理论知识，设想可能出现的灾情，分析其演变机理，设计相应的应对措施和应对过程。

　　要求：（1）分组讨论。（2）提交报告。（3）课堂交流。

　　该应急预案报告要求体现以下内容：

　　（1）该预案的重要性，包括制定目的、依据、适应情况。

　　（2）领导机构：包括企业和现场两部分。

　　（3）应急启动：启动应急预案的门槛、启动应急预案的责任者。

　　（4）信息通道：信息沟通渠道、责任者、信息发布者。

　　（5）值班制度。

　　（6）应急小组：上级派应急小组赴现场的门槛，应急小组的职责。

　　（7）应急措施：抢救人员、控制险情、及时报告，请求救援、自救互救、维护秩序、保护现场、收集信息、协助调查。

　　（8）预案终止：应急预案终止的条件、终止责任人。

　　（9）善后处理。

　　（10）总结：经验教训、表彰处分、整改措施。

10 事故报告与调查处理

本章要点：本章主要介绍生产安全事故等级分类标准，着重讨论事故调查的方法，包括调查取证、事故调查组以及事故的原因和责任分析，最后是事故经济损失的划分和计算。

10.1 生产安全事故等级划分

10.1.1 普通生产安全事故的等级划分

《生产安全事故报告和调查处理条例》根据生产安全事故造成的人员伤亡或者直接经济损失严重程度，明确规定生产安全事故分级标准，以便于生产安全事故报告和调查处理工作的分级管理。这是国家行政法规中第一次明确规定生产安全事故分级标准，是目前我国最权威的事故分级标准。

根据《生产安全事故报告和调查处理条例》，生产事故一般分为四个等级：

（1）特别重大事故。一次造成30（含）人以上死亡、一次造成100人（含）以上重伤（包括急性工业中毒）、一次造成1亿元（含）以上直接经济损失。

（2）重大事故。一次造成10～29人死亡、一次造成50～99人重伤（包括急性工业中毒）、一次造成5000万元～1亿元直接经济损失。

（3）较大事故。一次造成3～9人死亡、一次造成10～49人重伤（包括急性工业中毒）、一次造成1000万～5000万元直接经济损失。

（4）一般事故。一次造成1～2人死亡、一次造成1～9人重伤（包括急性工业中毒）、一次造成100万～1000万元直接经济损失。

10.1.2 特殊行业或者领域的事故等级划分

由公安、交通、民航等有关部门制定的事故分级标准与《生产安全事故报告和调查处理条例》的规定不一致，应进行调整修订，但事实上仍在特殊行业领域内使用。

（1）道路交通事故分为四类，轻微、一般、重大和特大事故。

（2）火灾事故分为三类，特大、重大和一般火灾事故。

（3）水上交通事故分为四类，小事故、一般事故、大事故和重大事故。

（4）民航飞行事故分为三类，特别重大、重大和一般飞行事故。

（5）铁路交通事故分为四类，特别重大、重大、较大和一般事故。

10.1.3　其他分类

事故等级还存在其他分类，如：

（1）依照造成事故的责任不同，分为责任事故和非责任事故两大类。

责任事故是指由于人们违背自然规律，违反法令、法规、条例、规程等不良行为造成的事故。非责任事故是指不可抗拒自然因素或目前科学无法预测的原因造成的事故。

（2）依照事故造成的后果不同，分为伤亡事故和非伤亡事故。

造成人身伤害的事故称为伤亡事故。只造成生产中断、设备损坏或财产损失的事故称为非伤亡事故。

（3）依事故监督管理的行业不同分为：企业职工伤亡事故（工矿商贸企业伤亡事故）、火灾事故、道路交通事故、水上交通事故、铁路交通事故、民航飞行事故、农业机械事故、渔业船舶事故、煤矿事故、非煤矿山事故、危险化学品事故、特种设备事故、建筑施工事故、冶金机械事故、烟花爆竹、民用爆破器材爆炸事故等等。

安全生产监督管理部门直接监管的是工矿商贸企业的安全生产，综合协调消防、道路交通、水上交通、铁路交通、民航飞行、农业机械和渔业船舶的安全生产。每个行业对事故都有详细的分类。

（4）企业职工伤亡事故（工矿商贸企业事故）分类。《企业职工伤亡事故分类》对企业职工伤亡事故，也就是现在所说的工矿商贸企业伤亡事故的分类，作出了具体的规定，主要有以下几种分类方法：

1）按事故类别分。物体打击，车辆伤害，机械伤害，起重伤害，触电，淹溺，灼烫，火灾，高处坠落，坍塌，冒顶片帮，透水，放炮，火药爆炸，瓦斯爆炸，锅炉爆炸，容器爆炸，其他爆炸，中毒和窒息，其他伤害。

2）按伤害程度分。轻伤，重伤，死亡。

10.2　事故的调查方法

事故调查分析的目的主要是为了弄清事故情况，从思想、管理和技术等方面查明事故原因，分清事故责任，提出有效改进措施，从中吸取教训，防止类似事故重复发生。事故调查工作必须坚持实事求是，尊重科学，坚决克服主观主义，保证做到客观、公正。

10.2.1　事故调查的组织

我国生产安全事故调查工作实行"政府统一领导、分级负责"的原则，《生产安全事故报告和调查处理条例》对不同等级事故组织事故调查的责任分别做了规定。

（1）特别重大事故由国务院或者国务院授权的有关部门组织事故调查组进行调查。

（2）重大事故有以下等级事故的调查：

1）重大事故、较大事故、一般事故分别由事故发生地的省级人民政府、设区的市级人民政府、县级人民政府负责调查。省级人民政府、设区的市级人民政府、县级人民政府可以直接组织事故调查组进行调查，也可以授权或者委托有关部门组织事故调查组进行调查。

未造成人员伤亡的一般事故，县级人民政府也可以委托事故发生单位组织事故调查组进行调查。

第二十条：上级人民政府认为必要时，可以调查由下级人民政府负责调查的事故。

2）煤矿事故的调查。由煤矿安全监察机构负责组织调查处理。

3）铁路交通事故的调查。由铁路管理机构组织事故调查。

4）跨行政区域发生的事故的调查。事故发生地与事故发生单位不在同一县级以上行政区域的，由事故发生地人民政府负责调查，事故发生单位所在地人民政府应当派人参加。

（3）上级人民政府可以调查下级人民政府负责调查的事故。

一般情况下，有下列情形之一时，可由上级政府组织进行调查：

事故性质恶劣、社会影响较大、同一地区连续频繁发生同类事故、事故发生地不重视安全生产工作、不能真正吸取事故教训的、社会和群众对下级政府调查的事故反响十分强烈的、事故调查难以做到客观、公正的。

（4）因事故伤亡人数变化导致事故等级发生变化的事故调查。

自事故发生之日起 30 日内（道路交通事故、火灾事故自发生之日起 7 日内），因事故伤亡人数变化导致事故等级发生变化，依照本条例规定应当由上级人民政府负责调查的，上级人民政府可以另行组织事故调查组进行调查。

10.2.2　事故调查组工作设计

10.2.2.1　事故调查组的成立

事故调查组的组成应当遵循精简、效能的原则。根据事故的具体情况，事故调查组由有关人民政府、安全生产监督管理部门、负有安全生产监督管理职责的有关部门、监察机关、公安机关以及工会派人组成，并应当邀请人民检察院派人参加。事故调查组可以聘请有关专家参加。事故调查组成员应当具有事故调查所需的知识和专长，并与所调查的事故没有直接利害关系。

组长由负责事故调查的人民政府指定，也可以由授权组织事故调查组的有关部门指定，事故调查组应当根据事故的具体情况和事故等级，设事故调查组副组长 1~3 人。

事故调查组成员要有品德操守，事故调查组成员要有工作操守，事故调查组成员要守纪、保密。事故信息发布工作，应当由事故调查组统一安排，未经事故调查组组长允许，事故调查组成员不得擅自发布有关事故的信息。

10.2.2.2　事故调查组的职责

（1）查明事故发生的经过。事故的具体时间、地点，事故发生前事故发生单位生产作业状况、事故现场状况及事故现场保护情况，事故发生后采取的应急处置措施情况、事故报告经过、事故抢救情况、事故善后处理情况、其他与事故发生经过有关的情况。

（2）查明事故发生的原因。事故发生的直接原因，事故发生的间接原因，事故发生的其他原因。

（3）查明人员伤亡情况。事故发生前事故发生单位生产作业人员分布情况，事故发生时人员涉险情况，事故当场人员伤亡情况及人员失踪情况，事故抢救过程中人员伤亡情况，最终伤亡情况，其他与事故发生有关的人员伤亡情况。

（4）查明事故的直接经济损失。人员伤亡后所支出的费用，如医疗费用、丧葬及抚恤费用、补助及救济费用、歇工工资等；事故善后处理费用，如事故处理的事务性费用、现场抢救费用、现场清理费用、事故罚款和赔偿费用等；事故造成的财产损失费用，如固定资产损失价值、流动资产损失价值等。

（5）认定事故的性质和事故责任。通过事故调查分析，对事故的性质要有明确结论。其中对认定为自然事故（非责任事故或者不可抗拒的事故）的可不再认定或者追究事故责任人，对认定为责任事故的，要按照责任大小和承担责任的不同分别认定下列事故责任：

1）直接责任者，即其行为与事故发生有直接责任的人员，如违章作业人员。

2）主要责任者，即对事故发生负有主要责任的人员，如违章指挥者。

3）领导责任者，即对事故发生负有领导责任的人员。

（6）提出对事故责任者的处理建议。通过事故调查分析，在认定事故的性质和事故责任的基础上，提出对事故责任者的处理建议。一般包括对事故责任者的行政处分、纪律处分建议，对事故责任者的行政处罚建议，对事故责任者追究刑事责任的建议，对事故责任者追究民事责任的建议。

（7）总结事故教训。通过事故调查分析，在查明事故原因和事故单位在安全生产管理上存在的问题及漏洞，认定事故性质和事故责任的基础上，要认真总结事故教训，针对安全生产管理、安全投入、安全条件等方面存在的不足和漏洞，查找事故根源。

（8）提出事故防范措施和整改意见。在事故调查分析的基础上，针对事故发生单位和政府监管工作中存在的问题，提出事故防范措施和整改建议。

（9）提交事故调查报告。在事故调查组全面完成事故调查任务的前提下，提出事故调查报告。该调查报告必须经事故调查组全体成员讨论通过并签名。

10.2.2.3 事故调查组的权利

（1）有权向有关单位和个人了解与事故有关的情况。事故发生单位的负责人和有关人员在事故调查期间不得擅离职守，并应当随时接受事故调查组的询问，如实提供有关情况。

（2）有权获得相关文件、资料。事故调查组根据事故调查工作的需要，有权向事故单位和相关部门、单位及个人调阅、复制相关文件、资料，有关单位和个人必须及时、如实提供，不得拒绝。

（3）事故调查组在事故调查中发现涉嫌犯罪的，事故调查组应当及时将有关材料或者其复印件移交司法机关处理。

10.2.3 事故调查方法

10.2.3.1 事故调查组及分工

对重大、特别重大事故的调查，通常分设3个组，综合组、技术组、管理组等。每个组的分工大致如下：

（1）综合组主要负责资料搜集和保管、信息报送、协调内务、对外联络、宣传报道、汇总材料、协助善后工作、写出调查报告。

（2）技术分析组主要负责现场勘察、收集现场资料和物证，对事故现场技术状况进行分析，为事故抢救工作提供决策支持，并对事故的技术原因进行分析，认定事故性质，写出技术调查报告。

（3）管理调查组主要负责调查生产经营单位和相关部门在安全生产管理、安全培训和政府监管监察等方面存在的问题，并负责提出对责任人的处理建议，写出管理组调查报告。

管理调查组的工作涉及到生产经营单位在安全生产法律法规执行、制度落实等方面存在的问题，直接涉及到有关责任人员的处理，并往往影响结案的时间。

10.2.3.2　事故调查常用的工作方法

在开展事故调查工作中，关键是要重证据，重第一手资料。因此，调查组开展工作时，应首先查看现场，封存有关技术档案和记录，找当事人谈话做好笔录。具体要做好以下几方面的工作。

A　事故调查取证

在事故发生后的事故调查过程中，调查取证是完成事故调查过程中非常重要的一个环节，根据《企业职工伤亡事故调查分析规则》，主要有以下几个方面：

（1）现场处理。事故发生后，应救护受伤害者，采取措施制止事故蔓延扩大。认真保护事故现场，凡与事故有关的物体、痕迹、状态，不得破坏。为抢救受伤害者需要移动现场某些物体时，必须做好现场标志。

（2）物证搜集。现场物证包括：破损部件、碎片、残留物、致害物等。在现场搜集到的所有物件均应贴上标签，注明地点、时间、管理者。所有物件应保持原样，不准冲洗擦拭。对健康有危害的物品，应采取不损坏原始证据的安全防护措施。

（3）事故事实材料的搜集。与事故鉴别、记录有关的材料：发生事故的单位、地点、时间、受害人和肇事者的姓名、性别、年龄、文化程度、职业、技术等级、工龄、本工种工龄、支付工资的形式、受害人和肇事者的技术状况，接受安全教育情况。出事当天受害人和肇事者什么时间开始工作、工作内容、工作量、作业程序、操作时的动作（或位置）、受害人和肇事者过去的事故记录。

事故发生的有关事实。事故发生前设备、设施等的性能和质量状况。使用的材料，必要时进行物理性能或化学性能实验与分析，有关设计和工艺方面的技术文件、工作指令和规章制度方面的资料及执行情况。关于工作环境方面的状况，包括照明、湿度、温度、通风、声响、色彩度、道路、工作面状况及工作环境中的有毒、有害物质取样分析记录、个人防护措施状况，应注意它的有效性、质量、使用范围、出事前受害人或肇事者的健康状况，其他可能与事故致因有关的细节或因素。

（4）证人材料搜集。事故发生后，要尽快找被调查者搜集材料，对证人的口述材料，应认真考证其真实程度。

（5）现场摄影及绘图。显示残骸和受害者原始存息地的所有照片、可能被清除或被践踏的痕迹，如刹车痕迹、地面和建筑物的伤痕、火灾引起损害的照片、冒顶下落物的空间等、事故现场全貌、利用摄影或录像，提供较完善的信息内容。必要时，绘出事故现场示意图、流程图、受害者位置图等。

B　技术鉴定

事故调查中需要进行技术鉴定的，事故调查组应当委托具有国家规定资质的单位进行技术鉴定。必要时，事故调查组可以直接组织专家进行技术鉴定。技术鉴定所需时间不计入事故调查时间。在事故调查中进行技术鉴定往往是确定事故发生直接原因的有效途径和技术支持。

10.2.3.3 事故调查常用的技术方法

事故调查常用的技术方法有故障树分析方法、故障类型和影响分析方法和变更分析方法。在此重点介绍变更分析方法。

变更分析方法重点在于变更。为了完成事故调查，查找原因，调查人员必须寻找与标准、规范相背离的东西。调查有关预期变更所导致的所有问题。对每一项变更进行分析，以便确定其发生的原因。这种技术方法应遵循以下步骤：

（1）确定问题，即发生了什么。

（2）相关标准、规范的确立。

（3）辨明发生什么变更、变更的位置以及对变更的描述，即发生什么变更、在哪儿发生的变更、什么时间发生的以及变更的程度如何。

（4）影响变更的因素具体化的描述和不影响变更的因素描述。

（5）辨明变更的特点、特征及具体情况。

（6）对发生变更的可能原因做出详细的列表。

（7）从中选择最可能的变更原因。

（8）找出相关变更带来的危险因素的防范措施。

10.3 事 故 处 理

10.3.1 事故责任分析

事故责任分析是在事故原因分析的基础上进行的，进行责任分析的目的是使责任者吸取教训，改进工作。事故责任分为：

（1）直接责任者：指其行为与事故的发生有直接关系的人员。

（2）主要责任者：指对事故的发生起主要作用的人员。

有下列情况负直接责任或主要责任：

1）违章指挥或违章作业、冒险作业造成事故的；

2）违反安全生产责任制和操作规程造成事故的；

3）违反劳动纪律、擅自开动机械设备、擅自更改拆除、毁坏、挪用安全装置和设备造成事故的。

（3）领导责任者：指对事故的发生负有领导责任的人员。

有下列情况负领导责任：

1）由于安全生产责任制、安全生产规章和操作规程不健全造成事故的；

2）未按规定对员工进行安全教育和技术培训，或未经考试合格上岗造成事故的；

3）机械设备超过检修期或超负荷运行或设备有缺陷不采取措施造成事故的；

4）作业环境不安全，未采取措施造成事故的；

5）新建、改建、扩建工程项目的安全设施，未与主体工程同时设计、同时施工、同时投入生产和使用造成事故的。

10.3.2　事故责任追究

安全生产责任追究是指因安全生产责任者未履行安全生产有关的法定责任，根据其行为的性质及后果的严重性，追究其行政、民事或刑事责任的一种制度。

10.3.2.1　行政责任

行政责任是指行为人因违反行政法或因行政法规定而应承担的法律责任。行政责任一般分为职务过错责任和行政过错责任。前者是指行政机关工作人员在执行公务中因滥用职权或违法失职行为而应承担的法律责任，后者是指行政管理相对人因违反行政管理法规而应承担的法律责任，分为以下两种：

（1）行政处分。对国家工作人员的行政处分分为：警告、记过、记大过、降级、降职、撤职、留用察看、开除8种。对企业职工的行政处分分为：警告、记过、记大过、降级、降职、留用察看、开除7种，并可给予一定的罚款。

安全生产责任的行政处分主要是对职务性过错的制裁，它包括不作为失职处分和作为失职处分。安全生产监督管理人员的行政法律责任主要有防范性工作失职处分、确保中小学生社会实践活动安全的失职处分、安全审批失职处分、监督管理失职处分、事故调查处理失职处分。

（2）行政处罚有6种，包括：1）警告；2）罚款；3）没收违法所得、没收非法财物；4）责令停产、停业；5）暂扣或者吊销许可证、暂扣或者吊销执照；6）行政拘留。

10.3.2.2　刑事责任

刑事责任是指行为人因犯罪行为而应承受的，由司法机关代表国家所确定的否定性法律后果。由于刑事违法的违法性质最为严重，故刑事责任也最为严厉。在我国，认定和追究刑事责任的主体只能是国家审判机关即各级人民法院。承担刑事责任的主体只能是刑事违法者本人。

与安全生产有关的犯罪主要有危害公共安全罪，渎职罪，生产、销售伪劣商品罪和重大环境污染事故罪。其中危害公共安全罪是一类社会危害性非常严重的犯罪，是《刑法》分则规定的犯罪中除危害国家安全罪外，客观危险性最大的一类犯罪。罪名包括重大飞行事故罪、铁路运营安全事故罪、交通肇事罪、重大责任事故罪、重大劳动安全事故罪、危险物品肇事罪、工程重大安全事故罪、教育设施重大安全事故罪、消防责任事故罪。

另外，法律明确规定了承担安全评价、认证、检测、检验工作的机构出具虚假证明的犯罪及刑事处罚。由于严重不负责任，出具的证明文件有重大失实，造成严重后果的，处三年以下有期徒刑或者拘役。有关地方人民政府、负有安全生产监督管理职责的部门，对生产安全事故隐瞒不报、谎报或者拖延不报的对直接责任人员，处三年以下有期徒刑或者拘役；情节特别恶劣的，处三年以上七年以下有期徒刑。

10.3.2.3　民事责任

民事责任是指行为人违反民事法律、违约或者由于民法规定所应承担的一种法律责任。民事责任主要表现为财产责任，是一种救济责任，用于救济当事人的权利，赔偿或补偿当事人的损失，多数可通过当事人协商解决。民事责任大体可分为违约民事责任和侵权民事责任两大类。

安全生产的民事责任主要是侵权民事责任，包括财产损失赔偿责任和人身伤害民事责任。法律规定，承担安全评价、认证、检测、检验工作的机构，出具虚假证明，给他人造成损害的，与生产经营单位承担连带赔偿责任。生产经营单位将生产经营项目、场所、设备发包或者出租给不具备安全生产条件或者相应资质的单位或者个人，导致发生生产安全事故给他人造成损害的，与承包方、承租方承担连带赔偿责任。生产经营单位发生生产安全事故造成人员伤亡、他人财产损失的，应当依法承担赔偿责任、拒不承担或者其负责人逃匿的，由人民法院依法强制执行。因生产安全事故受到损害的从业人员，除依法享有工伤社会保险外，依照有关民事法律享有获得赔偿的权利的，有权向本单位提出赔偿要求。

10.3.2.4 其他有关惩处违法行为方面的规定

（1）事故责任追究的落实。相关机关应当按各级政府的批复，依法对事故发生单位和有关人员进行行政处罚，对负有事故责任的国家工作人员进行处分；事故发生单位应按批复，对本单位负有事故责任的人员进行处理；涉嫌犯罪的，依法追究刑事责任。

（2）防范和整改措施的落实及其监督检查。事故发生单位应吸取教训，落实防范和整改措施，防止事故再次发生。防范和整改措施的落实应接受工会和职工的监督。安全生产监督管理部门及有关部门应对事故发生单位负责落实防范和整改措施的情况进行监督检查。

（3）事故调查时限。原则上，事故调查组应当自事故发生之日起60日内提交事故调查报告；特殊情况下经人民政府批准可适当延长，不超过60日。报告报送人民政府后，事故调查即告结束，事故调查有关资料应当归档保存。

（4）事故调查报告的内容。事故发生单位概况、事故发生经过和事故救援情况、事故造成的人员伤亡和直接经济损失、事故发生的原因和事故的性质、事故责任的认定以及对事故责任者的处理意见、事故防范和整改措施。

事故调查报告应当附具有关证据材料和事故调查组成员在事故调查报告上的签名页。事故调查报告上的签名页是事故调查报告的必备内容，没有调查组成员签名的事故报告，可以不予批复。

（5）事故调查报告的批复主体和批复期限。事故调查报告由负责组织事故调查的人民政府批复，即按事故等级分别由不同级别的政府批复。

特别重大事故自收到事故调查报告之日起30日内作出批复，其他级别事故15日内作出批复。

（6）事故处理情况的公布。事故处理情况除依法需要保密的外，由负责事故调查的人民政府或者其授权的机构向社会公布。

10.3.3 整改措施

整改措施，也称安全对策措施，即针对发生事故的原因、性质、类别采取相应的安全对策。整改措施主要分为安全技术、安全管理及教育培训3个方面。

（1）安全技术整改措施。针对不同的事故及其原因采取相应的安全技术整改措施，主要包括：防火防爆技术措施、电气安全技术措施、机械安全技术措施、厂内运输安全对策措施等。

（2）安全管理整改措施。与安全技术对策措施处于同一层面上的安全管理对策措施，在企业的安全生产工作中起着同等重要的作用。如果将安全技术对策措施比作计算机系统内的硬件设施，那么安全管理对策措施则是保证硬件正常发挥作用的软件。安全管理对策措施通过一系列管理手段将企业的安全生产工作整合、完善、优化，将人、机、物、环境等涉及安全生产工作的各个环节有机地结合起来，保证企业生产经营活动在安全健康的前提下正常开展，使安全技术对策措施发挥最大的作用。

（3）安全培训和教育。生产经营单位应进行全员的安全培训和教育。单位主要负责人和安全生产管理人员的安全培训教育。从业人员的安全培训教育。特种作业人员必须按照国家有关规定经专门的安全作业培训，取得特种作业操作资格证书。加强对新职工的安全教育、专业培训和考核，新职工必须经过严格的 3 级安全教育和专业培训，并经考试合格后方可上岗。对转岗、复工人员应参照新职工的办法进行培训和考试。

10.4 伤亡事故经济损失统计

10.4.1 事故经济损失的概念与分类

10.4.1.1 基本概念

（1）事故：可能造成人员伤害和经济损失的，非预谋性的意外事件。事故涉及的范围很广，不论是生产中的还是生活中的；事故的后果是导致人员伤害和经济的损失；事故事件是一种非预谋性的事件。

（2）事故损失：指意外事件造成的生命与健康的丧失、物质或财产的毁坏、时间的损失、环境的破坏。

1）事故直接经济损失：指与事故事件当时的、直接相联系的、能用货币直接估价的损失。如事故导致的资源、设备、设施、材料、产品等物质或财产的损失。

2）事故间接经济损失：指与事故事件间接相联系的、能用货币直接估价的损失。如事故导致的处理费、赔偿费、罚款、劳动时间损失等。

3）事故直接非经济损失：指与事故事件当时的、直接相联系的、不能用货币直接定价的损失。如事故导致的人的生命与健康、环境的毁坏等无直接价值（只能间接定价）的损失。

4）事故间接非经济损失：指与事故事件间接相联系的、不能用货币直接定价的损失。如事故导致的工效影响、声誉损失、政治安定影响等。

5）事故直接损失：指与事故事件直接相联系的、能用货币直接或间接定价的损失。包括事故直接经济损失和事故直接非经济损失。

6）事故间接损失：指与事故事件间接相联系的、能用货币直接或间接定价的损失。包括事故间接经济损失和事故间接非经济损失。

10.4.1.2 事故损失分类

（1）按损失与事故事件的关系分：直接损失和间接损失。

（2）按损失的经济特征分：经济损失和非经济损失。

（3）按损失与事故的关系和经济的特征进行综合分：直接经济损失、间接经济损失、直接非经济损失、间接非经济损失。

（4）按损失的承担者划分：个人损失、企业损失、国家损失三类。

（5）按损失的时间特性分：

1）当时损失：事故当时造成损失。

2）事后损失：事故发生后随即伴随的损失，如事故处理、赔偿、停工和停产损失。

3）未来损失：指事故发生后相隔一段时间才会显现出来的损失，如污染危害、恢复生产和原有的技术功能所需的设备改造及人员培训费用等。

10.4.2 伤亡事故经济损失计算方法

《企业职工伤亡事故经济损失统计标准》（GB 6721—1986）中规定了企业职工伤亡事故经济损失的统计范围、计算方法和评价指标。

伤亡事故经济损失，指企业职工在劳动生产过程中发生伤亡事故所引起的一切经济损失，包括直接经济损失和间接经济损失。直接经济损失指因事故造成人身伤亡及善后处理支出的费用和毁坏财产的价值。间接经济损失指因事故导致产值减少、资源破坏和受事故影响而造成其他损失的价值。

10.4.2.1 直接经济损失的计算范围

直接经济损失包括伤亡费用、财产损失、救援及善后处理费用三大部分。各部分主要构成如下。

A 人身伤亡费用

（1）医疗（含护理）费用。

其测算公式为：

$$M = M_b + \frac{M_b}{P} \cdot D_c \tag{10-1}$$

式中 M——被伤害人员的医疗费，万元；

M_b——事故结案日前的医疗费，万元；

P——事故发生之日至结案之日的天数，日；

D_c——延续医疗天数，指事故结案后还须继续医治的时间，日。

注：上述公式测算一名被伤害人员的医疗费用，一次事故中多名被伤害人员的医疗费用应累计计算。

（2）丧葬费用。

（3）抚恤费用。

其测算公式为：

$$H = \sum_{i=1}^{m} (18 - P_i) \cdot H_{Y_i} + \sum_{j=1}^{n} (71 - Q_j) \cdot H_{Y_j} \tag{10-2}$$

式中 H——单个伤亡职工人员支付的抚恤金，万元；

m——伤亡人员供养的未成年人数量，名；

i——伤亡人员供养的第 i 个未成年人；

P_i——伤亡人员供养的第 i 个未成年人在事故发生时的年龄，岁；

H_{Y_i}——针对第 i 个未成年人须支付的年抚恤费用，万元；

n——需要伤亡人员供养的直系亲属数量，名；

　　j——需要伤亡人员供养的第 j 个直系亲属；

　　Q_j——需要伤亡人员供养的第 j 个直系亲属在事故发生时的年龄，岁；

　　H_{Y_j}——针对第 j 个直系亲属须支付的年抚恤费用，万元。

　　注：上述公式测算针对一名被伤害人员的抚恤费用，一次事故中多名被伤害人员的抚恤费用应累计计算。

　　（4）人员伤亡赔偿费用。指向伤亡人员或其家属支付的一次性赔偿费用。

　　（5）歇工工资。

　　歇工工资按下式计算：

$$L = L_q(D_a + D_k) \tag{10-3}$$

式中　L——被伤害职工的歇工工资，元；

　　　L_q——被伤害职工日工资，元；

　　　D_a——事故结案日前的歇工日，日；

　　　D_k——延续歇工日，指事故结案后被伤害职工还需继续歇工的时间，日。

　　注：上述公式测算一名被伤害职工的歇工工资，一次事故中多名被伤害职工的歇工工资应累计计算。

　　（6）补助及救济等其他费用。若是按年分期支付，可以参考式（10-2）累加计算。

　　B　救援及善后处理费用

　　（1）救援费用。包括消耗的救援物资费用，雇用的救援人员及车辆的费用，请求相关部门支援所支付的费用等。

　　（2）清理现场费用。

　　（3）事故罚款。

　　（4）对公众财产造成损失的赔偿。事故对企业外部公众财产、公共设施等造成损失的赔偿。

　　（5）事故调查处理费用。包括事故调查人员的交通费用、食宿费用，事故技术鉴定费用等。

　　C　财产损失价值

　　（1）固定资产损失价值。报废的固定资产，以固定资产净值减去残值计算；损坏的固定资产，以修复费用计算。

　　（2）流动资产损失价值。原材料、燃料、辅助材料等均按账面值减去残值计算；成品、半成品、在制品等均以企业实际成本减去残值计算。

　　10.4.2.2　直接、间接经济损失指标的数据来源及统计范围

　　事故直接经济损失包括由企业和政府各部门（包括工伤保险基金）为该事故所支出的上述各项费用之和。

　　间接经济损失的统计范围。停产、减产损失价值，工作损失价值，资源损失价值，处理环境污染的费用，补充新职工的培训费用，其他损失费用。

10.4.3　伤亡事故经济损失计算

　　根据上述概念与方法的解析，伤亡事故经济损失可通过下面的例题说明。

　　【案例分析10-1】某危险化学品生产企业，有北区、中区和南区等三个生产厂区，北区有库房等，在南区通过氧化反应生产脂溶性剧毒危险化学品A，中区为办公区。为扩大

生产，计划在北区新建工程项目。2007年7月2日，北区库房发生爆炸事故，造成作业人员9人死亡，5人受伤。事故损失包括：医药费12万元，丧葬费5万元，抚恤赔偿金180万元，罚款45万元，补充新员工培训费3万元，现场抢险费200万元，停工损失800万元。按照上述事故损失明细，此次事故的直接经济损失为多少？（442万元）

解析：

事故直接经济损失的统计范围是：

（1）人身伤亡后所支出的费用，包括医疗费用（含护理费用）、丧葬及抚恤费用、补助及救助费用和歇工费用。

（2）善后处理费用，包括处理事故的事务性费用、现场抢救费用、清理现场费用、事故罚款和赔偿费用。

（3）财产损失价值，包括固定资产损失价值和流动资产损失价值。

医药费12万元，丧葬费5万元，抚恤赔偿金180万元是人身伤亡后所支出的费用，应包括。

罚款45万元，现场抢险费200万元是善后处理费用，应包括。

补充新员工培训费3万元，停工损失800万元是间接经济损失的统计范围。

【案例分析10-2】　某化工股份有限公司事故调查

某化工股份有限公司是省属国有企业，机构健全。某日16时22分，公司所属4PE装置在停车检修过程中，操作工对v-306（排料回收槽）进行工艺处理。打开v-306放料阀，排放粉料。操作人员见排出的粉料与往常不同，有烟雾状气体出现，便立即关闭了放料阀。因排出物中有三乙基铝和丙烷等可燃气体，瞬间三乙基铝遇空气后自燃。造成排出物中的可燃气体闪燃，使在距出料口下风侧20m处工作的某建设公司2名检修工甲、乙被烧伤。经医院诊断，甲需要休息3个月，乙需要休息1年，才能正常上班。

（1）请问这起事故应该由谁组织调查，哪些人员参加事故调查？

参考答案：按照《企业职工伤亡事故报告和处理规定》，这是一起重伤事故，应该由企业负责人或其指定人员组织企业生产、技术、安全等有关人员及工会成员参加事故调查组进行调查。

（2）根据《企业职工伤亡事故分类标准》的规定，甲、乙两名受伤者是否都为重伤？

参考答案：甲为轻伤，乙为重伤。

【案例分析10-3】　某锰业有限公司人员中毒事故分析

某锰业有限公司共有球磨、化合、电解三个生产车间。主要工艺流程为：球磨粉料→化合制液→压滤（过滤）→净化→电解。首先，锰矿石经两级破碎和球磨，形成锰矿粉。其次，将化合罐中打入阳极液（主要成分为硫酸、硫酸铵和二价锰离子），在搅拌状态下加入浓硫酸，然后加入锰矿粉，再次补加浓硫酸（所有物料加入化合罐后进行化学反应），进行浸取反应十余小时。达到浸取终点时，再加入氢氧化钠和氨水进行中和，然后加入双氧水除铁，再加入福美钠（二甲基二硫代氨基甲酸钠）除去其他重金属。化验合格后进行压滤（过滤）、净化、电解，最后烘干剥离后为电解金属锰成品。

某日凌晨，该公司化合车间操作工李某对化合罐进行补充硫酸作业，没有及时关闭硫酸管道阀门，造成过量硫酸进入化合罐，过量的硫酸与锰矿粉中的硫化物在酸性条件下发生剧烈反应，生成大量的硫化氢伴随硫酸与阳极液从加料口溢出。处于下风向约10m处的送样工张某因此中毒倒下，现场其他操作工王某、刘某、赵某赶去救助，在未采取有效个人防护措施的情况下，也相继发生中毒，随后其他车间人员也在赶来施救过程中出现中毒，整个事故共造成4人死亡，19人不同程度中毒。

分析该起事故原因分析（包括直接原因与间接原因）：

直接原因：该公司化合车间操作工李某没有及时关闭硫酸管道阀门，造成过量硫酸进入化合罐，大量的硫化氢从加料口溢出。

间接原因：操作规程不健全。未采取防范措施，如应有阀门操作牌、有害气体检测报警装置等。安全教育培训不足，应急救援错误。

习 题

1. 根据《生产安全事故报告和调查处理条例》，生产事故一般分为几个等级，划分标准是什么？
2. 负有事故报告责任的人员和单位有哪些，报告的时限要求是什么？
3. 事故调查的基本原则是什么？
4. 事故调查取证的步骤有哪些？
5. 如何区分事故的直接责任者、主要责任者、领导责任者？
6. 未履行安全生产有关的法定责任有几种？
7. 安全对策措施有哪些内容？
8. 伤亡事故经济损失如何计算？

11　职业健康安全与环境管理

本章要点： 了解职业健康安全与环境管理的发展背景，发展趋势。掌握职业健康安全与环境管理的基本内容，尤其是主要职业病的种类，产生根源。了解作业场所压力、作业过程与疾病的联系。掌握工作场所气候对健康的影响、服装与温度调节的优缺点、骨髓伤害的原因、红外线和紫外线的影响、工人健康的监测等。

11.1　职业健康安全概述

现代社会是一个高度工业文明的社会，但是随着生产的发展，市场竞争日益加剧，社会往往过多地专注于发展生产，而有意无意地忽视了劳动者劳动条件和环境状况的改善，由此造成了不文明生产的现象。同时，由于许多新技术、新材料、新设备的广泛应用，以及新产业的不断出现，生产过程中随之又产生和发现了许多前所未有的新的职业健康安全问题，如：电磁辐射对人体的伤害是随着有关电磁波技术的广泛应用大量出现的。人类的活动造成资源耗费及生态环境破坏，产生以下问题：地球变暖、臭氧层被破坏、冰川面积缩减、海洋污染、淡水危机、土地沙化、酸雨频频、热带雨林面积的锐减、动植物物种的逐步消亡……，人类意识到保护环境的重要性。

职业健康与安全状况是国家经济发展和社会文明程度的反映，所有劳动者获得健康与安全是社会公正、安全、文明、健康发展的基本标志之一，也是保持社会安定团结和经济持续、快速、健康发展的重要条件。

健康和安全关系到企业的可持续发展。安全生产事关劳动者的基本人权和根本利益。如果工伤事故和职业病对人民群众生命与健康的威胁长期得不到解决，会使劳动者感到不满。当这些问题累积到一定程度并突发震动性事件时，有可能成为影响社会安全和稳定的因素。人民群众的基本工作条件与生活条件得不到改善，也会直接影响到国家稳定发展的大局。据广东省的有关统计，在日益增多的劳动争议案件中，涉及职业健康与安全条件和工伤保险的已达50%，安全生产可能直接影响到国家的政治、经济安全。

两次世界大战间接地推动了职业健康的发展。第一次世界大战一个关键的影响就是当有毒物质和易爆物品进行工作时，要保证军队医护人员的健康。

（1）由于要保证深海中潜艇工作人员的生理和智力机能，Bedford 对冷暖环境进行了研究之后，美国在第一次世界大战中，Yaglou 对士兵进行了有关训练。

（2）出于对驾驶坦克人员的舒适和便利的需要，美国开展了对人机工程学研究。

OHS（Occupational Health & Safety）与 HSE（Health Safety and Enviroment）一样，是一种管理体系。在 20 世纪初期，国际劳工组织（ILO）正式成立。成立的原因之一是为了保证那些设置了较高劳工标准的国家与没有较高劳工标准国家竞争时不削弱竞争力。国际劳工组织设立在日内瓦，它的主要活动就是建立国际公约。鼓励国际劳工组织的成员国采用并认可这些公约，并迫使他们将这些公约融入本国的法律。欧盟、美国和一些非官方组织试图合并所谓的 7 个 ILO 核心公约为国际贸易协定，但在亚太经贸论坛 APEC 上某些国家并不支持它们。国际劳工组织公约共有 175 个，其中第 155 号是关于职业健康的，第 161 号是为所有雇员提供劳动保护设备的。（对职业健康这个词的理解通常包含职业安全）当某个国家同意某个公约时，同时也会通过立法保障公约的实施。

第 161 号公约和第 171 号建议书提出了这样的问题：如何向所有雇员提供职业健康的服务，这些服务到什么程度才能达到基本健康的要求。例如在芬兰，为了提供财政上的支持，社会保障局负责提供公司职业健康的服务费用的 55%。提供服务的公司应该是被认可的机构。

根据国际劳工组织近年的统计数字，全球每年发生各类伤亡事故大约为 2.5 亿起，这意味着每天发生 68.5 万起，每小时发生 2.8 万起，每分钟发生 475.6 起。全世界每年死于工伤事故和职业病危害的人数约为 110 万人，其中约 25% 为职业病引起的死亡。国际劳工组织初步估算每天有 3000 人死于工作之中，到 2020 年患职业病的人数将翻一番。在这些工伤事故和职业病危害中，发展中国家所占比例甚高，如中国、印度等国家工伤事故死亡率比发达国家高出一倍。

改革开放以来，我国国民经济一直保持着高速增长，但作为社会进步重要标志之一的职业健康安全工作却远滞后于经济建设的步伐。重大恶性工伤事故频频发生与职业病人数居高不下一直是困扰我国经济社会发展的难题。

据不完全统计，全国有五十多万个厂矿存在不同程度的职业危害，实际接触粉尘、毒物和噪声等职业危害的职工有 2500 万人以上。根据卫生部 2005 年统计报告，全国 24 个省、自治区、直辖市（不包括闽、粤、琼、豫、湘、藏、新）有害作业厂矿职工总人数为 15727021 人，接触有害作业人员为 5086611 人，接触比为 32.34%。年内应进行健康体检人数为 4216417 人，实际体检人数为 1861883 人，受检率为 44.16%。检出职业病人数为 9510 人，检出率为 0.51%。据不完全统计，2005 年全国 25 个省、自治区、直辖市（不包括闽、粤、豫、湘、藏、新）共报告职业病 5247 例，其中：报告新增尘肺病例 3380 例，占报告职业病例数的 64.42%、职业性肿瘤 13 例，占 0.259%、急性中毒 494 例，占 9.4%、慢性中毒 565 例，占 10.769%；其他因素职业病（眼病、耳鼻喉病、口腔疾病、皮肤病、物理因素职业病、生物因素职业病、其他职业病等）795 例，占 15.15%。另外，尘肺病病死率 9.70%，急性中毒病死率 9.92%。工伤事故和职业危害不但威胁千百万劳动者的生命与健康，还给国民经济造成巨大损失，每年因工伤事故直接损失数十亿元人民币，职业病的损失近百亿元人民币。据粗略估算，近几年中国每年因此而造成的经济损失在 800~2000 亿元人民币之间。这种形势对职业健康安全工作提出了紧迫而严肃的要求，改善中国职业健康安全状况、加强职业健康安全管理已成为重中之重，急而又急的任务。

11.2 职业安全与职业病

11.2.1 职业安全

职业安全问题是人类自从开始从事生产劳动就必须面对的问题。换言之，安全是伴随着生产过程而存在的，是与生产过程共存的过程。尤其是从工业革命开始以后，随着机器大工业的发展各种生产事故也逐渐增多。其后的第二次和第三次工业革命，推动了电力、石油、核能等新能源的推广。这些新能源和新机器的使用，固然在一定程度上减轻了劳动者的劳动强度，但是它们的不安全因素所造成的事故却更加具有破坏力。所以产业的不断变革对劳动者的职业健康和安全不断提出新的挑战。

早期保障劳动者的职业安全的形式有安全人机工程、防护设施和经济赔偿等。随着对安全理论研究的进一步深入，逐渐出现了安全系统工程、工业卫生学、安全心理学、职业医学、人体工程学和人类工效学等新兴学科。

然而对于安全的概念，目前并不统一，主要可分为绝对安全观和相对安全观两种。绝对安全观认为，安全是没有危险，不存在威胁，不会出事故的，即消除了能导致人员伤害，发生疾病、死亡或造成设备财产破坏、损失以及危害环境的条件。但是由于事故的发生有一定的概率，从而不能忽视在概率论中所谓"没有零概率现象"的理论和偶然独立法则。因此从严格的意义上讲，绝对安全在现实生活中是不存在的，它只能是一种极端理想的状态。相对安全观认为，安全是在具有一定危险条件下的状态，安全并非绝对无事故。由此可以引申出事故与安全是对立的，但事故并不意味着不安全，而只是在安全与不安全这对矛盾过程中某些瞬间突变结果的外在表现。安全不是瞬间的结果，而是对系统在某一时期、某一阶段过程状态的描述。换言之，安全是一个动态过程。

一般地，可以将安全定义为：在生产过程中，能将人员伤亡或财产损失控制在可接受水平状态，如果人员或财产遭受损失的可能性超过了可接受水平，即不安全。该安全指的是生产领域的安全问题，既不涉及军事或社会意义的安全与保安，也不涉及与疾病有关的安全。它是对于某一过程状态的描述，具有动态性的特点。

作为安全的对立面，可将危险定义为：在生产过程中，人员或财产遭受损失的可能性超出了可接受范围的一种状态。危险与安全一样，也是与生产过程共存的一种过程，是一种连续性的过程状态。危险包含了各种隐患，包含尚未为人所认识的和虽为人所认识但尚未为人所控制的各种潜在威胁，同时还包含了安全与不安全这对矛盾斗争过程中，某些瞬间突变发生外在表现的事故结果。

11.2.2 职业病

职业病是指劳动者在生产劳动及其他职业活动中，当如工业毒害、生物因素、不良的气象条件、不合理的劳动组织、恶劣的卫生条件等职业性有害因素，作用于人体并造成人体功能性或器质性病变时所引起的疾病。纳入工伤保险范畴内的职业病是由国家规定的法定职业病。

11.2.2.1　职业病的特点

（1）职业病病因明确。《中华人民共和国职业病防治法》中规定，职业病是指企业、事业单位和个体经济组织的劳动者在职业活动中，因接触粉尘、放射性物质和其他有毒、有害物质等因素而引起的疾病。这就明确了职业病的病因指的是对从事职业活动的劳动者可能导致职业病的各种职业病危害因素。职业病危害因素包括职业活动中存在的各种有害的化学、物理、生物因素以及在作业过程中产生的其他职业有害因素。

职业病的发生与其接触的职业病危害的种类、性质、浓度或强度有关。有些职业病病人，在医学检查时往往无特殊表现，或表现为一般症状（如头晕、头痛、无力、食欲减退以及白细胞减少等），例如某病人在劳动过程中经常接触浓度较高的苯，按照职业病诊断标准，应考虑到是否属于接触苯导致的职业病病变。一个在强噪声影响下的工人，听力逐渐降低，就要考虑是否属职业病病变。从另一个角度讲，只有控制和消除职业病危害因素，才能控制职业病的发生。

（2）职业病表现多样。职业病的发病表现多种多样，有急性的，有慢性的，还有接触职业病危害后经过一段时间缓慢发生的，也有长期潜伏性的。如吸入氯气、氨气等刺激性气体后，立即出现流泪、畏光、结膜充血、流涕、呛咳等不适，严重者可发生喉头痉挛水肿、化学性肺炎。如吸入二氧化碳、光气、硫酸二甲酯等刺激性气体后，往往要经过数小时至24h的潜伏期才出现较明显的呼吸系统症状。从事采矿、石英喷砂、地下掘进等接触大量矽尘的作业者，经过数年或十余年后才能发生矽肺病。还有接触石棉、苯氯乙烯等致癌物者，往往在接触1～20年后才显示出职业性癌肿。有时同一种毒物，其毒性表现也不一样。如硫化氢急性中毒可导致电击样猝死，而在低浓度时主要出现刺激症状，急性苯中毒表现为麻醉症状，慢性苯中毒主要是对血液系统的影响。职业病的病变不仅限于这些，还涉及精神科、神经科、血液科、呼吸科、皮肤科、眼科、耳鼻喉科等。

（3）职业病防治政策性强。职业病的诊断与治疗，应按照《中华人民共和国职业病防治法》及其配套规章、职业病诊断标准进行。

职业病诊断治疗机构应具备法律效力，必须由省级以上人民政府卫生行政部门批准的医疗卫生机构承担。

职业病诊断的定性，必须具备诊断的依据。其病因是劳动者在企事业单位和个体经济组织从事职业活动中，因接触粉尘、放射性物质和其他有毒、有害物质等因素。因此涉及用人单位的劳动生产环境等一系列问题，对职业病的处理不能等同一般性疾病的诊断。

职业病患者一经诊断，就有权按照有关工伤保险的规定，享受工伤保险待遇，如医疗费、住院伙食补助费、康复费、残疾用具费、停工留薪期间待遇、生活护理补助费、一次性伤残补助费、伤残津贴、死亡补助金、丧葬补助金、供养亲属抚恤金以及国家规定的其他工伤保险待遇等。

11.2.2.2　职业病的范围

由于职业病危害因素的种类很多，导致职业病的范围很广，不可能把所有的职业病的防治都纳入《中华人民共和国职业病防治法》的调整范围。根据我国的经济发展水平，并参考国际通行做法，当务之急是严格控制对劳动者身体健康危害严重的几类职业病。

卫生部、劳动保障部文件，卫法监发〔2002〕108号《职业病目录》中规定了十大类115种。

（1）尘肺。包括：砂肺、煤工尘肺、石墨尘肺、炭黑尘肺、石棉肺、滑石尘肺、水泥尘肺、云母尘肺、陶工尘肺、铝尘肺、电焊工尘肺、铸工尘肺，根据《尘肺病诊断标准》和《尘肺病理诊断标准》可以诊断的其他尘肺。

（2）职业性放射性疾病。包括：外照射急性放射病、外照射亚急性放射病、外照射慢性放射病、内照射放射病、放射性皮肤疾病、放射性肿瘤、放射性骨损伤、放射性甲状腺疾病、放射性性腺疾病、放射复合伤，根据《职业性放射性疾病诊断标准（总则）》可以诊断的其他放射性损伤。

（3）职业中毒。包括：铅及其化合物中毒（不包括四乙基铅）、汞及其化合物中毒等。

（4）物理因素所致职业病。包括：中暑、减压病、高原病、航空病、手臂振动病。

（5）生物因素所致职业病。包括：炭疽、森林脑炎、布氏杆菌病。

（6）职业性皮肤病。包括：接触性皮炎、光敏性皮炎、电光性皮炎、黑变病、痤疮、溃疡、化学性皮肤灼伤，根据《职业性皮肤病诊断标准（总则）》可以诊断的其他职业性皮肤病。

（7）职业性眼病。包括：化学性眼部灼伤、电光性眼炎、职业性白内障（含放射性白内障、三硝基甲苯白内障）。

（8）职业性耳鼻喉口腔疾病。包括：噪声聋、铬鼻病、牙酸蚀病。

（9）职业性肿瘤。包括：石棉所致肺癌、间皮瘤、联苯胺所致膀胱癌、苯所致白血病、氯甲醚所致肺癌、砷所致肺癌、皮肤癌、氯乙烯所致肝血管肉瘤、焦炉工人肺癌、铬酸盐制造业工人肺癌。

（10）其他职业病。包括：金属烟热、职业性哮喘、职业性变态反应性肺泡炎、棉尘病、煤矿井下工人滑囊炎。

11.3 职业健康安全的理论分析

11.3.1 工作场所压力与疾病

数年来人们对压力一词下的定义：

（1）任何扰乱人体自然平衡的作用。

（2）对袭击的正常反应（汉斯·赛耶，1936 年）。

（3）持续焦躁的感觉，并在一段时间后会导致疾病。

（4）因无法解决问题而引起的心理反应。

通常情况下，压力环境是指个人无法妥善处理，或者个人认为自己无法妥善处理的环境，压力环境会导致不必要的体力、精神或情绪反应。压力反映了对个人的某种要求，可以将其理解为一种威胁，压力能产生典型的"逃跑或反抗"反应，造成心理失衡并影响个人绩效。尤其关系到人们如何处理他们在工作场所、家里和其他场合遭遇的变故。但是，值得注意的是，并非所有的压力都是百害而无一利的。我们都需要一定的压力（正面压力）来应付不断出现的实际问题。

在压力管理中，经常提到角色理论。角色理论将大部分大型企业视为由连锁角色组成的系统。这些角色涉及到当事人要做什么，以及别人期待他们做什么。下列原因导致了问题的产生：

（1）角色不明。是指角色扮演者接收的信息不足以执行他的角色，或者指其接受的信息可以有多种解释。如果采取的措施与显现的效果之间存在时间间隔，或者如果角色扮演者无法预见自己的行为所产生的后果，那么就可能持续角色不明的状况。

（2）角色冲突。如果与角色扮演者交流信息的其他组织成员对角色扮演者的角色有不同的期望，那么角色冲突就会应运而生（健康与安全专家常常苦于这种冲突）。所有人都可以给角色扮演者施加压力，通常，满足一个人的期望值就难以顺应其他人的期望。这就是典型的"一仆两主"的情形。

（3）角色过载。角色过载是由角色不明和角色冲突造成的。角色扮演者更加努力，以达到常规的期望值，或者去满足相互矛盾的优先项目的要求，这通常是不可能在规定的时间期限内完成的。

研究表明，角色冲突、不明和过载现象越多，工作的满意程度就越低。同时还可能伴有忧虑和焦躁情绪。这些因素可能导致与压力相关的疾病以及胃溃疡、冠心病和精神崩溃。

性格与压力也密切相关。面临同样的压力没有两个人会做出同样的反应。个人性格因素很重要。奥尔波特将性格定义为："个人心理物理系统中决定其特有行为和思想的动态组织。"在过去的30年中，各种各样的性格类型和特征已经形成，其分类如下：

（1）类型A——雄心勃勃。积极主动，精力旺盛，没有耐心在队伍里面等候，勤恳谨慎、保持高标准，时间永远是不够的、经常难以容忍思想或行动较慢的人。

（2）类型B——平静。安静、很少担心、使忧虑变成可以转化或控制的事，让别人去担心其余的事。

（3）类型C——忧虑。神经质、高度紧张，对个人能力不太自信，对未来和能否应对表现焦躁。

（4）类型D——无忧无虑。喜欢变化、时常运动，胆大、很少忧虑、不考虑未来。

（5）类型E——怀疑。兢兢业业，严肃认真，在意他人对自己的意见，不善待批评，并对此耿耿于怀、不相信多数人。

（6）类型F——依赖。对自己周围的人厌烦，对环境敏感，很大程度上依赖他人。他们重视的人非常不可靠，他们发现自己真正需要的人是令人厌烦的，对变化难以适应。

（7）类型G——挑剔。一丝不苟、尽职尽责，喜欢墨守成规、不喜欢变化、新问题使他们苦恼，因为无章可循、保守平庸，坚决相信权威。

研究表明，大多数人综合了不止一种类型的特征，因此以上解释仅供参考。最容易产生压力风险的是类型A。

女性在工作场所中可能会承受男性同事从未遇到过的压力。除了造成女性压力的普遍原因——性骚扰之外，其他的原因还包括：与绩效相关的压力，较低的薪酬等级，在家里抚养子女的问题，缺少上级的鼓励，受不到重视，在提升方面受到的歧视，性别歧视和偏见，与职业相关的难题，包括是否与某人组建家庭或是否结婚和同居，缺少来自同事的社会支持，单身被认为是怪僻者，缺少家庭的内部支持。

管理层应该了解女性员工在工作时面临的各种压力，并采取必要的措施来减少这些压力。管理层应该尤其重视可以通过纪律处分来处理的性骚扰情况。

压力后果因人而异。典型的压力后果是头疼、失眠、疲倦、暴食、便秘、紧张、小事故、心悸、消化不良和易怒等，以及更多的后果和症状。

压力引起的两种主要心理后果是焦躁和沮丧。

（1）焦躁。这是一种伴有恐惧忧虑内疚、不安全感和需要持续安慰的紧张状态。同时出现的还有受心理影响的症状，例如，多汗、呼吸困难、胃功能紊乱、心跳加速、小便频繁、肌肉紧张或高血压。失眠是焦躁状态的可靠证据。

（2）沮丧。被定义为"一种与事件的逻辑进程无关的悲伤"（大卫·维斯考特）。轻度沮丧可能是工作关系中危机的直接结果。严重沮丧表现为生物化学紊乱，它的极端形式是自杀。另一种解释为"一种以低落和阴沉为特征的情绪，以及其他绝望失败和内疚感觉的交替"。

因此，要想减轻工作场所的压力，企业有必要采取一些措施。例如制定《压力管理行动计划》，应该包括下列因素：认识各级压力的原因和症状，决定就此采取措施的必要性，确定可能受到工作压力影响的群体。通过面谈和问卷调查进行审查和评估，以确定压力的原因，确定合适的策略，如培训、时间管理、为个人提供辅导和支持、修改某些管理政策。

11.3.2 剂量反应，协同作用和添加性

（1）剂量反应。400 年前，Paracelsus 就总结了毒药学的一条重要定律"剂量决定毒性"。当然也有特例，比如蓝石棉。不过一般来说，根据剂量与人体反应的关系可以用图 11-1 表示。

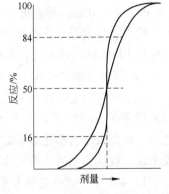

图 11-1 剂量-反应曲线

曲线向上变化的点通常被称为"门槛值"。在设置作业场所暴露毒性物质的标准时，关于低于门槛值的剂量是否可以接受至今仍存在争议，但是 700 种毒性物质中的大多数已经按这样方式设立了标准，电离辐射标准也是如此。

剂量 = 浓度 × 时间。这一点很重要，例如低浓度长时间暴露和高浓度短时间暴露。在这两种情况下，有些毒性物质可随暴露情况自我修复，这说明，当人身不再处于毒性物质的环境时，毒性物质就不会进一步对身体施加影响。但是，某些毒物具有累积性（慢性毒物），它的影响也有延续性。某些癌症就具有长期持续性，即在第一次接触毒物到明显发病之间持续很长时间。即刻产生影响的毒物称作"剧"毒。

毒物的作用可能表现在接触局部或整个系统，这意味着毒性会扩散到其他组织和器官。

（2）添加性。当身体同时接触两种以上毒物时，对同一个器官、组织或系统的影响只是两种毒物各自毒性之和，就称作毒性物质的添加性。

（3）协同作用。多种毒物的影响不再仅仅是各种毒性作用之和，如酒精和某些药物在药效方面发生作用。在具有某些化学物质的工作场所同样可以发生这种情况，如在酒吧喝酒后会发生氯化物降解作用。鉴于多种毒物的协同作用，在建立多种毒物对人体综合作用

的标准时应格外小心并认真判断。如煤矿工人的肺会接触到如下物质：镍、石英、石棉纤维、氡（一种放射性气体）、柴油烟（PAH 苯丙氨酸羟化酶、乙醛和氮氧化物）。

11.4　作业场所压力、作业过程与疾病的联系

11.4.1　概述

肺部疾病在职业健康中的地位非常重要。肺部会被烟、雾、灰、尘、纤维、气体和微生物孢子（真菌）、酶（如原棉中的）感染。

某些粉尘是有放射性的，由粉尘引起的肺部疾病称作尘肺症（pneumoconiosis）。在某些国家，地下采矿中通过有效的通风设备可以减少粉尘对肺部的危害。

11.4.1.1　肺部中的颗粒

组成粉尘的微小颗粒可以分为三种类型：

（1）非呼吸性的（non-inspirable）。很快下沉但不能通过鼻腔吸入体内的颗粒。

（2）呼吸性的（inspirable）。下沉速度很慢，可通过鼻腔吸入体内的颗粒。

（3）可呼吸的（respirable）。下沉速度极慢的颗粒，它们可以长期悬浮于肺部，最终到达肺部较深的血管、支气管和肺泡中。

粉尘颗粒的形状是不规则的，例如纤维颗粒的长度至少是宽度的三倍。可吸入纤维的直径一般在 $3\mu m$ 以下，取决于它的密度。

实际直径很难测量，因此使用空气动力径（equivalent aerodynamic diameter，简称 e.a.d），e.a.d 是同样速度下 $1g/mL$ 浓度中圆球颗粒的直径。

绝大多数情况下直径在 $30\mu m$ e.a.d 以上的颗粒是不能吸入的，直径 $1\mu m$ e.a.d 以下的颗粒 100% 可以被吸入，直径在 $5\mu m$ e.a.d 以下的颗粒能够被吸入 50%，直径大于 $7\mu m$ e.a.d 的颗粒很难被吸入。

对于粉尘引起的疾病来说，颗粒的质量越大，引发疾病的可能性就越大。大多数颗粒的直径都在 $1\mu m$ 以下，一个 $0.5\mu m$ 直径的颗粒质量仅仅是一个 $5\mu m$ 直径颗粒质量的千分之一。因此，尽管都是很小的颗粒，体积大的颗粒比体积小的颗粒影响大得多。对纤维颗粒来说，数量作用要比质量作用大。

11.4.1.2　肺部的保护机理

呼吸系统（鼻、喉咙、气管、肺）具有避免粉尘和纤维颗粒的自我保护功能。粉尘中一个微小部分被吸入就会长时间在肺部存在，肺部的呼吸功能因此会受到严重的影响。保护机理包括如下：

（1）有黏液的鼻毛。

（2）鼻甲骨等（大面积潮湿的表面可以粘住颗粒）。

（3）肺部血管变细时气流减少，粉尘就可以沉降在血管壁上。

（4）血管的分支，可以阻止颗粒进入血管。

（5）当血管变细时，较大的颗粒如纤维进入血管内腔，称作"拦截"。

（6）空气流通速度变慢时，通过空气分子碰撞管壁，非常微小的颗粒会进行扩散运动。

（7）呼吸黏膜升降运动。含有黏液的细小毛发和肺部血管壁都可以通过螺旋运动使颗粒上升到喉咙。

（8）巨噬细胞。这是一种移动的"清道夫"细胞，"吞食"颗粒并将它们分解成酶。但是石英和石棉粉尘会杀死巨噬细胞。

11.4.1.3 引起粉尘疾病的工序

可能引起粉尘疾病的工序包括如下：

（1）翻砂工作：在模具里筛沙子。

（2）制砖：由使用的沙子引起。

（3）在含有石英岩石的硬岩层从事采矿和采煤作业。

（4）建筑作业包括在砂岩中掘进和打隧道。

（5）处理粗麻、羊毛、黄麻、甜菜、甘蔗渣等含蔬菜纤维物质。

（6）制陶：制模、打磨和地上的粉尘。

（7）研磨。

（8）用干沙进行的研磨爆破作业。

（9）通过电动工具切割混凝土和砖。

（10）采石业，如铺石板。

（11）石棉绝缘的移除，在含石棉岩层采矿，和石棉有关的制造业。

（12）熔炉作业。

11.4.2 毒素的吸收途径，受影响器官和解毒

毒素是一种通过多种途径破坏正常器官甚至影响全身正常运转的化学物质。它们对人体的影响有不同的方式。毒素的化学性质决定了它破坏细胞、组织、器官以及整个身体的方式、部位以及程度。在某种情况下，颗粒表面的化学物质是非常关键的，如石棉纤维和石英尘埃。但是，不能仅仅通过观察毒素的化学物质组成就事先知道它会对身体有怎样的影响。多年来，随着知识体系的完善，对毒素已经做出了某些合理的预言，但对于一些新的物质，仍存在一个不断的试验和失误的过程。如药物专家将某种新药用于动物的试验成功后，经过试验者的允许，再将这种新药用于人的身体，在试验室里克隆人体细胞。

11.4.2.1 毒素的吸收途径

（1）吸入：呼吸。

（2）摄取：通过口腔或鼻腔吸入喉部并被吞咽。

（3）通过皮肤：表皮吸收。

（4）注射：通过针头或高压注入。

值得注意的是：暴露于毒物环境的人员，不仅仅是他们自身会受到其影响，他们和儿童的亲密接触会导致儿童吸入来自衣服、头发的灰尘，或者皮肤粘上毒性液体。性伴侣之间有导致生殖器感染的风险。个人不健康的生活方式如吃东西前不洗手或者啃指甲会导致毒素摄入人体。

11.4.2.2 易感染的器官

毒素在某些特定条件下会影响特殊的器官，当然也可能同时影响到多处器官，包括：

（1）骨髓中的血红蛋白含量（红色的血液细胞色素）；（2）肝脏；（3）脑部功能。

11.4.2.3 解毒和毒素的消除

物质并不属于身体的正常成分，但会对身体产生潜在作用，称为异形生物物质，某些食物中的物质如果摄取过多也会对人体造成潜在的危害，酒精就是一个很好的例子。

物种进化使得人类的器官能够自发地降低某些物质的毒性，通过尿液排出，肝脏就是身体的生物化学工厂。然而，人类的身体如今正面临着合成物质的危害，目前只能处理已经适应的毒素，但是仍需很长的进化时间来适应某些新毒素。

当化学物质 X 进入人体后，在通过尿液排出体外前它转变为化学物质 Y，Y 就被称作 X 的代谢物质。但是，在肝脏和肾脏之间，代谢物质的毒性与之前相比或多或少会通过血液循环进入人体其他器官，如大脑。

图 11-2 为毒素物质在吸入人体后与排出之前的路线图。

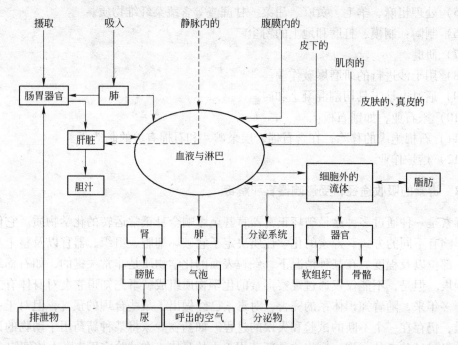

图 11-2　毒素在体内的吸收及排出路线

应该注意到，某些通过吞咽摄取的物质不能被肠道完全吸收，如仅有 10% 的铅能够被肠吸收，因此这种化学物质部分通过表皮排出，部分通过尿液排出，部分被挥发出去或者通过血液中的蒸发排出，还有一部分通过呼出气体或者出汗以减少其含量。砷存在于头发、指甲、脚指甲中，它是通过这种渠道排出体外的。

11.4.3 各种物质对健康的影响

11.4.3.1 纤维和硅

各种类型颗粒对人体的影响：

（1）导致硅肺病的水晶硅石有三种成分：石英、磷石英和方石英。后两种物质含有石英因而会对材料保温，如在熔炉中的砖。水晶硅石能导致气泡壁增厚和纤维结疤，通过 X 射线可以看到斑点的分布。在某些情况下，水晶硅石会导致肺癌。

（2）石棉和某些合成矿物纤维会导致结疤，它们也会导致肺部癌症，尤其对吸烟者更加严重。石棉也能导致胸膜癌，也称作间皮瘤（mesothelioma）。

（3）某些植物纤维如棉花，能够导致压迫性肺部疾病。人在工作中会感到呼吸困难。肺泡的细胞开始膨胀，长期的暴露会造成纤维化疤痕。

岩棉、矿渣棉、玻璃棉和陶瓷纤维是四种主要的合成矿物纤维。有证据表明，在条件恶劣的岩棉、矿渣棉和玻璃纤维工厂，工人患肺部疾病的比例比较高。肺癌一般和纤维细度（低于 $0.5\mu m$）和长度（高于 $7\mu m$）有关。一些玻璃棉过滤网的等级就是按这个标准制定的。大多数的岩棉、玻璃棉和矿渣棉的纤维因为太粗糙不能被吸入或进入肺泡。和其他合成矿物纤维（SMF）一样，陶瓷纤维也不能溶解于肺部的液体中，但是它能被吸入。石棉分解的纤维能够制造更细小的纤维细毛进入肺部从而导致肺癌。

11.4.3.2 毒性气体

窒息是由于缺乏氧气所导致的不能呼吸，典型的窒息有两种类型：简单型和化学型。

（1）简单型窒息。简单型窒息只是在工作中通过置换氧气而导致的。包括氮气（空气的79%）、氧气（焊接作业中）、一定浓度的二氧化碳，它们都会使身体内部发生生化反应。在密闭空间（confined space），当由于生锈、土壤或隧道墙壁中矿物氧化或者是生物生长而耗尽氧气的时候，只剩下氮气和氧气残留。酿酒时在发酵过程中产生二氧化碳，它比空气重，在桶和坑中沉积，当清除酒糟去搅动它们时，产生的二氧化碳会导致人员死亡。

（2）化学型窒息。化学型窒息是由肺部气体交换出现问题所致，血氧输送或身体细胞的化学性质遭受破坏。表 11-1 给出了一些相关的例子。当二氧化碳影响血液酸碱度和氨甲酸血红蛋白水平时，也算作化学型窒息。氯气、二氧化氮、氨气、二氧化硫和三氧化硫是导致肺部水肿的主要物质。高浓度的硫氢化物可以麻醉人的嗅觉，因此工人不能立即感觉到它的存在，但它的毒性比氰化氢还要高。二氧化氮的效果会延迟表现出来。氰化氢会破坏细胞使用氧气的功能（破坏细胞色素的氧化酶）。三氢化磷导致氧气携带血色素（红细胞溶解）的分解。一氧化碳是没有气味的气体，它能够被血红蛋白吸收，导致人死亡。

表 11-1 化学型窒息的实例

气 体	来 源
氨 气	冷藏装置，印刷，镍/钴提取
一氧化碳	汽油发动机排气管，使用不当的燃料喷嘴，炼铁
氯 气	水体净化，水池杀菌
氰化氢	烘熏
硫化氢	污水沟，腐烂的海生植物
二氧化氮	制酸，柴油发电机排气管，熔接
臭 氧	气味调节，复印件，电动机，熔接
磷化氢	烘熏
二氧化硫	制酸，酸性矿石加热，植物烘熏，动力源（煤或油），铁矿石中的黑色页岩
三氧化硫	制酸

11.4.3.3　有毒金属

很多国家在工业中严格控制有害金属的使用。

表 11-2 中列出了工作场所中能够导致疾病和失能伤害的物质。其中不包括有放射性金属，如铀、钚、钍。也不包括非金属元素，如砷存在于杀虫剂和制造硅铁时蒸汽的副产品三氢化砷气体、锑存在于某些合金，以前使用的色素中。

表 11-2　工作场所中金属的来源

金　属	来　源
铍	飞行器合金，电器开关，制造霓虹灯使用的荧光灯/管（新技术不产生）
镉	焊接中的银焊剂。船只镀锌，涂料，陶器釉面
铬	金属电镀，镀铬酸锌的焊接
钴	动物饲料，磨损的车轮
铅	涂料，含铅汽油，电池，矿渣，制造玻璃，陶器釉面，油漆
锰	硬面焊接，生产肥料
汞	试验仪器，电开关，硬面焊接，金属电镀，货币铸造
锇	组织学实验室
锡	锡钢加热，用砂纸打磨船只的防污油漆
锌	镀锌钢的焊接和切割
钒	矾矿开采，熔铁炉燃油管中的副产品，酸性催化剂

表 11-3 中列出了一些毒性物质的影响。

表 11-3　某些金属的影响

金　属	影　响
镉	影响肾脏功能，气味对肺部产生强烈的刺激
铬	可导致手部皮肤溃烂，黏膜受损导致鼻癌，也可引起肺癌
铅	对神经系统和脑功能有影响，组织血红细胞的生成
锰	影响神经系统和肌肉功能，严重的会引发鸡步（chicken walk）的案例（有时候误以为是平衡器官半规管的问题），当然一定形态的适量的锰是人体必需的元素
钒	发抖，湿疹，慢性支气管炎

11.4.3.4　生物突变

据估计，职业癌症的比例占职业疾病的 4%。癌症是因为由导致机体功能损坏的细胞不可控制的生长，如果不能治愈，就会导致死亡。癌症通常表现为恶性肿瘤，但并不是所有的肿瘤都是恶性的，有一些是良性的。在工作场所，射线（紫外日光、铀矿中的氡气、医用射线的误用）、工作压力和化学物质都会导致癌症。

化学物质能够改变人体基因组织或因某些外因导致癌症，基因的改变称作基因突变，但是并不是所有的基因突变都将导致癌症。

基因突变对迅速分裂的细胞造成极大的影响，儿童和孕妇体内胎儿的细胞分裂速度最快，尽管身体有自我修复机能，但是随着年龄和免疫系统功能的下降，这种机能也将不断降低。通常在接触化学物质和放射性物质的若干年后它们才开始影响我们的身体。

能够导致癌症的化学物质和工种非常广泛，表11-4给出了工作场所中与癌症有明确联系的几种化学物质。

表11-4　工作场所中可致癌症的化学物质

物　质	癌　症	物　质	癌　症
石　棉	肺癌和肺腔膜癌	铬化物	鼻癌
苯	白血病（血癌）	煤烟，焦油	皮肤癌，囊癌

如在柴油消耗中燃烧不充分产生的碳化合物就存在多环芳香烃这种致癌物质。一些化学混合物对弱的组织有更强烈的影响，其中包括迅速的细胞分裂，如小孩的骨骼、睾丸和发育中的胎儿或当DNA修复机理减退，如老化时。

11.4.3.5　皮肤疾病

皮肤疾病是职业伤害中的常见问题，其经常接触粉尘、纤维、植物组织、合金、胶、溶剂、汽油、焦油、树脂和酸碱等物质，如肥皂、清洁剂、病菌、紫外射线和电离辐射等。刺激性皮肤疾病是皮肤疾病中的一种，表现为红肿皲裂。过敏性皮肤疾病表现为红肿、发痒、水疱和化脓。在皮肤病治愈的很长一段时间内，不得接触病源，必须戴手套作业。表11-5给出了一些皮肤病的来源。

表11-5　皮肤病的来源

刺激物	过敏物	刺激物	过敏物
酸	一些植物（园艺），如樱草属	油脂溶剂	镍
碱（如肥皂清洁剂）	环氧树脂	苯乙烯（玻璃棉）	一些颜料，如染发剂

11.4.3.6　过敏的机理与过敏原

过敏是由身体的免疫系统抵抗外来蛋白质如细菌等时发生的反应，过敏原（导致过敏的物质）导致免疫系统产生"抗体"。某些非蛋白质物质，如镍会引起过敏。这些"半抗原"和身体中蛋白质相结合，免疫系统则会演变成抗体。过敏抗体会产生"组织胺剂"，引起肿胀和瘙痒，它们通常用抗组织胺剂治疗。但问题是一旦身体因为某种过敏产生抗体，随着接触的增多，反应会越来越小，抗体数量也会越来越少。

某些工作场所会导致肺部过敏（肺部血管的压缩），如气喘，如表11-6所示。某些树木具有强烈的刺激性，如非洲 Iroko 树和澳大利亚 Vicrtorian 红木。

表11-6　工作场所中过敏原的来源

过敏原	来　源
变形虫	空气调节（湿润并发热）
动物蛋白质	毛发切割，兽医工作
酶　类	未加工的棉花
异氰酸盐	皮带连接使用的胶质物，two-pack paints 聚氨酯橡胶和泡沫的生产
模　具	饲料，谷物，干酪

11.4.3.7　溶剂

溶剂在工业生产中的应用广泛，一些工作场所中用到的产品以及溶剂列于表11-7。

表 11-7 工作场所中溶剂的来源

使用溶剂的工段	溶 剂 类 型
清洁电器部件	氟碳化氢
脱　碳	邻二氯苯，甲酚（甲酚酸）
脱　脂	三氯乙烯
粘　贴	甲苯，甲基酮
液态纸	三氯乙烷
乳香树脂	二氯甲烷（亚甲基氯化物）
油　漆	二甲苯，各种石油分馏物，如矿物松节油
聚氯乙烯输管接合剂	四氢呋喃，环己酮
印　刷	各种油墨和印刷清洁溶剂
喷　漆	甲苯，丙酮
消　毒	酒精

溶剂的主要作用是溶解皮肤表面起保护作用的脂肪，使细菌更容易进入皮肤内部，导致皮肤病。

溶剂被吸入身体后的另一种影响会产生如石油产品使人麻醉的效果、甲苯会影响血细胞的产量（负面影响），也可降低精子数量，氯化烃会引起肝肾损坏以及致命的心律失调。苯能引起白血病，用于印刷的乙二醇醚会引起贫血而且影响双丸的功能。

二氯甲烷和一氧化碳会导致同样的效果，只是前者的作用更为缓慢。一些酮类和 n 乙烷能引起 hexacarbon 毒，影响末梢神经。

氟化烃的清洁剂相对安全，尽管对皮肤有保护作用，但是存在破坏臭氧层的潜在危险。

某些溶剂通过血液循环而大量的进入体内，考虑到这种接触是以进入皮肤为特征，因此，溶剂蒸汽属于眼部刺激。同样值得注意的是，大多情况下，工业溶剂都是可燃的。

11.4.3.8 　焊接和切割

使用电弧的焊接、使用气体火源的铜焊接、切割需要适当的保护以阻止对健康的伤害。和多数溶剂一样，焊接火焰中的火花有很大的危险，在金属涂层、金属棒与电线的焊接材料中，很高的温度使金属汽化并且产生微小的含金属、金属氧化物等的烟雾。表 11-8 中总结了该方面的问题。

表 11-8 　焊接过程中的有毒物质

焊接或切割	问　题
弧光或氧化-丙酮火焰	二氧化氮和臭氧（见毒性气体）
硬面焊接	锰，镍，铬气体（见上述金属对健康的危害）
低浓度氢焊	金属氟化物—骨骼和牙齿色斑
钢制品的防锈层	锌，铬，铅气体，一氧化碳
钢制品的其他涂层（如焦油底层）或聚氨酯油漆	多种毒性产品—氰化物如果使用聚氨酯油漆
镀锌金属的焊接	锌气体

不锈钢和铝焊接中的紫外射线会烧伤皮肤和视网膜。加强防范由乙炔引起的烧伤、电击和手工作业伤害（如在容器中，尤其是在密闭空间中氧气或乙炔气管口处），焊接作业中的旁观者也会受到伤害。电弧刨削这种切割作业时会产生大量粉尘和噪声。激光切割也会产生烟雾，其危险程度取决于切割物的种类。

11.4.3.9　减压病

在开挖隧道、建筑和潜水等高压环境中作业，容易导致减压病（decompression sickness）。压力导致血液中氮气溶解量远远高于正常水平。如果工人未能及时脱离高压地区或浮上水面，及时减压的话，氮气会在血液中形成气泡，导致细小血管的阻塞，使大脑供血不足。长期处于这种情况会导致骨头坏死。使用的氦气就不存在这样的问题，因而它被用于深水作业的混合气中。水下吸入氮气会引起麻醉，使人员失去知觉。

11.4.3.10　生物危险源和生物传染病

工作场所中生物起因物导致的危险源在不断增加。之前在"皮肤过敏的机理与工作场所的过敏原"中已经介绍过。表11-9列出了一些工作场所中可能导致的有关问题。

表11-9　生物学危害

工作场所或活动	存在的问题
空调设施	患热病（过敏症），军人病（一种肺病），传染病
动物或动物产品处理、兽医、肉类加工和检验	丹毒，寇热，布鲁氏菌病，钩端螺旋体病，包虫囊
农业、干酪制作	模具——肺部变异
顶部山鸟类滴下的粪便、某种桉树	隐球菌——对肺部可能产生致命的影响
护理、药物	乙型肝炎，通过患者的针头传播艾滋病
药物病变	过滤性毒菌和细菌的影响
羊毛生产	气泡发炎产生的菌素
警察、社区服务人员、核心服务人员、救护人员	乙型肝炎，皮肤擦伤传播艾滋病
性服务，专业护卫服务	乙型肝炎，艾滋病，淋病，梅毒，生殖器疣

11.4.4　工作场所气候对健康的影响

工作场所的气候分为两个基本方面：通过光或固定活动等可控制的气候环境和不可控制的气候环境与较轻、适中和较重的工作。

（1）可控制环境。室内的可控制环境需要达到员工工作是否舒适的相关标准的要求。相对湿度应该达到55%。湿度过低会导致眼睛发干、喉咙和皮肤干燥（多发于空气调节的建筑（air conditioned buildings），当温度低于零度时而湿度又不够时）。湿度过高也会造成不适。适宜温度为20.5~23℃之间。缺乏空气流通会导致身体不适应，人员会抱怨说太热或是太冷。过多的日光直射也会造成空气调节建筑物中的人员身体不适。空气处理系统中的生物控制会降低如潮湿热和军团热等问题，选择适当的室内装饰材料会减少有关建筑的综合病。某些塑料、地板胶、纸板中的甲醛、涂料和影印机产生的臭氧都很成问题。流通空气中二氧化碳含量过高也会导致综合病。

（2）自然环境和不可控制环境。强加给工人热压力会导致他们热紧张，有关热压力的环境因素包括空气流动，空气温度，湿度，热辐射等。

（3）热平衡等式中的因素。身体热平衡包括以下因素：

1）M：身体中新陈代谢所产生的热量，如供肌肉消耗的葡萄糖氧化物。

2）R：身体从高温度环境中得到或者身体向低温度环境散发的辐射热能。

3）C：当空气流过身体表面时对流中得到或损失的热量。

4）K：当皮肤接触高温或者低温表面对流时得到或失去的热量。

5）S：防止当蒸发、对流、辐射时不得已失去热量而储备的热量。

6）E：汗液蒸发所损失的热量。E = M ± R ± C ± K（通常，K 值因太小经常被忽略）。

图 11-3 和图 11-4 是整个范围的影响。

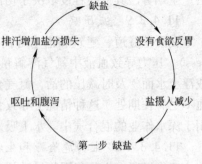

图 11-3　缺盐的恶性循环

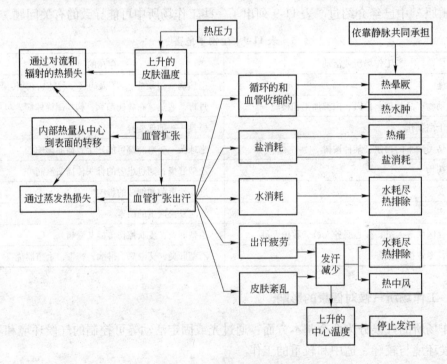

图 11-4　热应力与热紧张

热紧张对思考能力和注意力集中都有所影响，流汗会影响到瞬间切割和抓握能力从而导致不安全的行为。

（4）热压力引起的身体和心理紧张。排汗是消耗能量的过程，此外，需要传送热量到皮肤表面的外部血管的膨胀和加快工作频率都需要热量。过多的排汗会改变身体内溶液的电解平衡，因此必须储备充分的液体。如果必要时，需盐水和/或溶有电解质的饮水。脱水的一个简单判断方法就是观察尿液是否为暗色的而不是浅黄或无色。

当气温高于 35℃ 时，身体从空气中吸收热量。如果湿度不高时，身体周围良好的空气循环是有效降温的方式，因此，风扇可有效加快空气流通。

心理紧张也可能由热压力引起。身体消耗热量用于保持体温，外部循环系统较大的血流量能导致疲劳和困倦（降低大脑的思维活跃），并且难于使精神集中，需要高度的注意力才能专心。

11.4.5 服装与温度的调节

衣服绝缘等级的量度单位是克洛，1 克洛值是 0.115℃ · m²/W。表 11-10 给出了一些具体数值。

表 11-10 衣服的隔离指数

衣 着	克洛（衣着指数）	衣 着	克洛（衣着指数）
裸 体	0	较厚的外套和衬衫	1.5
短 衫	0.1	冬 衣	3~4
单薄的夏季衣着	0.5	日常最厚衣着	5
普通的家居服	1.0		

在日光下，通过衣服平衡 SPF（防晒指数），使得空气循环中汗液能够蒸发从而感觉舒适。通过头皮进行热量交换也很重要，防晒头饰有助于热量交换。潮湿的衣服在低温条件下容易损失热量，绝缘值也会降低。开口的编织服装在天冷时保暖效果不佳，尽管防晒指数值并不好，但这可以加快热量流动。衣服的颜色会影响热量的辐射程度。很明显，男性工人赤裸身体是为了更加凉爽，但是不利于阻挡紫外线辐射，排汗也会导致保护皮肤的油脂流失。

人们能够根据需要穿衣，但要保证安全性，应考虑工作场所的因素，如旋转的机器旁边不应穿着宽松的服装（T恤）会影响动作。

新陈代谢率：坐着 = 95W、站立 ~ 重手工劳动 = 210 ~ 260W、全身重体力劳动 = 560W。

在不可控制温度的环境下的中等和重体力劳动（包括室内外）应注意如下因素：

（1）通风量。

（2）适当的休息。

（3）如果可能提供阴凉遮蔽。

（4）选择便于空气流通和排汗，但不易太多紫外线穿过的衣服。

（5）透气好的帽子。

（6）适应的阶段。

对一年中多在热带地区的工作人员，这些是非常必要的。在热带进行"两周工作，两周休息"方式操作时要特别注意期间的温度是否适宜，因为使人员适应的期限一般为 10 天。

不论寒冷与否，高度因素的影响可能会引发一些问题，如乘飞机到达的工人会有一些不适。身体对冷的适应较对热的适应更差。

强烈的高山反应对多数人都有影响，除非他们已经适应新环境。高山反应在晚上会更加复杂，包括潜在的高海拔的肺水肿（High Altitude Pulmonary Edema，HAPE），尤其是在年轻人当中，但是这种情况女性发生得较少，如果不及时处理可能会导致死亡。这个过程可能需要 1~4 天。体力消耗会增加有关高海拔病症的风险。对临时降到低海拔然后再重返高海拔的人员而言，返回后症状会变得更加严重。

风使低温的效果加强，导致寒冷加重。这依次可能导致伤寒，冻伤和体温降低（身体中心温度下降）。沿途或季节性的风都可能更加强烈。这三种情况都需要提高警惕。比较年长的，比较瘦弱的工人更易受到影响。

身体和手足部分服装的类型非常重要，使用分层法，内部是引导湿气远离身体的层，中间的绝缘层和外部抗风同时排除湿气。衣服在穿上身后一定要保持干燥。衣服也会导致行为的笨拙，由于寒冷使活动变得僵硬，或由于寒冷和高海拔使得心智反应减慢或变得冷漠。在寒冷的情况下最好不使用酒精和利尿剂，饮食很重要。

人们应适时考虑冷应力的影响。在危险的时候，它可能导致人麻木或缺乏生气，甚至很难控制他们自己的动作。在某些地区工作中，冷应力已成为一个明显的问题，相关的工作包括：

（1）高山、高纬度地区的户外工作（尤其是冬天），如电信塔的维修。

（2）冷藏和冷冻工作。

人们应该认识到，相当大的一部分体热是通过头皮散发的，因而在适当设计衣物时应考虑头部保暖问题，这一点很重要。

在这些情况下，确保采取有计划的方式保证安全和健康是很重要的，而且一定要考虑应急响应，特别是在偏远地区的工作。有一份评估风寒的表格，分为小损伤，渐增的损伤和大的损伤。

11.4.6　红外线和紫外线的影响

（1）红外线辐射。铸造、炼钢、玻璃制造等行业会产生很强的红外辐射（infra-red radiation）。红外辐射会导致角膜（眼睛的外部）白内障（白组织增生）和视网膜（衬于内眼球的精细、多层、能感光的膜）的烧伤。

（2）紫外线辐射。紫外线辐射（ultraviolet radiation）分为三种类型：UV-A、UV-B、UV-C。UV-A 由日光灯产生，对人体伤害最轻，但仍需防止它对眼睛的伤害。UV-C 能量最高，对身体的伤害也最重，眼睛直视太阳时就会受到这种射线的伤害（尽管大气层可以减少射线的强度，但是太早或太晚时射线仍很强烈。）这种射线由电弧或氧-乙炔电焊产生，它来自于反射的或直接的紫外线辐射。

由于眼睛的晶状体能够起到汇聚辐射的作用，紫外射线汇聚到视网膜时增强了 10 万倍，因而会对视网膜造成永久的伤害。紫外射线同样能够烧伤角膜，产生沙子进入眼睛的感觉（电弧眼），即使只是焊接金属支架、容器或铁轨车时的反射线也能造成此类伤害。

另外，电磁辐射也会对眼膜造成伤害。

11.4.7　工人健康的监测

11.4.7.1　空气取样和应激源的体格监测

工作场所中通过物理和化学的应激源（physical and chemical stressors）评估工人面临的风险。其中两种主要的方法为：

（1）通过典型样本测量工人可能接触到的应激源的数量。

（2）用多种方法测量应激源是如何被身体吸收以及其对身体产生怎样的影响。

这里仅介绍第二种方法，它也可以叫做体格监测（medical monitoring）。表11-11中列出了一些体格监测的方法。

表11-11　医学检测

测　试	用于检测的场景
听力测定（听力）	暴露在噪声中——使用听力计
生物学监测	
血　液	接触金属，有机化学品，包括农药等，进行血液胆碱酯酶检测
油　脂	接触某些农药
肝　脏	不确定的接触某种化学品
尿	接触某些金属，溶剂，有机化学品
泌尿器官的危险性	脱水
血　压	引起心脏血管紊乱，如血压变化——用血压计测量
肺部状况	外部刺激损害肺部组织——通过X射线
肺功能	外部刺激损害，刺激或引发肺部阻塞——使用肺活量计，肺活量描述器和其他技术
神经传输	外部刺激比如铅和某些溶剂能影响紧张活动——使用皮肤电极和示波器
全身对离子辐射的检测	放射物质的吸收

一种介于药物监测和测量样本数量间的折中办法是使用软片式射线计量器（film badge），它是为涉及放射性工作的人员或在射线源附近工作的人员佩带的一种装在特殊套中的胶片，它可对所吸收的辐射剂量提供一种测量和TLD放射量测定器（dosimeter）测量电离辐射。

各种心理测试用作测试应激源对个体的影响，尤其是心理应激源的效果。但是一些有毒物质会降低或改变智力水平。

体格监测经常在雇佣之前或当中进行。包括适合性检验（fitness test）和强度测试（strength test），某些类型的监测是法律要求的，如地下作业矿工肺部的最初检查和周期检查。听力监测，对在噪声场所作业的工人进行听力灵敏监测，对每一位可能的接触有机磷酸盐和氨基甲酸盐杀虫剂的人进行胆碱酯酶的监测。适合性检验对促进作业场所健康状况的作用至关重要。

11.4.7.2　评估筛查结果的标准来源

一旦施行健康监测，就要参照标准值。大多数健康和适合性的测量，将给定一个正常值的取值范围，也就是说没有一个确定的值可以通用。用于肺部X射线的检测，检测医师会参考国际劳工组织U/C中肺炎（肺部粉尘疾病）的分类标准。

对于一些毒性起因物或它们的代谢物（即通过肝脏由毒性物质产生，并分泌到尿液），美国政府工业卫生学家协会（American Conference of Governmental Industrial Hygienists,

ACGIH）指导手册中给出了常用值，其中包括生物学暴露索引。德国工程委员会同样制定了 BAT 值。但是对于血液中的铅含量有一个国际认可的标准值，如各国家对毒性物质的接受标准值可能不同。可以从当地职业安全健康局获取有关参考依据。

对不同的年龄层给定了不同的标准值，因此可以计算出由噪声产生的听力损伤。

尿液中的毒物含量值通常是用每克的肌氨酸酐值来定的。这样就可以顾及到尿液输出量的差别（1~2.5L/d）。因此，有一个"斑点"的尿液样本也可以使用，而不是一定要收集一整天的尿液，这一点往往难以实行。

在安全与健康委员会和管理会议中可以分析工作小组数据记录的趋势。对个人的数据记录要保密，在没有得到当事人许可的情况下不能对外透露。环境和医疗检测的结果一定要适当的记录、收集和安全的存放。在一些案例中，如公司存在某种致癌物质，这些记录必须按照法律规定保存一段时期。然而即使没有法律要求，这样的记录对于任何组织复查健康和安全绩效都是很有价值的。

11.5 工作健康

11.5.1 个人和组织的健康状况

11.5.1.1 组织健康文化的本质

传说公元前 2600 年，皇帝率先推行了由宫廷发起的健康维护计划，鼓励"健康跳舞"以预防疾病和维持健康。

提高工作场所健康情况最初出现于美国 19 世纪 70 年代和 80 年代，其将文化、组织和健康的因素有机结合起来。美国缺少国家健康保险计划意味着公司要支付大部分的国家健康费用。在 20 世纪 70 年代，组织的健康费用每年提高了 20%~30%，这成为组织管理者极为关注的问题。在 80 年代，组织健康政策强调通过提高工人的健康以减少医疗费用。在后面的 30 年内，美国（之后是其他国家）盛行"文化健康"，如健康食品行业、健康俱乐部和体育馆逐渐盛行慢跑、锻炼和有氧运动，特别在中产阶级中流行。这些兴趣是来自文化和社会价值观的改变而不是任何实际的证明此类活动对健康有益的科学证据。健康文化的发展为解决不断上升的健康花费提供了一个时机。尽管组织的主要目标是使得利益和成就最大化，但是员工的福利问题也是首要关注的事情。近年来，越来越明显的是有很多组织逐渐意识到员工健康对工作满意度和士气的影响，用不同指标测量的组织文化对组织随后的利益有所影响。这些包括公司形象、人员流动率的降低、绩效和生产力的提高、保险费用的减少、工人赔偿费用的减少以及旷工率的下降。

健康方案取得的最明显的收益就是参与者健康水平的提高。工作场所健康方案的潜在收益分为如下几类：

（1）身体上的，即提高身体健康水平。

（2）心理上的，即提高社会机遇、交流和士气等。

（3）组织上的，即加强工人之间联系。

（4）经济上的，减少疾病和旷工所造成的损失以及相应的生产力的增加。

这几类既包括了个人又包括了集体的健康状况。显然，无论哪种类型，由于员工的态度、士气、福利和生产力的联合改变都会影响到组织的总体结构。因此个人的健康状况与集体健康状况之间有着明显的联系。为个人制定的健康目标会影响到整个组织，反过来说，为组织制定的目标取决于组织中个人的健康状况和目标。

11.5.1.2　健康与生活方式的关系

迄今为止，健康体系中大多数资源都配置在诊断和治疗疾病方面，这种体系过多地针对治疗疾病的结果而不是有效地预防疾病。20 世纪 60 年代前，很少有人对自己的健康负责，而是过多地依赖医疗机构的治疗。在这一时期，剧烈的传染疾病已经得到有效控制，但是慢性疾病（特别是心脏病、癌症、呼吸道疾病、中风）开始成为主要的问题。慢性疾病也可归于生活方式造成的疾病，它与生活方式有关而且是可以完全避免的。尤其是在发展中国家，过多的吸烟饮酒、营养不良、日晒和不运动导致了大量的疾病和死亡。与治疗费用相比，健康预防的预算仍旧占很低的比例。这意味着个人的状况，如职业、受教育、家庭等的不同会导致生活习惯和健康标准的不同。除了生活方式以外，伤害也受到很大的关注。和生活习惯一样，大多数统计的伤害都是可以预防的。

11.5.1.3　工作场所中的健康状态

为了提高个人和整个公司的健康，很重要的一点就是一定要理解好是哪些因素共同决定着个人和他们所在公司以及所居住国家的健康状况。除了以上强调的类型以外，还要考虑到复合因素，并且应该意识到可以从以下几点来检查健康：

（1）社交健康：包括建立和维持与他人关系的能力。

（2）情感健康：包括理解和表达情感的能力。

（3）精神健康：包括宗教信仰和性格评价。

（4）社会健康：包括了解个人在环境中的关系。

11.5.1.4　工作和健康的关系

在一个成人的日常生活中，工作相对占据了其清醒状态近乎一半的时间，工作中的危险源、伤害、压力能影响他的健康。工作环境中直接面对的风险属于传统的职业健康安全范畴。但是，工人的健康问题同样能够影响到他的工作表现。工作与健康的关系表明很多因素能够导致个人的健康问题。

工作场所的健康问题并不只是生活方式问题。还必须考虑的工作问题包括：工作期间实际操作、工作设计。工效学的因素，如照明、失能和职业病问题，如噪声产生的听力损伤以及工作场所的呼吸问题和骨骼肌的失调。每当有人试图采取行动保护员工免于伤害或职业病时，都是对工作场所健康问题的改进。

11.5.2　提高工作场所安全的基本原理

提高健康的主要问题是如何用最少的费用达到最佳的效果以改变那些需要干涉的员工。采用特殊的设置可以达到这样的效果，这种设置更易于接近受控的群体。

提高工作场所健康的主要表现有以下三点：

（1）工作场所拥有一个稳定、有利的机构以便实施健康改进计划，包括支持项目的组织机构和相关管理。

（2）在个人的工作场所中，应满足各个社会阶级或不同文化背景的特殊需求。

（3）所带来的相互利益可以为改善工作健康多层面本质提供切实的证据。

　　在组织的大框架中，工商业都能提供一套完整的服务范围，从预防和早期的探测，再到问题的提出和处理。

　　如酒精和其他精神药物滥用的问题，雇主可以从员工工作绩效的退化来发觉问题并且鼓励员工接受早期的治疗。采用传统的药物治疗和公共健康措施来提供此类复杂的预防服务是不太实际的。因此，工作设置就成了一条重要的渠道，通过它能够涉及大多数员工。多数改善工作场所健康的文献都给出了广泛的说明。可惜的是，直到几年前都很少有重要证据证明其中的利益所在，因此，导致了那些协调者和管理者所期待的不切实际的提高效率的计划都没能成功。从过去的错误中已经吸取了很多经验教训，但是仍有很多现行的方案证明不同的健康问题导致了一些令人印象深刻的结果。

　　在计划项目时，要得到实际期望的结果就必须考虑到精确的目标和客观的设施。在计划项目时进行足够的咨询（尤其是管理者和员工之间）是十分必要的，这样可以使项目的各个方面都明确。制定目的和目标不仅对于雇主和员工是很重要的，同样也要考虑到按照地方和国家制定的目标要求以及可用的资源状况（时间、财力和人力等）来说这些目标是否实际并且能够达到。

　　除了这里陈述的改善所有工作场所健康的基本原理外，运用基于自己所学知识、经验和相关的态度、信念等所形成的个人理论和哲学观点是很合适、很有用的。如果你能在自己的工作场所中结合这些理论将对解决此类问题是很有帮助的。

11.5.3　提升工作场所健康的益处

　　促进健康是有成本效益的，可以提供积极的收支比例。在短期内，其收益并不很明显，因此需要制定一套合理的时间框架来评价项目潜在的影响。关于提高工作场所健康潜在的收益表现大致可归纳如下：

　　（1）增强员工自尊心和自我形象。

　　（2）使员工成为相对受制而走不开的听众，从而提高他们的健康。

　　（3）项目可强调知识上的匮乏。

　　（4）打开沟通渠道，加强员工之间人际关系。

　　（5）共同工作使员工忠实的为集体利益努力。

　　（6）因员工能够合理表达自己意愿和想法而提升团队精神。

　　（7）在更大的范围内降低健康问题所带来的影响。

　　（8）改进工作环境以获得公众舆论的支持。

　　（9）员工有机会得到专业的帮助，因而没必要与其他人接触。

　　（10）因为在工作场所中强调健康和安全问题，这些方案有助于确定是否满足法律的要求。

　　很多案例都强调了这种切实的受益。对于雇主来说，这种受益非常有吸引力，因为它可以提高生产效率，增加利润降低成本，降低旷工率。进而减少人员更换率并且减少工伤赔偿的索求。这种切实的受益又称为组织的健康指数。同样的，员工也会有切实的益处，这对他们来说十分重要。他们的利益同组织自身的利益息息相关。应该把这些员工的受益分为：生理、心理和社会等方面，尽管生理方面的受益更容易感受到。根据员工健康行为提高分类，可将这些划分为营养、锻炼和吸烟、饮酒以及压力减少等。

【案例分析11-1】 2006年1月，孙某经人介绍到某煤矿从事采煤工作，2011年2月，因身体不适到医院检查，结果发现患有矽肺病。同年4月，孙某向市职业病防治医院申请职业病诊断，市职业病防治医院诊断证明为矽肺Ⅰ期。同年6月，孙某向当地人力资源和社会保障局申请工伤认定。人力资源和社会保障局受理后，依据孙某提供的职业病诊断证明书，做出了认定工伤决定书。煤矿不服，认为人力资源和社会保障局做出工伤认定之前没有到单位调查取证，没有与单位管理人员联系，属认定事实不清，程序不合法，于是向法院提起行政诉讼，请求撤销人力资源和社会保障局做出的工伤认定决定。法院审理后，依法判决驳回了煤矿的诉讼请求。

评析：《工伤保险条例》第19条规定："社会保险行政部门受理工伤认定申请后，根据审核需要可以对事故伤害进行调查核实，用人单位、职工、工会组织、医疗机构以及有关部门应当予以协助。职业病诊断和诊断争议的鉴定，依照职业病防治法的有关规定执行。对依法取得职业病诊断证明书或者职业病诊断鉴定书的，社会保险行政部门不再进行调查核实。"所以，人力资源和社会保障局依据孙某的职业病诊断证明书可以直接做出工伤认定，不需要再调查取证。

【案例分析11-2】 2004年，王某从老家到上海打工，经某劳务公司派遣至涂料公司从事仓库管理。然而2008年，经职业病检查，王某发现，体检报告显示白细胞指标过低，且经复检仍未改变。一丝阴影蒙上王某心头，随着工作时间推移，对身体受到职业病伤害的恐惧越来越重。最终，在王某的要求下，公司将其从液体涂料仓库调至内部消耗品仓库。

2010年10月，公司决定对仓库的盘点工作实行内部包干。在责任区域划分清单上，王某拒绝签订责任书。2010年11月，不愿执行包干制度的王某被调至粉末仓库，新的工作环境陡然加重了王某对自己身体受损的担心。他连续两周待在公司休息室，公司多次发送邮件给他明确工作岗位和职责，也多次劝其停止怠工，他却表示公司支付其补偿金后愿意离职。同年12月1日，公司以不服从正常工作安排、消极怠工、违反《员工手册》为由，将王某退回劳务公司。同日，劳务公司以严重违反用人单位规章制度为由，与王某解除劳动合同。随后，王某向仲裁委提起仲裁。因不服仲裁裁决，王某又向法院提起诉讼，要求公司与劳务公司支付违法解除劳动合同赔偿金7万多元，2010年年终奖3000元。

评析：究竟是王某无病呻吟，还是用人单位隐瞒事实？这是决定法院能否支持王某主张的关键性问题。承办法官仔细整理和阅看原、被告双方提供的证据，尤其对王某和某涂料公司签订的《岗位聘用协议》、2008年至2010年的职业健康检查报告、《员工手册》，进行了认真分析。法院审理后认为，涂料公司自2010年10月起，对仓库责任区域进行划分并确定负责人员，属用工单位行使企业自主管理权。而王某则以包干责任重大不堪承受等理由拒绝签订责任书。后涂料公司将王某安排至粉末仓库，符合双方对工作岗位的相关约定。

鉴于王某单方认为其身体已受职业损害不宜至粉末仓库工作，但其当年度的职业健康检查显示其未受职业病危害，王某亦未提供其已在粉末仓库受健康危害的相关证据，故其行为严重违反劳动合同及岗位聘用协议约定。王某在怠工问题上，显示出以拒绝任何工作安排达到要求被告以补偿方式解除劳动合同的意图，已有违劳动合同履行过程中应遵守的诚实信用原则。故涂料公司做出将王某退回劳务公司的决定，劳务公司据此解除劳动合同的行为并无不当。最终，嘉定区法院依法判决驳回王某的诉讼请求。

习　题

1. 什么是职业健康，职业健康与安全管理的关系是怎样的？
2. 如何理解工作健康？
3. 说明职业疾病的特征与种类。
4. 工作场所压力与疾病的关系是怎样的？
5. 说明职业疾病产生的机理。选择合适的工作场所，识别存在的毒素并解释它们能影响到的身体上的哪些器官。
6. 什么是环境与环境问题？论述环境管理的内涵。
7. 描述你生活区域内 OHS 历史的发展情况。
8. 选择合适的场所，识别存在的毒素并解释它们能影响到的身体上的哪些器官。

12 工作压力管理

本章要点：本章要求掌握工作压力的基本概念，压力的来源，压力、动力与阻力的关系，组织（员工）压力管理的措施，EAP 的工作内容与实施流程，个人压力管理的途径，核心内容是员工压力管理的方法。

工作和生活中，压力无处不在。组织或个人取得成功的关键因素之一就是能管理好自己的压力，而不是被压力击垮。

心理疾病多由压力引发，成为全世界第四大疾病，全球约 4 亿人患有抑郁症，英国一半的妇女服用抗抑郁药。我国抑郁症患者占总人口的 4% ~ 8%，约 5500 万人，导致自杀人数为 80 万人，远超过年交通事故死亡人数的 15 万人。每 2 分钟有 1 人自杀，8 人自杀未遂。可怕的是，约 90% 左右的抑郁患者没有意识到并及时就医，成为隐匿在社会中的定时炸弹。中国卫生部有关资料显示，中国精神病的发病率在 20 世纪 80 年代是 10.5‰，到 90 年代已有 12‰，而目前广东省已达 14.05‰。精神病在中国疾病总体负担的排名跃居首位，超过心脑血管、呼吸系统疾病和恶性肿瘤。

压力，动力，阻力这三者之间是不断发生相互转化的。压力某些时候转化成为惊人的动力，而有时它却形成令人可怕的阻力。压力在向动力或是阻力转化时，主要受到人的因素影响，对于不同的人，同样的压力一个则可能转化为动力，另一个则可能转化为阻力。

在一个矛盾的世界里，每个人都不免会遇到令他难过的人和事，免不了会有各种意义上的敌人，有的人会因此而改变初衷，有的人因此放慢脚步，有的人甚至因此沉沦下去，但也有人越挫越奋，越战越勇，并进而取得更大的进步，一个组织也是如此。

实用主义大师威廉·詹姆斯对此有过精辟的论断。他认为世界上十分之九的工作是在抗争、压力的推动下完成的，因为在普通的积极而有才华的人中，最为普遍和强有力的动机是压力。在他看来，极端理智的积极性，或崇高而坚定的理想主义是罕见的，大量有才干的人是有抱负的，却不具备明确地把自己引向特殊目标的内在品质。是什么使他们目标明确，或者说醒来的呢？是敌人，有形的和无形的，它使他们得以发现自己的力量所在。无怪乎拿破仑说："没有敌人，我会睡着的"。

由此可见，适度的压力可使人集中注意力，提高工作效率。有效的员工压力管理可将压力变动力。从组织角度来看，压力管理主要是为被管理者营造一个能充分发挥所长的适度压力工作环境，同时要避免过度压力的产生。从企业文化建设的角度看，企业关注员工压力管理，能充分体现以人为本的理念，增强员工对企业的忠诚度。

12.1 工作压力概述

联合国国际劳工组织发表的一份员工压力管理调查报告认为："心理压抑将成为 21 世

纪最严重的健康问题之一。"企业管理者已日益关注工作情景中的员工压力及其管理问题。因为过度的工作压力会使员工个人和企业都蒙受巨大的损失。据美国一些研究者调查，每年因员工心理压抑给美国公司造成的经济损失高达 3050 亿美元，超过 500 家大公司税后利润的 5 倍。因此，重视员工压力管理，已成为企业人力资源管理的一个重要方面。

工作压力必然会反映到情绪上，情绪对健康的影响很大。美生理学家艾尔玛将玻璃管插在摄氏零度的冰和水混合容器里，收集人在不同情绪呼出的"汽水"。结果发现：悲痛时呼出的水汽冷凝后则有白色沉淀；心平气和时呼出的气，凝成的水澄清透明、无色、无杂质。如果生气，则会出现紫色的沉淀。将"生气水"注射到白老鼠身上，老鼠居然死了。由此可见，生气对健康的危害非同一般。

12.1.1　工作压力及其来源

所谓压力，是指个体在适应生活与工作的过程中，由于实际或认识能力上的不平衡而引起的一种通过生理、心理和行为反应表现出来的身心紧张状态。压力的另一种定义是人们对刺激产生的一种心理与生理上的综合感受。压力的大小，既取决于压力源的大小，又取决于个人身心承受压力的强弱程度。

压力对于个体症状有：（1）生理方面：心悸和胸部疼痛、头痛、掌心冰冷或出汗、消化系统问题（如胃部不适、腹泻等）、恶心或呕吐、免疫力降低等；（2）情绪方面：易怒、急躁、忧虑、紧张、冷漠、不安、崩溃等；（3）行为方面：失眠、过度吸烟喝酒、拖延事情、迟到缺勤、停止娱乐、嗜吃或厌食、吃镇静药等；（4）精神方面：注意力难集中，表达能力、记忆力、判断力下降，持续性地对自己及周围环境持消极态度，优柔寡断等。企业领导者和管理者应敏感地觉察、注意到自己及下属身上的种种压力信号，综合考察各方面压力源，若发现确实存在过度压力，则应及时采取压力管理、压力控制等措施以达到防微杜渐。

工作压力对于机构的症状：经常有员工离职，雇员经常病休，服务及产品素质下降，工作出错率上升，意外事故增加，劳资或员工间关系恶劣等。

企业管理人员在实施员工压力管理活动时，首先要弄清楚导致员工压力的起因即压力源。压力源从形式上可分为工作压力源，生活压力源和社会压力源三种，如图 12-1 所示。

（1）工作压力源。工作压力来自与工作有关的多方面因素，如机构与管理文化、工作性质、人际关系、工作环境等，而工作压力造成的不良后果（见图 12-2），转过来亦可成为压力的来源。机构及管理文化的来源表现为机构内上下没有良好的沟通，员工的努力或良好表现未获认同，管理层不重视职业安全健康，独裁及偏颇的管理手法等；工作环境的来源表现为凌乱且狭窄的空间，噪声，灯光不足或过强，危险的环境，令人不适的空气质量及温度等，工作角色的来源表现为员工身负多种角色，而不同角色的责任有所冲突等，工作安排的来源表现为工作量过大或过小，工作时间过长，轮班或轮班时间经常转换，工作时间紧迫等；工作内容的来源表现为工作责任重大，须长时间高度精神工作，工作涉及处理突发事故或面对暴力、生死等；人际关系的来源表现为与服务对象冲突，与同事（包括上司和下属）冲突，工作间暴力等；工作前途的来源表现为缺乏发展个人能力及晋升机会，裁员威胁，事业前途不明朗等；工作与家庭平衡的来源表现为工作繁重，未能兼顾家庭责任，缺乏家庭的支持等。

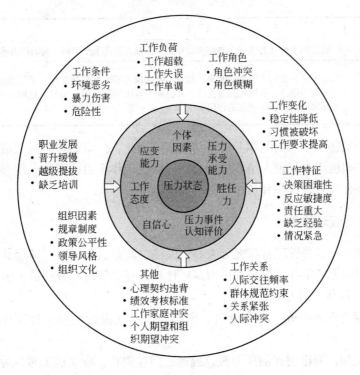

图 12-1　压力源汇总图

（2）生活压力源。美国著名精神病学家赫姆斯（Helmes）列出了 43 种生活危机事件，按对压力影响程度依次为：配偶死亡、离婚、夫妻分居、拘禁、家庭成员死亡、外伤或生病、结婚、解雇、复婚、退休等。可见，生活中的每一件事情都可能会成为生活压力源。

（3）社会压力源。每位员工都是社会的一员，自然会感受到社会的压力。社会压力源诸如社会地位、经济实力、生活条件、财务问题、住房问题、就业形势、孩子入托与求学等。

压力源还可以分为个人因素，环境因素和组织因素。职场员工因组织因素产生的压力尤为突出，见表 12-1。

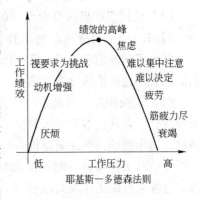

图 12-2　工作压力的后果

表 12-1　工作压力的组织因素分类

因素分类	内　容
角色模糊	员工不理解工作内容时就会出现角色模糊
角色冲突	当某人不得不完成完全相反的目标时会发生角色冲突
任务超载	当分配给员工超出其能力所及的工作或时间不容许时，他们会成为超负荷工作的承受者。在一定期限内被要求完成很多工作也会感到焦虑和压力，随着时间的推移，就会引发精力衰竭
任务欠载	指员工的工作太少或工作单调的状况

续表 12-1

因素分类	内　　容
人际关系	缺乏同事的社会支持，与同事关系紧张，都会使员工产生相当大的压力感
企业文化	当一个企业的日常生活笼罩着敌对、疏远或者不友好的气氛时，员工会终日感觉紧张，相互之间不信任，不愿意相互支持，并且缺少解决问题的协作精神，这时，企业高层领导者的领导风格常起着决定性的作用

工作压力会威胁到员工们的职业安全与健康。因此，公司的管理人员应加强对工作压力的管理，员工们也应与管理人员积极配合，以减低工作压力的影响，增强对付工作压力的能力。以下是公司管理人员和员工应采取的对策。

12.1.2 工作压力管理的措施

企业领导和人力资源管理者应充分关心、关注、调查、分析员工体会到的压力源及其类型，从组织层面上拟定并实施各种压力减轻计划，有效管理、减轻员工压力。

12.1.2.1 评估工作压力

（1）分析现有沟通渠道（如评论箱、座谈会等）获得的数据，看看有没有员工反映工作压力问题。

（2）分析工作，列出潜在的压力源，或通过问卷调查，收集员工对各种压力源的感受及评论。

（3）检查员工的健康状况，及查看员工有否常因与压力有关的毛病而告假。

（4）检讨组织机构有否出现前述与工作压力有关的影响。

12.1.2.2 预防及控制工作压力

找出了问题的根源及危害程度，公司应制定及采取措施，消除或减低工作压力对员工们的危害。预防措施分为初级、二级、三级预防。

（1）初级预防。尽量采取积极措施，防止员工受到危害，而不应该本末倒置，请求员工改变自己去迁就本来不可避免的工作压力。预防措施包括促进机构内的和谐气氛及团体精神，适当处理内部冲突及投诉。为员工或鼓励员工制定个人发展计划，提供安全健康的工作环境及工作设备，制定及指导员工采取安全的工作方法。制定清晰的机构政策，目标、合理可行的工作及行政措施。制定消除歧视的守则及合理的奖惩措施，并切实地运行。根据员工的能力及经验，分配合适的工作及工作量、提供足够的资源，包括人力、物力及技能训练等，令员工有足够能力应付被指派的工作。

（2）二级预防。一些工作本质的压力问题，如暴力问题、灾难应急、轮班等，而管理层未能避免其发生时，公司则应对有关员工做出支持，提升他们的处理能力，并协助他们减缓压力的反应，如安排足够的休息时间，并能提供福利措施，如休息室、饮食设施、洗手间等。另外，为受潜在暴力事故威胁的员工提供预防措施、事故处理过程训练和心理辅导服务。

（3）三级预防。对身心健康已受工作压力伤害的员工，公司应安排他们获得及时的治疗及辅导服务，协助他们尽快复原。

对以压力预防为核心的压力管理，还有如下常用的分类方法：

（1）从组织建设入手，改善员工的工作环境和条件，减轻或消除工作条件恶劣给员工带来的压力。

1）领导者或管理者力求创造高效率的工作环境并严格控制打扰。如关注噪声、光线、舒适、整洁、装饰等方面，给员工提供一个赏心悦目的工作空间，有利于员工与工作环境相适应，提高员工的安全感和舒适感，减轻压力。

2）确保员工拥有做好工作的良好工具、设备。如及时更新陈旧的电脑、复印机、传真机等。

（2）从企业文化氛围上鼓励并帮助员工提高心理保健能力，学会缓解压力、自我放松。

1）提供员工压力管理的信息、知识。企业可为员工订保持心理健康与卫生的期刊、杂志，让员工免费阅读。这也能体现企业对员工成长与健康的真正关心，使员工感受到关怀与尊重，从而也会成为一种有效的激励手段，激发员工提高绩效进而提高整个组织的绩效。开设宣传专栏，普及员工压力管理的心理健康知识，有条件的企业还可开设有关压力管理的课程或定期邀请专家作讲座、报告。告知员工诸如压力的严重后果、代价（如疾病、工作中死亡、事故受伤、医疗花费、生产率下降而造成潜在收入损失等）、压力的早期预警信号（生理症状、情绪症状、行为症状、精神症状）、压力的自我调适方法（如健康食谱、有规律锻炼身体、学着放松和睡个好觉、发展个人兴趣爱好等）……让员工筑起"心理免疫"的堤坝，增强心理"抗震"能力。

2）向员工提供保健或健康项目，鼓励员工养成良好的、健康的生活方式。如有些企业建立了专门的保健室，向员工提供各种锻炼、放松设备，让员工免费使用，还有一名专职的健康指导员去监督锻炼计划和活动，美国一些著名公司还为有健身习惯的人发放资金从而鼓励健身。通过健身、运动不仅保持了员工的生理健康（这是心理健康的基础），而且还可使员工的压力在很大程度上得到释放和宣泄。

3）企业可聘请资深专业人士为心理咨询员，免费向承受压力的员工提供心理咨询，使员工达成一种员工压力管理共识。"身体不适，找内外科医生，心理不适，找心理医生"。心理咨询在为员工提供精神支持与心理辅导、帮助其提高社会适应能力、缓解心理压力、保持心理健康方面确是一种十分有效的员工压力管理的科学方法。

（3）从制度建设上减轻员工工作压力，加强过程管理。

1）人力资源招聘中要注意识别人力资源的特点，选拔与工作要求（个性要求、能力要求等各方面）相匹配的人力资源，力求避免上岗后因无法胜任工作而产生巨大心理压力现象。

2）通过培训，提高员工的抗压能力。一是培训员工提高处理工作的技能（如撰写公文或报告、工作陈述、新技能等），使之工作起来更得心应手，减少压力。二是进行员工时间管理培训（按各项任务的紧急性、重要性区分优先次序、计划好时间），消除时间压力源。三是培训员工的沟通技巧等，消除人际关系压力源，等等。四是心智模式培训，帮助员工改善思维，抛弃不切实际的期望值太高的目标，而建立现实客观的 SMART 式的发展目标。S—specific（特定的、适合自己的），M—4measurable（可衡量的），A—achievable（可实现的），R—realistic（实际的），T—time-based（基于时间的）。

3）保障制度建设中，要完善员工保障制度，向其提供社会保险及多种形式的商业保险，增强员工的安全感和较为稳定的就业心理，减轻其压力。

4）向员工提供有竞争力的薪酬，并保持企业内部晋升渠道的畅通等，有利于帮助减轻或消除社会压力源给员工带来的压力。

（4）建立通畅的、健康的社交渠道，让员工寻找到倾诉的对象。

如成立各种文体联谊会，即使在工作岗位，休息间也有音频、视频等供员工放松、消遣。

12.1.2.3 评估工作压力预防及控制效果

制定及采取了预防及控制工作压力的措施后，管理层应检查及评估措施的成效，以修正压力管理计划的内容及方向。评估方法包括再次向员工进行问卷调查，分析各项指标及统计数字，例如意外及缺勤率、生产率及服务质量、客户投诉、医疗保险索偿数字等。

表 12-2 为员工压力检测表，这是一份关于企业员工工作压力的量表。目的在于了解您目前的工作压力状况，提出有效的压力应对措施。请根据您的真实情况认真填写。

表 12-2　您的工作压力有多大？

一、基本状况（请在符合您情况的□内画√）

1. 性别 　　　　　□男　　　　　　□女
2. 年龄 　　　　　□20~30岁　　　□31~40岁　　　□41~50岁　　　□51岁以上
3. 文化程度 　　　□大专以下　　　□大专　　　　　□本科　　　　　□研究生
4. 单位性质 　　　□国有、集体企业　　　　　　　□民营企业
　　　　　　　　　□外资企业（包括合资和独资）
5. 职位 　　　　　□普通员工　　　□基层管理　　　□中层管理　　　□高层管理
6. 工作岗位 　　　□管理　　　　　□技术　　　　　□生产　　　　　□销售
7. 在本单位的工作年限　　□1年以下　　　□1~3年　　　□3~10年
　　　　　　　　　□10~20年　　　□20年以上
8. 您认为您的工作压力　　□很大　　　□大　　　　　□一般　　　□小　　　□很小

二、企业员工工作压力量表

请判断这些描述是否符合您自己的情况，然后选择符合的程度，在相应的数字上画〇。

1 = 非常不符合　　　2 = 有点不符合　　　3 = 有点符合　　　4 = 非常符合

1	工作时间没有规律	1	2	3	4
2	我总是忙不过来	1	2	3	4
3	工作日程安排经常出现变动	1	2	3	4
4	我总感觉人手不够	1	2	3	4
5	一定时间内工作量太大	1	2	3	4
6	经常加班	1	2	3	4
7	我需要承担太多的责任与角色	1	2	3	4
8	上级制定的指标没有回旋的余地	1	2	3	4
9	上级要求与自己的意见不一致	1	2	3	4
10	领导总是喜欢批评人	1	2	3	4
11	我同上司很难进行交流	1	2	3	4
12	上司对我的工作缺乏反馈	1	2	3	4

13	领导只是在表面上关心员工	1	2	3	4
14	领导水平太差	1	2	3	4
15	公司需要重组改制	1	2	3	4
16	上级主管部门不能对工作的发展提供有利条件	1	2	3	4
17	公司缺乏团队精神和凝聚力	1	2	3	4
18	公司的报酬制度不合理	1	2	3	4
19	公司的管理模式已经落伍	1	2	3	4
20	领导任人唯亲	1	2	3	4
21	我所承担的工作与我所得到的报酬不成正比	1	2	3	4
22	同事之间竞争激烈	1	2	3	4
23	同事之间不能相互帮助	1	2	3	4
24	同事、部门之间缺乏必要的理解和沟通	1	2	3	4
25	同事之间相互猜疑，没有信任感	1	2	3	4
26	在工作中没有人会真心诚意地帮助你	1	2	3	4
27	有些人会在背地里给你使坏	1	2	3	4
28	同事之间经常互相推卸责任	1	2	3	4
29	经常感到疲劳	1	2	3	4
30	有头疼、气闷、耳鸣等身体不适的情形发生	1	2	3	4
31	食欲下降睡眠状况不佳	1	2	3	4
32	有过激行为	1	2	3	4
33	与人交往兴趣下降	1	2	3	4
34	焦虑	1	2	3	4
35	爱发脾气、烦躁	1	2	3	4
36	情绪低落	1	2	3	4
37	注意力不如以前集中	1	2	3	4
38	记忆力下降	1	2	3	4
39	思维缓慢、混乱，反应迟钝	1	2	3	4

12.2 企业员工帮助计划（EAP）

12.2.1 EAP 概述

EAP（Employee Assistance Program，员工帮助计划）是人力资源管理的全新方向。是指企业充分利用自身资源，通过核心技术，预防、识别和解决个人及生产率问题，增强员工和工作场所的有效性。EAP 也是心理学在企业管理中的实际应用。EAP 起源于 20 世纪 40 年代的美国，那时企业中存在着因酗酒\吸毒\药物滥用等问题而导致的工作压力\家庭暴力\离婚\法律纠纷等系列问题。后来 EAP 应用范围不断扩大，形成了企业中人力资源管理（HRM）的一个有形制度，截止到 90 年代，世界五百强中，90% 以上的企业都建立了 EAP 制度。

易普斯提供的员工帮助计划服务是历经发达国家多年实践证明了的解决职业心理健康的最好方案，至 1997 年，财富 500 强企业中驻华企业有 75% 将 EAP 服务延伸到中国。对于 95% 以上的中国企业来说，EAP 还是一个全新的概念！

EAP 解决的内容包括工作压力、心理健康、灾难时间、法律纠纷、理财问题等。作用与收益包括节省招聘费用，节省培训开支，减少错误解聘，减少赔偿费用，降低缺勤（病假）率，降低管理人员的负担，改善组织气氛，提高员工士气，增加留职率，改进生产管理，提高生产效率。EAP 的七大核心技术功能包括对管理者的咨询、向员工伸出援助之手、评估员工个人问题、就业绩问题干预员工、员工转介、个案管理、个案追踪、鼓励与服务提供者建立有效联系、向雇主提供健康福利的咨询、项目有效性的评估。

同一些企业的压力预防一样，EAP 也有三级预防模式：

初级预防是消除诱发问题的来源，设法建立一个积极的、支持性的、健康的工作环境。二级预防是教育和培训，帮助员工了解职业心理健康的知识，帮助管理者掌握员工心理管理的技术。三级预防是实施员工心理咨询，由专业心理咨询人员向员工提供个别、隐私的心理辅导，以解决他们的各种心理和行为问题，使他们能够保持较好的心理状态来生活和工作。

EAP 的服务内容包括专业的员工职业心理健康问题评估。由专业人员采用专业的心理健康评估方法评估员工心理生活质量现状，及其导致问题产生的原因。

根据图 12-3 给出的压力管理的层次划分，设计工作压力管理的流程如下：

（1）发现问题。通过与员工、经营管理层的接触，以及咨询师观察（如亚群体文

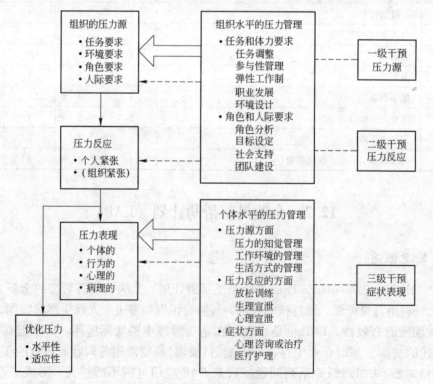

图 12-3　压力管理的不同层次

化），发现影响组织绩效与员工健康的问题。

（2）调研与评估。就所发现的问题展开调研，手段包括访谈，测评，无干扰观察，评估问题的严重程度，是否需要进行帮助。

（3）帮助方案确立。咨询专家，事件关键人，相关管理者与员工共同确定援助方案。

（4）实施帮助。按照预定方案实施援助。

（5）帮助方案效果评估与调整。援助过程中，及时反馈，了解援助效果，不断完善援助方案与具体方法。

12.2.2　EAP 一般模式

（1）进行专业的员工职业心理健康问题评估。由专业人员采用专业的心理健康评估方法评估员工心理生活质量现状，及其导致问题产生的原因。

（2）搞好职业心理健康宣传。利用海报、自助卡、健康知识讲座等多种形式树立员工对心理健康的正确认识，遇到心理困扰问题时积极寻求帮助。

（3）对工作环境的设计与改善。一方面改善工作物理环境，也叫硬环境。另一方面，通过组织结构变革、领导力培训、团队建设、工作轮换、员工生涯规划等手段改善工作的软环境，在企业内部建立支持性的工作环境，丰富员工的工作内容，指明员工的发展方向，消除问题的诱因。

（4）开展员工和管理者培训。通过压力管理、挫折应对、保持积极情绪，帮助员工掌握提高心理素质的基本方法，增强对心理问题的抵抗力。管理者掌握员工心理管理的技术，能在员工出现心理困扰问题时，很快找到适当的解决方法。

（5）组织多种形式的员工心理咨询。为受心理问题困扰的员工，提供系统的 EAP 服务即咨询热线、网上咨询、团体辅导、个人面询等丰富的形式，解决员工心理问题。

12.2.3　EAP 服务模块

（1）生活的个体。个人生活方面涉及健康问题、人际关系、家庭关系、个体危机干预、经济问题、情感困扰、法律问题、焦虑、酗酒、药物成瘾、子女教育及其他相关问题、改变个体自身的弱点、改变不合理的信念、行为模式和生活方式、个体休闲等。

（2）工作中的个体。工作问题涉及职业生涯规划、工作要求、工作公平感、工作关系、欺负与威吓、人际关系、家庭/工作平衡、工作压力及其他相关问题，减少或消除不适当的管理和环境因素，工作造成的情绪、行为及生理等方面症状的缓解和疏导、工作环境健康设计等。

（3）组织。组织发展涉及的是具有企业发展战略的服务项目，企业战略变革过程中的员工心理调适，企业战略转型中的人才选拔与安置，人力资源管理中的激励与评价，大规模的企业裁员安抚与干预，组织气候调查、诊断与改造，员工心理档案健康等。这完全根据组织的情况和要求来进行量身定制式的设计。

实施范例：某大型能源企业全方位个人、家庭问题的解决方案，大幅度减少影响工作的因素，最终提高员工工作效率、帮助企业选择最佳的管理模式，改善沟通，建立员工更多的交流和更快的反馈模式、以员工为基础，各个层面全面融入企业（文化），专门研发专题调研、小组咨询、讲座和培训、提高组织工作绩效、改善组织气氛和管理。

在实施 EAP 过程中需充分注意企业与员工的状态，如企业的动力情绪与负面情绪，如表 12-3 所示。

表 12-3　企业情绪

企业十大动力情绪	企业十大负面情绪
决心：意志坚定不动摇	憎恨：过于强烈的厌恶感
愉快：乐于接受微笑与乐趣	敌意：对立或反抗的行为
爱心：助人为乐，并具有高尚的情操	忧虑：对可能出现的困难感到寝食难安
奉献：全心全意完成工作或处理事务	嫉妒：对他人的成就心生不满甚至气愤
执着：意识中时时闪现坚定不移的信念	贪婪：无休止无限度地追求财富或权力
渴望：强烈希望能够拥有某物或成就某事	畏惧：面对困难就手心出汗，缩头缩脚
自豪：因为自身价值或团队成绩而深感荣耀	冷漠：事不关己，高高挂起，比愤怒还糟糕
信赖：相信他人和集体的素质、价值和可靠性	紧张：头脑、身体和情绪处于焦虑和不安的状态
挑战：勇敢出击，即使胜算不高也不气馁	自私：万事考虑自己，全然不顾他人的感受
热情：对产品、服务、概念和想法具有浓厚的兴趣	愤怒：因存在或假想的对立而产生极大的痛苦与敌意

负面情绪常引起现代人的通病，如阴阳失衡，脾不化湿，酸碱失衡，气郁血瘀，减肥失败，电脑病等。如电脑病具体表现有屏幕脸，即表情淡漠、肤色暗沉、长斑生痘、黑眼圈等。萝卜腿，表现为腿部肿胀，腿肚血管凸起（静脉曲张的前兆）。鼠标手，表现为手臂、手腕、手掌、手指不适，也叫"腕关节综合征"。颈椎病，表现为肩颈发麻。干眼症，表现为保持眨眼次数为每分钟 15～20 次。皮肤过敏，需经常开窗通风。记忆力下降，可以每天抽 20～30min 想想美好的事情，聆听自己的呼吸，让情绪放松。电脑躁狂症，如电脑出现故障，会精神紧张，情绪烦躁不安、中枢神经失调，如头痛、失眠、情绪低落、经常感到疲惫等症状。

12.3　个人压力管理

12.3.1　个人防控与管理压力

许多压力源于人性的弱点，包括心理的弱点，虚荣心，名利欲，偏执狂，改变的恐惧感等。这些弱点，概括为以下三个方面。一是改变他人，常见表现是你这个人总是丢三落四，要好好改一改；你这个人太情绪化，要改一改；你这个人太敏感；太爱追求完美，这样很累，要改变一下自己；你太固执了，完全听不进他人意见，以后要改一改……二是托付心态。常见表现是你快乐，所以我快乐；你要给爸（妈）争口气呀；我可是全指望你了；我没出息，我一定要让儿子有出息；你就是我的精神支柱；都是你让我不快乐……三是放大化。常见表现是男人都好色，没有好东西；中国人没诚信，是一个低劣的民族；前两天我一个同事被抢了，现在社会治安太差了，我看中国是没希望了；法官都是吃完原告吃被告，法官没有一个好东西；警匪一家，警察没好东西……

为了缓解这些方面的压力，香港职安健康局提供了 8 种具体的方法。

（1）培养身、心、灵三方面的健康。身（physical）是指维持健康生活方式，勿食不健康食品，如咖啡、酒精饮品，定时运动，确保有充足睡眠；心（psychological）是指培养良好心理素质，避免自尊心过低，或过于自负的想法；灵（spiritual）是指涉及层面比心理更高，包括处世的价值观及对人生的看法，懂得一些处世哲学，避免过分追求物质。

（2）积极面对问题。向管理层反映意见，消除或减少压力来源，例如购买搬运工具、改善工作流程等。对工作作出计划，订立缓急先后，改善时间管理，跟同事与上司商讨解决问题的方法，将工作分拆为可完成的细件，并作前瞻性的计划，想一想工作的意义，以强化工作投入感、避免长时间工作，学会放松自己，及经常地抽点时间小休。

（3）改善人际关系及社交支持。与同事、家人、朋友建立良好关系，建立社交支持网络；接受别人的支持，同时亦向有需要的同事伸出援手；遇到困扰，可向信赖的人倾诉，或找专业辅导人员或心理学家辅导；如出现焦虑不安、抑郁症状，应尽早就诊。

（4）订立聪明目标。这些目标明确详尽，可见的，可达到的，切合自己的需要，有时间限制的，在一定的限期内完成，在预定的时间检讨，如能达标，奖励自己一份小礼物。

（5）开心清单。设立幽默角（Humour Corner），搜集趣闻、笑话，并与你周围的人共享；培养个人习惯，每天进行 15min 的快乐习惯，包括每天抽出一点时间，回忆当天那些使你快乐的事；让自己澄心静虑，使心灵宁静；遗忘令你不快乐的事，原谅令你不快乐的人；别对现实生活过于苛求，常存感激的心情；享受人生，别把时间浪费在不必要的忧虑上；身在福中能知福，能忍受坏的际遇，不忘宽恕，凡事多往好处想。

（6）快乐的艺术。一是认识"快乐"和"不快乐"。在寻求快乐之前，我们必须先认识"快乐"的本义，也必须先明白何以会构成"不快乐"的情绪。美国心理学教授 Mihaly Csikszenlmihalyi 发现，人生感到最快乐、最美好、最优越的时刻绝对不是"很有钱"，或者是"狂欢尽庆"的时刻。相反，最美好的时光往往是经过极艰苦奋斗后得到的感觉。二是不要堕进思想陷阱。我们日常面对的冲突数不胜数，包括"双趋冲突"（即两者皆愿得但不可兼得的冲突）和"双避冲突"（即两者皆不愿但必须择其一的冲突），或是自己内心各种理智与感情的冲突，例如自己心中有许多"应该"，或是对本身过度期许，以致现实的我未能符合理想的我时，便会产生种种不安，无法达到清静和谐的境界。遇到这些冲突和矛盾时，如能克服和化解，便容易走出深谷，摆脱烦恼。化解冲突的最大关键在于"自我醒觉"。学习了解自己、接受自己，避免较量，放下面子，尝试从"自我中心"等困扰中抽离，重新思考生命和生活的意义，欣赏"当下"的生活。这样，我们便能够不被外在环境牵引，消解情绪对我们的操纵和影响。三是由苦至乐。当遇到烦恼困扰的时候，试图利用不同的治疗方法，释放自己，了解自己的长处和不足，将不健康的负面情绪转化为健康的正面情绪。例如在会议进行期间突然很累很想休息睡觉，但又恐怕休息会被上司责备，这时候，可以尝试和上司沟通让自己稍作休息，或和内在想休息的我商量一下，去洗洗脸，以舒缓疲劳，照顾休息的需要，如此，内心的冲突也许就可以化为无形。同时，应理性地分析自己疲倦的原因，找出解决问题的方案，也就是当自己能扮演一个照顾者与协调者的角色时，冲突本身就不会那么严重了。

心理治疗方法有多种，大致可分为集中处理解决困难的治疗和集中处理情绪的治疗。集中处理解决困难的治疗包括以积极正面的态度面对问题，例如将工作分拆为细件，并作前瞻性的计划，以理性的逻辑思考及作有效的时间管理等。而集中处理情绪的治疗包括肌肉放松运动、书法治疗、音乐治疗、瑜伽打坐、气功等。理性治疗如认知治疗和有关个人的自我心灵培养，让我们认识自己的真正需求，学习从不同角度了解同一件事情，正视我们烦恼的根源，对症下药，使我们可以从冲突中得到解脱。

（7）增强抗逆力。有专家说过，逆境是一种祝福。"逆力"是当一个人面对危机或困难时发挥的适应能力，能减低或克服逆境带来的损害，并使人积极克服困难。当遇到压力时，有些人可以坦然面对，甚至愈挫愈勇，但有些人则灰心沮丧，甚至一蹶不振，其中的分别很大程度上忽视个人抗逆力的强弱高低。

哈佛医学院成年人成长研究中心主席 George Vaillant 教授进行了一项长达 50 年的追踪研究，发现抗逆力并非是与生俱来的性格特质，而是可以培育及学习的。

影响抗逆力的原因有很多，外在的原因主要来自家人和朋友的关心和支持。譬如在工作上遇到困难时，同事之间如能同心协力，互相关心，管理层也作出支持和鼓励，这样，工作间自会形成一股团结的气氛，积极推动受到挫折的员工解决问题。相反，如果工作间各成员都采取疏离冷漠的态度，相信没有人会愿意将问题拿出来与其他人讨论沟通，如果员工本身的自信心和解决问题的能力也并不特别出众的话，便很容易堕入思想陷阱，将自己置身于死胡同，而他在建立抗逆力方面也会受到阻碍。当然，决定抗逆力强弱与否的因素主要还是取决于个人的修养。其实，每一个人的想法都会直接影响他的抗逆力水平。遇到挫折时，如果能够依循下列步骤，你也可以培养出坚强的性格和正面的情绪。即"关掉"负面想法，越过思想陷阱，找出阻碍你前进的"障碍"，重新整理自己的想法。

抗逆力强的人的"自我效能"必定高。所谓"自我效能"，就是指个人相信自己有能力以行动达到渴求的结果。也就是说，对自己有信心，在逆境下能处之泰然，积极渡过困境。"自我效能"愈高的人，不但对工作的信心愈大，也因为能采取乐观的态度，在面对难关时仍能努力和坚持，因此，成功的机会也愈高。以玩呼啦圈为例，如果你不懂得玩呼啦圈，但你是一个自我效能高的人，你会对自己学得懂这门玩意充满信心。然后你会仔细观察别人的动作，继而模仿、练习，直至自己也能掌握玩呼啦圈的技巧。相反，如果你的自我效能较低，你可能未作尝试便已认为自己一定无法学会，或稍作尝试便放弃，结果最后仍是一事无成。

（8）乐观每一天。发展正面情绪，培养幽默感。抗逆力强的人，由于能从不同的角度思考事情，因此能够经常发掘事情美好的一面，保持乐观的心境，相信未来是光明的和有盼望的，成为真正享受生活的"快乐人"。正如抗逆力一样，"乐观"的性格也是可以后天培养的，而且乐观不单能帮助个人克服恐惧，超越障碍，更有助将开心愉快的情绪带给身边的人。要养成乐观的性格，培养幽默感、懂得自嘲是先决的条件。佛洛依德认为幽默是最健康的防卫机制之一。当人面对不幸和困境时，"阿Q精神"般的幽默总能让人保持较超然的视野，以应付面前的压力。同时，充满幽默感的人较容易维持与他人的友谊，建立更广阔的社交圈子，从而获得社交支援所带来的身心健康。

如果你能够时常找到事情有趣的一面，你便会发觉你遇到的"问题"会大大减少，而你面对的"困难"也并非想象中的难以应付。当然，我们不能对每件事情都以乐观的态度一笑置之，尤其当你面对一项牵涉重大风险的事情需要作出决定，便不应抱着轻松乐观的态度，反而应谨慎从事，衡量失败的代价，再作出果断的抉择。

人类普遍有掌控环境的动机。拥有控制力的感觉是成功心理调节的关键元素，不只限于工作间，也包括其他生活范畴。假如你是一个乐观的人，你总是会觉得生命充满希望。

这种认为未来充满前景、充满盼望的感觉会转化为动力，驱使你采取不同的方法去适应、去改写你的未来。我们称这种"人定胜天"的性格为"内控性格"；相反，认为"一切由天定"的性格则称为"外控性格"。具备"内控性格"的人会将压力情境当成可以解决的挑战，努力整合、开发、使用其资源，采取正面的解决方案，以舒缓自己的压力，并从中得以成长。"外控性格"的人往往认为自己没办法抵抗而拒绝面对，放弃任何行动，甚至逃避压力，最后终被压力击倒。"内控性格"的人较容易接受崭新的挑战，也较容易承受压力，因此，管理层在分配工作岗位时也应多加考虑员工的性格。例如推销和经常与不同客户接触的岗位，"内控性格"的员工可能更能胜任，而要求严谨态度而工作性质又千篇一律的岗位则可能需要"外控性格"的人才可以持之以恒。

当你对自己充满信心，也了解到自己性格的取向，同时，在任何环境中都能够保持乐观，不必讨好所有人，学会坚定及礼貌地说"不"，设置现实的目标和重点，立即处理有压力的事情，对预期压力事件，积极做好准备；明白世事无完美，也不必刻意追求完美；把足够的时间留给自己，和自己做朋友；把足够的时间留给你最爱的人，特别是家人；尽力做好自己的分内事，将结果交给上天安排；学会放慢脚步，地球绝对不会因为你走得特别"快"而有所改变；发展一些与工作或你的专业没有关系的兴趣，而且投入地参与；懂得以幽默的方式和各种困扰抗衡，你便已经成功地在压力中茁壮成长。

12.3.2 个性与压力心理测验

问卷确定个性类型是否是造成工作压力的原因（1 分 = 从不这样，2 分 = 极少这样，3 分 = 有时这样，4 分 = 经常这样，5 分 = 总这样）。

（1）认识新的人对我来说很令人紧张。

（2）我的配偶和朋友都认为我要求太高、工作太卖命了。

（3）我的生活际遇是由命运和环境所决定的。

（4）如果能够选择的话，我宁愿自己单独工作。

（5）如果对于工作任务的指示不明确，我就会感到焦虑不安。

（6）对我工作的负面评价会使我几天都闷闷不乐。

（7）我是部门完成工作量最多且最先完成的人，我感到自豪。

（8）生意上的决策特别让我感到有压力。

（9）我没有什么办法来影响那些掌权的人。

（10）当我不得不和他人打交道时，我的工作不是那么有成效。

（11）我更愿意听从他人的意见而不是依靠自己的。

（12）我更愿意有稳定收入，也不愿令人振奋却需担负责任工作。

（13）我在工作中常常会遇到截至期限和时间的压力。

（14）既然不可能在组织内尝试变革，我就对事情听之任之。

（15）一般来说，有问题时我会逃避而不是跟他人对质。

（16）如果有一种工作方法奏效，我通常不会再作改变。

（17）我需要得到他人的称赞才能感到自己干得不错。

（18）因为我不想失败，所以我避免冒险。

（19）我很少对自己感到满意。

（20）如有什么打乱我的日常安排，我会感到特别心烦意乱。

（21）我不喜欢让人知道我的私事。

（22）在新环境中，我往往会过分地小心和紧张。

（23）我有个倾向：花越少的时间做越多的工作。

（24）由于职业缘故，我没机会做我真正想做的事情。

（25）如果有人批评我，我就会开始怀疑自己。

（26）我以条理、整洁和准时而自豪。

（27）我不喜欢去聚会或其他人多的地方。

（28）成功跟运气有很大的关系。

（29）在和客户打球或共进晚餐时，我做成不少生意。

（30）如果有人反驳我，我会感到特别不愉快。

评分与解释，将您各个题目的得分相加就是您的最后得分。

（1）得分在136～150：个性倾向于在工作中对您造成巨大压力，而这可能会影响您在压力下正常工作的能力。

（2）得分在116～135：通常无法较长时间的应对很大的压力，您需要改进。

（3）得分在76～115：您有很好的平衡。您要有意识的做出努力，在遇到压力时让自己保持一种积极态度。

（4）得分在46～75：您的性格不太会加重您对于压力的反应。您可能会觉得自己能够处理和控制大多数情况。

（5）得分在30～45：您的性格能够缓解生活、工作中大部分压力，能在压力下出色工作。您拥有担任领导者的素质。

此问卷还可以将问题分组，确定哪些个性造成了您的压力。

幸福不是客观存在，而是一种感知。如果你找不到幸福，那不是与幸福无缘，而是对幸福缺乏感知。人们以不同的方式靠近诱惑，到后来却发现，还是最平淡的生活最有诱惑力。要找到幸福，首先要学会知足。

【案例分析12-1】　富士康跳楼事件

2010年1月至6月，一共有13位年轻的富士康职工选择跳楼结束他们鲜活的生命，富士康被贴上血汗工厂的标签。2010年，如果评选年度最纠结企业，富士康当属第一。一系列悲剧事件的发生，也将这家成立36年来一直隐居幕后的B2B企业，放之于全球媒体的聚光灯下炙烤。2010年5月26日，在深圳龙华厂，富士康科技集团总裁郭台铭首度公开面对数百家媒体。当着千余人，他深深三鞠躬，"除了道歉还是道歉，除了痛惜还是痛惜"。

富士康员工由于受到工厂巨大的工作压力，以及来自社会各方的压力，甚至加上上级的欺压，心理防线渐渐崩溃，无处发泄。想不开跳楼的为其提供了一个发泄的模板，这种情况下，很容易有相同经历的员工受到跳楼者的影响，从而一个接一个的跳楼自杀。

事件发生后，一方面由于社会、媒体各方面的关注，以及社会、广大人民对工厂的压力，工厂不得不做出改变，员工的心理压力渐渐得到释放，从而员工跳楼轻生频率会很快下降。

另一方面，公司公关策略迅速实施。包括主动配合政府彻查事件、宣布为所有员工加

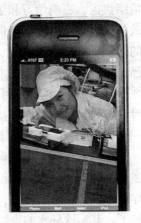

薪30%以上，成立庞大的心理咨询团队进驻富士康，定期为员工提供心理咨询、邀请外部专家成立企业监察团，监察富士康用工情况，同时为富士康企业管理提供决策参考，在全工厂加装防自杀防护措施等。在事件的整个过程中，始终有政府部门在参与，这体现了政府负责任的态度，也为企业增添了更强的说服力和可信度。

英国网友"markm49uk"从没想过，自己新买的 iPhone 里会有个中国女孩的亲切照片，如图 12-4 所示，而这位被称作"中国最美打工妹"的无名女孩或许还不知道，通过网络，自己的笑容只用了 6 天时间就火遍全球。有网友指出这个姑娘是富士康员工。另有网友表示，女孩就是观澜科技园 C 区三栋手机检测生产线上的员工，照片传播后已经被开除，而且她的多名同事和主管也受到牵连。

图 12-4 富士康的"iPhonegirl"事件

这张照片的由来按照富士康的解释，iPhonegirl 之所以能够出现在 markm49uk 所购买的 iPhone 中，是因为车间检测员测试过 iPhone 之后忘记删除所致。

富士康宣称已经与 Apple 达成一致，不会开除 iPhonegirl，看来这位女孩因祸得福，因为按照通常逻辑，在检测车间忘记删除拍摄的图片，无论如何也是工作的失职，还好拍摄者拍摄的是一位漂亮、让人喜爱的女孩，如果换一个完全不同的呢？markm49uk 的态度还会一样吗？这样的行为还会被富士康视为"美丽的失误"吗？

但是不管怎样，"iPhonegirl"的蹿红，给富士康的形象带来了好的转机。提升了企业形象，将富士康的"跳楼门"的负面影响减轻了不少。

【案例分析12-2】 压力管理——大学生急需重视的课题

世界充满差异，差异导致竞争，竞争导致压力。"压力"已经越来越频繁地出现在人们的生活中，我们常常遇到"压力太大，难以承受的压力"的感叹和抱怨，同时，我们也常看到因"压力太大"而不断产生的严重问题或自杀的悲剧。因为压力太大而无法疏导、排遣，导致个人情绪焦躁、精神痛苦，企业工作效率下降，成本增加，社会发展因此受影响，产生不和谐。

大学生是因压力太大而心力疲惫，情绪低落甚至患上抑郁症的一个重要人群。在通过了父母和学校挤压、填鸭式的教学，终于喜获中榜进入大学后，发现摆在面前的似乎是无止境的巨大的挑战和压力，不少同学深感失望和悲观。看看三位大学生的感叹：

学生一：生活在这个充满竞争和机遇的时代，学识、爱情、就业已不再是享受，而是沉重的负担。我们不得不像机器一样忙碌。

学生二：现在的大学生除了学习外，还是学习。一天到晚的，又要担心考试，又要担心以后找工作，什么时候能真正的放松啊！

学生三：学习任务重，就业压力又大，现在的大学生很苦啊！

此外，有极少数不能正确处理压力的学生采取轻生自杀。多年来，我国不断出现大学生自杀的事件，卫生部门 2003 年公布：我国自杀人群中大学生占 50%！北京某大学曾出现四个月接连三人跳楼自杀的尴尬。

压力是由令人紧张的事件或环境刺激所唤起的生理、心理反应。感到压力过大，导致情绪焦虑，影响学习和工作，已经是众多大学生亟待解决的重要问题了。对大学生进行有效的压力和情绪管理培训是解决这一问题的主要方法，国家的教育管理部门、学校和相关的培训机构应该有计划、有步骤地来实施这项工作。更重要的是，作为大学生群体的自己，应该主动地进行压力疏导和情绪管理方面的学习，了解压力的产生和对情绪产生破坏性影响的过程，学会自我认知、自我控制、认知他人及与他人沟通交往的基本心理知识等，扩大自己的事业和接触范围，争取从心理上、人格上尽早地成熟起来。

【案例分析 12-3】 压力与解压之下的众生相

在一次压力管理培训课上，我拿起一杯水，然后问台下的学员："各位认为这杯水有多重呢？"有人说是半斤，有人说是一斤，笔者则说："这杯水的重量并不重要，重要的是你能拿多久？拿一分钟，谁都可以，拿一个小时，可能觉得手酸，拿一天，可能就得进医院了。其实这杯水的重量是一样的，但是你拿得越久，就越觉得沉重。这就像我们承担着压力一样，如果我们一直把压力放在身上，不管时间长短，到最后就会觉得压力越来越沉重而无法承担。我们必须做的是放下这杯水，休息一下后再拿起这杯水，如此我们才能拿得更久。所以各位应该将承担的压力于一段时间后适时放下，并好好地休息一下，然后再重新拿起来，如此才可能承担得更久。"

这则故事阐明了一个简单的道理：无论什么样的压力，唯有科学面对，才能获得解决之道。有效的《压力管理》将帮助你在事业、人际、家庭、健康和个人的理想追求之间找到一个黄金中点，实现真正成功的自我管理与生活管理。在日常生活中，您是否有过情绪难以控制、压力无法承受的情况？如果有，您是放任放纵，还是控制和疏导？"人生不如意十之八九"，生活在竞争激烈的现代社会，每个人都要面对来自工作、生活、学习和情感等多方面的压力。沉重的压力导致人们情绪不良，学习效率下降，生活质量降低，甚至引发疾病等不良后果。那么，该如何面对压力，管理情绪呢？香港特别行政区行政长官曾荫权一生中压力最大的时候，就是 1998 年亚洲金融风暴，香港特区政府力排众议，毅然决定介入股市的那一个多月。很多香港人都知道，曾荫权每天清早都会到教堂祈祷。靠祈祷减压，相信大家不会感到意外。但他的另一个减压方法，相信大家猜也猜不到，竟是"擦鞋"！不开心的时候，他就会把柜里 10 多双皮鞋拿出来，重新擦一遍。这也不是很奇怪，不开心或压力大时，一个人坐下来，容易胡思乱想。擦鞋这类简单、机械的动作，反而能令人专注。

2009 年、2010 年是多灾多难的年份，在经济危机的不断冲击下，大批的企业相继倒下，很多企业老板由于受不了失败的打击，接受不了一夜之间从天堂到地狱的心理落差，纷纷选择人间蒸发或跳楼自杀。从陈金水玩失踪，到牛根生老泪纵横、四处求救，再到黄光裕银铛入狱，被誉为中国脊梁的企业家们走得非常艰难。但市场不相信眼泪，做企业更不能没有健康。

现代人的抗压能力似乎比不上古人，比如，前几天为一家电动车企业培训讲座的时候，讲了一个在"高压"下迅速成才的小故事：话说宋徽宗是一位喜欢书画并且有很深造诣的皇帝，他有一天问随从："天下何人画驴最好？"随从回答不出来，退下后急寻画驴出名者姓字名谁，焦急中得知一名叫朱子明的画家有"驴画家"之称，即召朱子明进宫画驴。朱子明得知被召进宫是为皇上画驴时，吓出一身冷汗，原来他根本不会画驴，他本是画山水的画家，因为有同行戏弄而给他起了个"驴画家"的绰号，并非擅长画驴才得的

"驴画家"。但皇上之命不可违,情急之下的朱子明苦练画驴技术,先后画了数百幅有关驴的画,最后竟阴错阳差地得皇上赏识,真正成了天下第一画驴之人。从朱子明被逼画驴的"压力"小故事中,我们看到了压力管理的精华:变压力为动力!有一个心理学家做了一个实验:要求一群实验者在周日的晚上,把未来7天所有烦恼的事情都记录下来,然后投入到一个大型的"烦恼箱"。到了第三周的星期日,他在实验者面前,打开这个箱子,逐一与成员核对每项"烦恼",结果发现其中有九成并没有真正的发生。接着他又要求大家把剩下的一张字条重新丢入到纸箱中,等过了三周,再来寻找解决的方法。结果到了那一天,他开箱后,发现那些烦恼也不再是烦恼了。烦恼是自己找来的,这个就是所谓的"自找麻烦"。

据统计,一般人的忧虑有40%是属于过去,有50%是属于未来,只有10%是属于现在,而92%的忧虑是从未发生过的,剩下的8%则是你可以轻易应付的。有一个秘密是医生都知道的,那就是:因为免疫力的提升,大多数病人的疾病都可以不治而愈。同样的,大多数的烦恼都会在第二天早晨好很多。克服烦恼的秘诀是提升能力,聚焦到最关键的、最核心的8%的烦恼上来,解决掉,压力就没了!对于企业来说,适度的压力可以使人集中注意力,提高忍受力,增强机体活力,减少错误的发生。压力可以说是机体对外界的一种调节的需要,而调节则往往意味着成长。经理人要在压力情境下不断地学会应付的有效办法,可以使应付能力不断提高,工作效率也会随之上升,所以压力是提高人的动机水平的有力工具。

在进行压力管理时应该注意五个原则:第一,适度原则。进行压力管理并不是不顾组织的经济效益而一味减轻员工压力,最大化员工满意度,而是要适度。第二,具体原则。由于压力在很大程度上是一个主观感觉,因此在进行压力管理时要区别不同的对象采取不同的策略,根据对象的不同特点做到具体问题具体分析。第三,岗位原则。组织中不同部门、不同岗位的员工面临的工作压力不同。一般岗位级别越高,创新性越强,独立性越高的员工,承受的压力也就越大。比如营销部门的压力一般比较大,因为销售业绩的好坏不仅取决于自己努力的程度,还与客户、市场大环境、竞争对手有关系。当然,我们也经常听到一线服务人员抱怨服务压力越来越大,客户要求越来越高、服务标准越来越高、服务的内外压力越来越大、服务的竞争越来越激烈,有的人甚至有不堪重负之感。第四,引导原则。由于压力的产生是不可避免的,所以引导压力向积极的一面发展就显得很重要。对企业家来说,有些外部因素是不可控的,比如面对强大的竞争对手,这时可以灵活地将压力变为动力,激发更多的工作热情。第五,区别原则。在消除压力前,首先要找出压力的来源并区别对待。有些压力是可以避免的,比如由于员工之间不团结,人际关系复杂造成的工作压力。而有些压力,比如来自工作本身的压力是不可避免的,只有通过提高员工自身的工作能力和心理承受能力来解决。我们说,闪闪发光的金刚石与平平常常的石墨有着天壤之别,然而,化学家的结论却令人惊异:金刚石与石墨一样,都是由碳原子构成,并且,石墨竟然能变成金刚石。石墨在5~6万大气压及1000~2000℃高温下,再用金属铁、钴、镍等做催化剂,可使石墨转变成金刚石。那么,企业家是怎么把"石墨"变成"金刚石"的呢?激励!但是激励是有一定方法的。比如可以将主管、经理、自己成长的例子讲述给新人和下属,来鼓励、激励下属同样成长。

近期,肯德基推出了早餐新品"法风烧饼",外号叫"发疯烧饼",更是把这股"减压疯潮"推向了极致。为了高效推广"法风烧饼",肯德基联合多家媒体举办了"让我们一起疯一把——疯狂丢沙包大战",吸引了众多白领疯狂参与。年轻白领们脱下职业套装,集体穿着七八十年代流行的海军装,抛开就业、升职、失业等诸多困扰,通过沙包大战来减压。游戏中,白领们把自己的压力写在纸条上,缝进自制的沙包中,寓意"像丢沙包一样把压力丢出去",有人写着"让加班去见鬼吧",有人写着"让老板赶快下岗吧",更有人写着"让我的痘痘赶快好吧",真正让白领们重温了一把儿时简单的快乐,可见减压都快成"全民话题"了!

习　题

1. 什么是压力,压力和动力与阻力之间的关系如何?
2. 员工的压力源有哪些,员工压力管理的措施有哪些?
3. 工作压力的组织因素有哪些?
4. 如何预防及控制工作压力对员工们的职业危害?
5. 请设计您班级的同学大学生活压力量表,并作出分析评价。
6. 简述员工压力管理六大方法,四种形式。
7. 什么是 EAP,EAP 实施的一般流程是什么?

13 职业安全健康管理体系

本章要点：本章要求掌握职业安全健康管理体系产生、演变、作用与运行模式，安全卫生管理体系咨询程序和内容，职业安全健康管理体系的 28 个构成要素，管理核心。通过学习，要求学生能够开展环境、健康与安全（EHS）体系的培训认证工作，并掌握三标体系的相互关系。

世界卫生组织报告："健康不仅仅是没有疾病和衰弱的表现，而是生理上、心理上和社会适应方面的一种完好的状态"。现代人健康的十条标准是：精力充沛，不感觉疲劳、处世乐观，敢于承担责任、善于休息，睡眠良好、适应环境，应变能力强、能抵御一般性感冒和传染性疾病、体重适中，身材匀称、眼睛明亮，没有炎症、牙齿清洁，无龋齿和痛感、头发有光泽，无头屑、肌肤丰满有弹性，走路轻松均匀。只有真正健康的人，才能充满激情，乐观活跃，洞彻事理，意欲温和，散发平静欢愉的气质和无限能量，成为人群中最闪亮的焦点，而这些不是身份与财富能代替的。

13.1 职业安全健康管理体系概述

13.1.1 职业安全健康管理体系概念与作用

自 20 世纪 80 年代末开始，一些发达国家率先开展了研究及实施职业安全健康管理体系的活动，国际标准化组织（ISO）及国际劳工组织（ILO）研究和讨论职业安全健康管理体系标准化问题，许多国家也相应建立了自己的工作小组，开展这方面的研究，并在本国或所在地区发展这一标准，为了适应全球日益增加的职业安全健康管理体系认证需求。OHSAS18000（The Occupational Health and Safety Assessment Series）系列标准由英国标准协会（BSI）、挪威船级社（DNV）等 13 个组织于 1999 年联合推出的国际性标准，在目前 ISO 尚未制定的情况下，它起到了准国际标准的作用。其中的 OHSAS18001 标准是认证性标准，它是组织（企业）建立职业健康安全管理体系的基础，也是企业进行内审和认证机构实施认证审核的主要依据。我国已于 2000 年 11 月 12 日转化为国标：GB/T 28001—2001 idt OHSAS18001：1999《职业健康安全管理体系规范》，同年 12 月 20 日国家经贸委也推出了《职业安全健康管理体系审核规范》并在我国开展起职业健康安全管理体系认证制度。国标《职业健康安全管理体系要求》已于 2011 年 12 月 30 日更新至 GB/T 28001—2011 版本，等同采用 OHSAS18001：2007 新版标准（英文版）翻译，并于 2012 年 2 月 1 日实施。

目前，职业安全健康管理体系已被广泛关注，包括组织的员工和多元化的相关方

（如：居民、社会团体、供方、顾客、投资方、签约者、保险公司等）。标准要求组织建立并保持职业安全与卫生管理体系，识别危险源并进行风险评价，制定相应的控制对策和程序，以达到法律法规要求并持续改进。在组织内部，体系的实施以组织全员（包括派出的职员，各协力部门的职员）活动为原则，并在一个统一的方针下开展活动，这一方针应为职业安全健康管理工作提供框架和指导作用，同时要向全体相关方公开。到目前为止，我国已经建立了较为完善的 OHSAS 法律法规体系，具体内容见图 13-1。

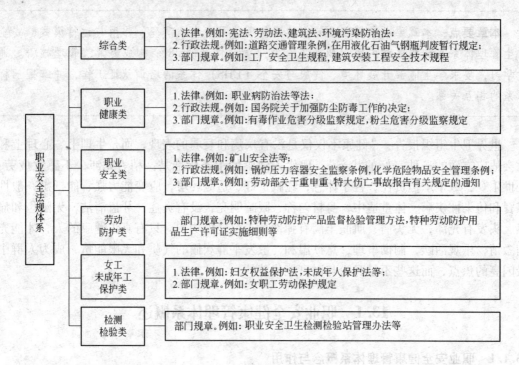

<table>
<tr><td rowspan="12">职业安全法规体系</td><td>综合类</td><td>1.法律。例如：宪法、劳动法、建筑法、环境污染防治法；
2.行政法规。例如：道路交通管理条例，在用液化石油气钢瓶判废暂行规定；
3.部门规章。例如：工厂安全卫生规程，建筑安装工程安全技术规程</td></tr>
<tr><td>职业
健康类</td><td>1.法律。例如：职业病防治法等法；
2.行政法规。例如：国务院关于加强防尘防毒工作的决定；
3.部门规章。例如：有毒作业危害分级监察规定，粉尘危害分级监察规定</td></tr>
<tr><td>职业
安全类</td><td>1.法律。例如：矿山安全法等；
2.行政法规。例如：锅炉压力容器安全监察条例，化学危险物品安全管理条例；
3.部门规章。例如：劳动部关于重申重、特大伤亡事故报告有关规定的通知</td></tr>
<tr><td>劳动
防护类</td><td>部门规章。例如：特种劳动防护产品监督检验管理方法，特种劳动防护用品生产许可证实施细则等</td></tr>
<tr><td>女工
未成年工
保护类</td><td>1.法律。例如：妇女权益保护法，未成年人保护法等；
2.部门规章。例如：女职工劳动保护规定</td></tr>
<tr><td>检测
检验类</td><td>部门规章。例如：职业安全卫生检测检验站管理办法等</td></tr>
</table>

图 13-1　OHSAS 法律法规体系

职业安全健康管理体系是指为建立职业安全健康方针和目标以及实现这些目标所制定的一系列相互联系或相互作用的要素。它是职业安全健康管理活动的一种方式，包括影响职业安全健康绩效的重点活动与职责以及绩效测量的方法。职业安全健康管理体系的运行模式可以追溯到一系列的系统思想，最主要的是 Edward Denting 的 PDCA（即策划、实施、评价、改进）概念。在此概念的基础上结合职业安全健康管理活动的特点，不同的职业安全健康管理体系标准提出了基本相似的职业安全健康管理体系运行模式，其核心都是为生产经营单位建立一个动态循环的管理过程，通过周而复始地进行"计划、实施、监测、评审"活动，使体系功能不断加强。它要求组织在实施职业安全卫生管理体系时始终保持持续改进意识，对体系进行不断修正和完善，最终实现预防和控制工伤事故、职业病及其他损失的目标。如 ILO—OSH2001 的运行模式（见图 13-2）。OHSAS18001 的运行模式为职业安全健康方针、策划、实施与运行、检查与纠正措施、管理评审。

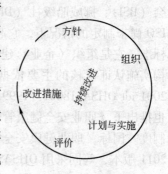

图 13-2　ILO—OSH2001 的运行模式

建立与实施职业安全健康管理体系有助于生产经营单位建立科学的管理机制，采用合理的职业安全健康管理原则与方法，持续改进职业安全健康绩效（包括整体或某一具体职业安全健康绩效），有助于生产经营者积极主动地贯彻执行相关职业安全健康法律法规，并满足其要求，有助于大型生产经营单位（如大型现代联合企业）的职业安全健康管理功能一体化，有助于生产经营单位对潜在事故或紧急情况做出响应，有助于生产经营单位满足市场要求，有助于生产经营单位获得注册或认证。总之，通过实施 OHSAS18001 标准，可最终达到减少意外事故的机会，减少事故的直接、间接经济损失、提高组织的形象和市场竞争力、符合法律、法规的要求。

下面是职业安全健康体系的几个常用知识要点。

13.1.1.1 概念和术语

（1）安全生产方针：安全第一、预防为主。

（2）安全生产原则：管生产必须管安全。

（3）"三同时"：新、改、扩建工程项目的劳动安全卫生设施必须与主体工程同时设计、同时施工、同时投入生产和使用。

（4）"五同时"：生产和安全同时计划、布置、检查、总结、评比。

（5）"三级教育"：对新员工（含实习人员）进行的安全教育包括公司级、车间级、班组级。

（6）"三不放过"：事故原因分析不清不放过，事故责任者和其他员工没有受到教育不放过，没有制定出防范措施不放过。

13.1.1.2 建立至少 11 个程序

11 个程序包括：危险源辨识，法律与其他要求，培训意识与能力，信息交流，文件管理，运行控制，应急准备和响应，监测，事故、事件、不符合、纠正与预防措施，记录及记录管理，审核。

13.1.1.3 编写体系文件的意义

（1）文件化是职业安全卫生管理体系的特点之一。

（2）对 OHSMS 的所有程序在规定文件中固定下来。

（3）有助于组织活动的长期一致性和连贯性。

（4）有助于员工对体系的了解并明确自己的职责。

（5）作为体系审核评审和认证的基本依据。

（6）展示本组织职业安全卫生管理体系的全貌。

（7）体系文件结构，如图 13-3 所示。

13.1.1.4 体系文件的要求

（1）文件的系统性：层次清楚，接口明确，结构合理。

（2）文件的权威性：遵循标准，内部性法规。

（3）文件的见证性：适用性证据，有效性证据。

（4）文件的适宜性：适应法规的更新，适应组织的变化。

（5）文件的符合性：标准要求的要写到，写到的要做到，做到的要有效。

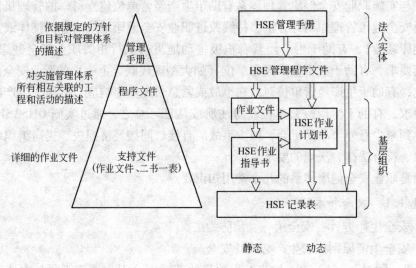

图 13-3　OHSMS 体系文件结构

13.1.2　体系构成与认证

2003 年以来，我国陆续出台了不同行业的系列指导文件，包括《建筑企业职业安全健康管理体系实施指南》、《金属非金属矿山企业职业安全健康管理体系实施指南》、《化工企业职业安全健康管理体系实施指南》、《小企业职业安全健康管理体系实施指南》、《煤矿企业职业安全健康管理体系实施指南》等，这系列文件的指导思想是预防和控制工作事故职业病。

13.1.2.1　OHSAS 标准构成

国家经贸委颁布的 OHSAS 试行标准由范围、术语和定义、职业安全卫生管理体系要素三部分组成。

（1）范围：提出了对职业安全卫生管理体系的基本要求，目的是使组织能够控制其职业安全卫生危险，持续改进职业安全卫生绩效。

（2）术语和定义：提出了"事故"、"危害"、"危害辨识"、"危害评价"等 25 个术语和定义。

（3）职业安全卫生管理体系由 28 个要素组成。

13.1.2.2　获得认证的条件及其实施意义

企业要想获得 OHSAS18001 认证需满足以下条件：

（1）按 OHSAS18001 标准要求建立文件化的职业健康安全管理体系。

（2）体系运行 3 个月以上，覆盖标准的全部 28 个要素。

（3）遵守适用的安全法规，事故率低于同行业平均水平，接受国家认可委授权的认证机构第三方审核并获通过。

企业获得认证意义在于，通过实施认证可全面规范、改进企业职业安全卫生管理，保障企业员工的职业健康与生命安全，保障企业的财产安全，提高工作效率。可改善与政府、员工、社区的公共关系，提高企业声誉。提供持续满足法律要求的机制，降低企业风险，预防事故发生。克服产品及服务在国内外贸易活动中的非关税贸易壁垒，取得进入市场的通行证。提高金融信贷信用等级，降低保险成本。提高企业的综合竞争力等。

13.1.2.3 认证主要流程

建立职业安全健康管理体系一般要经过 OHSAS 标准培训、制订计划、职业安全健康管理现状的评估（初始评审）、职业安全健康管理体系设计、职业安全健康管理体系文件编写、体系运行、内审、管理性复查（或称管理评审）、纠正不符合规定的情况、外部审核等基本步骤，认证主要流程如图 13-4 所示。主要包括以下六个方面：

（1）领导决策与准备：领导决策、提供资源、任命管代、宣贯培训。

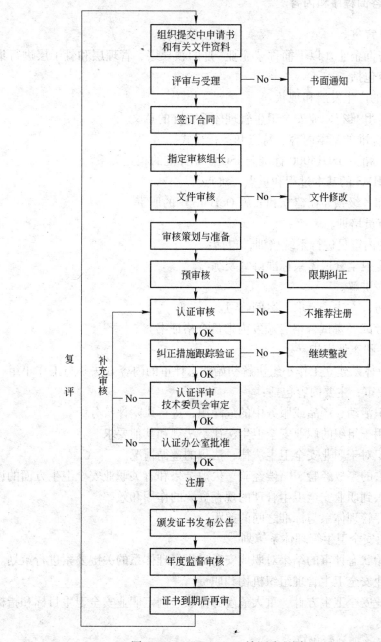

图 13-4　OHSAS18000 认证流程图

（2）初始安全评审：识别并判定危险源、识别并获取安全法规、分析现状、找出薄弱环节。

（3）体系策划与设计：制定职业健康安全方针、目标、管理方案、确定体系结构、职责及文件框架。

（4）编制体系文件：编制职业健康安全管理手册、有关程序文件及作业文件。

（5）体系试运行：各部门、全体员工严格按体系要求规范自己的活动和操作。

（6）内审和管理评审：体系运行2个多月后，进行内审和管评，自我完善改进。

13.1.3　OHSAS咨询程序和内容

步骤一：标准宣贯。

咨询组对被咨询企业（以下简称"企业"）的领导层、管理层和骨干层进行集中动员和培训，主要内容包括：

（1）OSHMS的产生发展和现状。

（2）企业建立和推行职业安全卫生管理体系标准的意义。

（3）OSHMS标准的基本内容、特点和运行模式。

（4）OSHMS标准、ISO14000标准与ISO9000标准的相互关系。

（5）建立OSHMS的基本过程和重点、难点。

（6）各部门和各级领导在建立和实施OSHMS中的职责。

步骤二：内审员培训。

对企业选定的内审员进行系统培训，包括：

（1）职业安全卫生管理体系标准讲解及练习。

（2）审核程序讲解。

（3）审核技巧、方法、要求、案例练习。

（4）复习及考试（考试合格者颁发内审员合格证书）。

步骤三：初始状态评审指导。

咨询组向企业体系建立工作小组讲解初始状态评审的内容方法并与工作小组一起对企业进行初始状态评审，主要内容包括：

（1）辨识组织活动、产品或服务中的危险源，进行风险评价分级。

（2）明确适用于组织的职业安全卫生法律、法规和其他要求。

（3）评价组织对于职业安全卫生法律、法规的遵循情况。

（4）评审过去的事故经验、赔偿经验、失败结果和有关职业安全卫生方面的评价。

（5）评价投入到职业安全卫生管理的现存资源的作用和效率。

（6）识别现存管理体系与标准之间的差距。

步骤四：职业安全卫生管理体系策划。

（1）根据初始状态评审的结果对职业安全卫生管理体系的关键要素进行策划。

（2）确定职业安全卫生管理组织机构和职责。

（3）确定职业安全卫生方针、重大危险源分级、制定职业安全卫生目标和指标、职业安全卫生管理方案。

步骤五：体系文件编写指导。

咨询组对企业文件编写小组讲解如何编写职业安全卫生管理体系文件。

（1）讲解 OSHMS 文件的基本要求和内容，手册，程序文件编写的内容和方法。

（2）实例分析和讨论。

步骤六：文件评审及修改。

文件编写小组通过咨询师的指导进行文件编写。在完成第一稿文件后，咨询师将会在预定的时间内对文件初稿进行修改，并提交文件修改意见，与企业有关人员进行讨论并修订。体系文件最终同时提交企业领导和咨询委员会进行审定并定稿。

步骤七：体系开始试运行。

文件定稿后企业最高领导者正式发布文件，体系开始进入试运行阶段。企业在咨询师指导下，对各部门各级人员进行职业安全卫生管理体系和文件相关内容的培训。各部门根据文件要求进行体系试运行，同时做好运行记录。

步骤八：内审指导及协助整改。

体系通过三个月左右的试运行后，咨询师指导企业内审员制定内部审核计划并实施内审。内审结果将提交管理层。在认证审核前应至少做两次内审。对内审中发现的问题，企业在咨询师指导下进行整改。

步骤九：管理评审。

根据内审结果和文件的要求，企业进行管理评审。管理评审应由最高管理者主持，对体系的有效性和充分性进行评审，提出改进意见，使得企业职业安全卫生管理体系不断完善。

步骤十：模拟审核和认证准备。

咨询委员会将组织模拟审核小组，按照认证机构的审核程序和要求对企业职业安全卫生管理体系进行全面审核，尽可能找出体系中的问题，同时提出整改意见。根据模拟审核的结果，协助企业做认证审核前期的有关工作，使认证审核能够顺利通过。

建立职业健康安全管理体系对企业的意义：提升企业形象，扩大企业美誉度、消除危险源，鼓励员工士气、杜绝事故发生，降低经营成本、改善人权形象，扩大市场占有率、打破贸易壁垒，开拓国际市场。

13.1.4 OHSAS 培训方案设计

OHSAS18001 培训课程设计（见表 13-1）。

表 13-1 OHSAS18001 培训课程

OHSAS18001 基础知识	什么是 OHSAS18001 标准
	OHSAS18001 与 ISO9001、ISO14001 标准的关系
	OHSAS18001 标准条文解析
职业安全卫生法律法规介绍	我国职业健康安全与管理体系
	职业健康安全管理制度
	女职工和未成年员工的职业健康安全
	职业健康安全标准

续表 13-1

危害识别、危险评价与预防措施	危害、危险因素的产生和分类
	危害辨别
	危险评价
	事故预防对策
OHSAS18001 体系文件编写指导	文件与策划
	文件编写格式与风格
	文件与 ISO9001、ISO14001 的关系
OHSAS18001 标准内审员培训	职业健康安全内审员概述
	职业健康安全案例分析
	职业健康安全审核技巧

13.2　职业安全健康管理体系的理论基础

OSHMS 的实质是以实现组织职业安全健康持续改进为目的的结构化管理框架。在内容上，它包括制定、实施、评审和改进 OSH 方针所需的组织机构、人员职责、程序、过程和资源。在体系的运行过程中，它强调职业安全健康方针、策划、实施和运行、管理评审、检查与纠正措施五个要素（五大功能模块）的动态循环，以实现企业职业安全健康状况的不断改进，最终达到预防和控制工伤事故、职业病及其他损失的目标。

13.2.1　HMS 的特征

职业安全健康管理体系与简单的文件体系和传统的规章制度（包括操作规程）不同，它涉及到与职业安全健康管理有关的组织机构及其职责和权限分配，按照管理程序实施的管理过程控制以及实施管理所需的资源（包括人员、资金、设备、材料、技术和软件等）配置等。职业安全健康管理体系的有效实施，意味着组织的职业安全健康管理机制以职业安全健康方针、目标为导向，在资源的支持下随着体系持续改进，该组织的职业安全健康管理机制得到逐步健全和完善。

标准要求组织制定职业安全健康方针。为实现这一方针，建立和实施职业安全健康管理体系，从而使组织的 OSH 管理按照认可的体系要求运作；要求组织按照体系规定的手册、程序文件、作业文件进行操作和维护，从而保证操作和维护规范化，满足强制性法律、法规和标准的要求，并尽量符合建议性的要求。它没有对安全技术标准做出任何规定，而是要求组织建立并实施职业安全健康管理体系，来保证其生产活动符合规定的安全技术和操作标准。

（1）系统性。所谓"系统"，就是由相互作用、相互依存的若干组成部分，依据一定的功能有机组织起来的综合整体。OSHMS 标准从管理思想上具有整体性、全局性、全面性等系统性特征，从管理的手段体现出结构化、程序化、文件化的特点。

首先，强调组织各级机构的全面参与不仅要有从基层岗位到组织最高管理层之间的运作系统，同时还应具备管理绩效的监控系统，组织最高管理层依靠这两个系统，确保职业安全健康管理体系的有效运行。

其次，要求组织实行程序化管理，实现管理过程全面的系统控制。这与我国过分地依赖管理者主观能动性的传统的管理方法有着根本区别。这样，既可以避免管理行为的盲目性，也可以避免管理当中人为的失误以及部门之间、岗位之间的责权不清，以至于事故发生后互相推诿扯皮，推卸责任。

第三，管理体系的文件化也是一个比较复杂的系统工程。按照 OSHMS 标准的要求，组织不仅要制定和执行职业安全健康方针，还要有一系列的管理程序，以使方针、目标在管理活动中得到落实，并且保证 OSHMS 按照已制定的手册、程序文件、作业文件进行，从而符合强制性规定和规则。这些方针、手册、程序文件和作业文件以及相应的记录构成了一个层次分明、相互联系的文件系统。同时，OSHMS 标准又对文件资料的控制提出要求，从而使这一文件系统更具科学性和合理性，如图 13-3 所示。

第四，OSHMS 标准的逻辑结构为编写职业安全健康管理手册提供了一个系统的结构。

（2）先进性。依据标准建立的 OSHMS 是组织不断完善、改进和提高 OSH 管理的一种先进、有效的管理手段。该体系将现代企业先进的管理理论运用于 OSH 管理，把组织安全生产活动当做一个系统工程，研究确定影响 OSH 包含的要素，将管理过程和控制措施建立在科学的危险源辨识、风险评价基础之上。为了保障安全和健康，对每个要素做出了具体规定，并建立和保持程序文件（管理手册、程序文件、作业文件）对于一个已建体系的组织，必须严格按三层次文件的规定执行，坚持"写到的要做到"的原则，才能确保体系的先进性和科学性。

（3）预防性。危险源辨识、风险评价与控制是职业安全健康管理体系的精髓。它在理论和方法上保证了预防为主方针的实现。实施有效的风险辨识、评价和控制，可实现对事故预防和生产作业的全过程控制。对各种作业和生产过程实行评价，在此基础上进行 OSHMS 策划，形成文件。对各种预知的风险因素做到事前控制。对各种潜在的事故制定应急程序，力图使损失最小化。

组织要通过 OSHMS 认证，必须遵守法律、法规和其他要求，这样就把职业安全健康预评价制度作为组织建立和实施 OSHMS 的前提。通过宣传和贯彻 OSHMS 标准，将促进组织从过去被动的执行法律、法规，转变为主动的按照法律、法规要求，不断发现和评估自身存在的职业安全健康问题，制定目标并不断改进。这完全有别于那些被动的管理模式。通过建立 OSHMS 使组织的职业安全健康真正走上预防为主的轨道。

（4）动态性。OSHMS 具有动态性的特点，持续改进是其核心。OSHMS 标准明确要求组织的最高管理者，在 OSH 方针中应包括对持续改进的承诺，对遵守有关法律、法规和其他要求的承诺，并制定切实可行的目标和管理方案，配备相应的各种资源。这些内容是实施 OSHMS 的依据，也是基本保证。

同时，标准还要求组织的最高管理者应定期对体系进行评审，以确保体系的持续适应性、充分性和有效性。通过管理评审使体系日臻完善，使组织的职业安全健康管理提高到一个新的水平。

（5）全过程控制。OSHMS 标准要求以过程促成结果，即在实施过程中，对全过程进行控制，最终达到职业安全健康零风险。职业安全健康管理体系的建立，引进了系统和过程的概念，即把职业安全健康管理作为一项系统工程，以系统分析的理论和方法来解决职业安全健康问题。从分析可能造成事故的危险因素入手，根据不同情况采取相应的预防、纠正措施。在研究组织的活动、产品和服务对职业安全健康的影响时，通常把可能造成事故的危险因素分为两大类：一类是和组织的管理有关的危险因素，可通过建立管理体系，加强内部审核、管理评审和人的行为评价来解决；另一类是针对原材料、工艺过程、设备、设施、产品和整个生产过程的危险因素，必须对生产的全过程进行控制，采用先进的技术、工艺、设备，全员参与，才能确保组织的职业安全健康状况得以改善。

（6）功效性。建立、实施 OSHMS 不是目的，而是为企业持续改进 OSH 状况提供了一个科学的、结构化的管理框架，其作用是帮助企业实现和改进自己设定的 OSH 方针、目标而采用的一种工具。因此，建立与运行 OSHMS 本身不可能产生立即降低安全隐患和职业病的效用。这就是说，OSHMS 最终目标的实现，还必须依赖于安全生产、事故预防等最佳实用技术的投入。

13.2.2　OSHMS 体系设计

OSHMS 标准强调法律法规的符合性，强调事故预防，强调持续改进，强调系统化、程序化的管理和必要的文件支持，自愿性和可认证性，广泛适用性。建立职业安全健康管理体系，必须在现状调查（初始评审）的基础上做好体系设计，体系设计主要包括 5 个步骤：

第一是确定职业安全卫生方针。

第二是职能分析和确定机构。组织管理机构的确定是分配职能和确定管理程序的基础，在分配职能和编写程序文件之前，必须先进行职能分析和确定机构，确定机构时，要坚持精简效能的原则，尽量避免和减少部门职能交叉。

第三是职能分配，即把 OSHMS 标准中的各要素所涉及的职能逐一分配到部门。进行职能分配时，要求把标准中的各要素全面展开并转换成职能，分配到组织的各部门，确保通过职能分配，使标准的各项要素都能得到覆盖，没有遗漏。进行职能分配时要坚持一项职能由一个部门主管的原则，当一项要素必须由两个或两个以上部门负责时，要明确主要负责部门或撤并相关部门。

第四是确定体系文件层次结构，关键是确定程序文件的范围，并提出体系文件清单。

第五是体系文件的编写、审定与批准。

13.3　OHSMS 的构成要素与系统功能

职业安全健康管理体系要求把企业 OHS 管理中的计划、组织、实施和检查、监控等活动，集中、归纳、分解和转化为相应的文件化的目标、程序和作业文件。OHSMS 的基本思想是通过持续有效改进，最终实现预防和控制工伤事故、职业病及其他损失的目标。

13.3.1　OHSMS 的结构要素

国家经贸委颁布的《审核规范》由范围、术语和定义、职业安全健康管理体系要素构成。管理体系按层次展开，以要素的形式体现。

一级要素设置了 7 个，二级要素设置了 25 个，共计 28 个，其中 7 个一级要素包括：5.1 领导和承诺；5.2 健康安全与环境方针；5.3 规划（策划），含 4 个二级要素；5.4 组织结构、资源和文件，含 7 个二级要素；5.5 实施和运行，含 8 个二级要素；5.6 检查和纠正措施，含 6 个二级要素；5.7 管理评审。要素之间的相互关系见图 13-5。

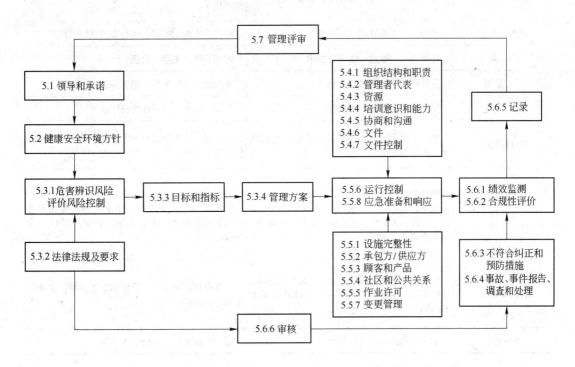

图 13-5　职业健康安全管理体系 28 个要素及其相互关系

13.3.2　危险源是职业健康安全管理体系的管理核心

系统安全认为，危险源是导致事故的根源，系统中之所以发生事故，是由于系统中危险源的存在，防止或减少系统中事故的发生，可从消除系统中危险源或降低危险源所带来的风险入手。所以，职业健康安全管理是围绕危险源管理而展开的。

围绕危害辨识、风险评价和风险控制的策划，确定目标、管理方案，实施运行控制，检查落实遵守和完成的情况。职业健康安全管理体系每个要素要求的设立，都是为了控制危险源带来的风险。职业健康安全管理体系的不断持续改进，其根本目的是风险控制程度的不断提高。

建立职业健康安全管理体系，要根据其所拥有的危险源这个管理核心，按照职业健康安全管理体系审核规范要求，设立和展开管理要素。

有效的职业健康安全管理体系运行，是以法规为最低要求，不断的持续改进。

职业健康安全管理体系与传统安全管理存在着多方面的差异，具体内容见表 13-2。

表13-2　HSE 管理体系和传统安全管理的差异

比较对象	传统安全管理	HSE 管理体系
目　标	实现"四个杜绝，三个不超，一个确保"，下达伤亡控制和考核指标	零伤害、零损失、零污染
目　的	考核业绩，以伤亡指标考核为主	建立科学、规范、系统和持续改进的自我约束管理体系
理念、观念	重经验，事后处理、亡羊补牢	通过危害因素辨识，进行事前预防、控制
约　束	外部约束，被动、强制性要求	内部自律，主动、自愿
核心思想	重惩罚，严格监督和管理	重激励，风险管理、事先预防
动态变化	阶段性、静态性、周期性	日常、动态、循环性和持续改进
管理性质	统一，固定，封闭的模式，经验、自成体系，难与国际惯例接轨	文件化、程序化、标准化管理，易于与国际惯例接轨
文　件	详细规定 直线传达，以红头文件规定为主，规章制度，文件交叉重叠缺乏系统性，严格不起来、落实不下去	目标设定 管理手册、程序文件、作业文件，管理方案和基层组织两书一表，强调文件的系统性和完整性
管理侧重点	重视事故管理、责任追究，主要查违章、违纪等不安全行为，较难涉及管理和体系上的原因	科学分析，通过风险分析和危害识别，实现事先预防、持续改进
外界关系	上级管理部门的行政约束	第三方认证，向社会公布业绩

危险源（危险因素）的辨识，重点是考虑三种状态（正常、异常、紧急状态）；三个时态（过去、现在、将来）；七种类型（机械能、电能、化学能、热能、放射能、生物因素、人机工程因素等）。

各类危险源的举例：

（1）机械能：振动，如手工工具；能力储存，如弹簧；移动部件，如机械和车辆。

（2）电能：储存，如电池；火灾，如电梯马达；不可控制的，如闪电、垂落的电线。

（3）热能：热/冷，储存能。

（4）化学能：接触有害物或吸入如致癌物/有毒物、易燃、易爆物。

（5）放射能：电离辐射如 X 光机。非电离辐射如塔式天线。激光，对视觉的伤害。

（6）人机工程因素：工作场所压力，心理压力，环境温度，噪声，灯光。

（7）生物因素：细菌如病毒，微生物，病原体。

13.3.3　明确责任机构与职责是实施管理体系的必要前提

职业健康安全管理体系一个重要组成部分就是责任机构，职业健康安全管理体系的建立、运行均是围绕责任机构，以其各职能和层次展开。因此，明确各机构职能与层次间的相互关系，规定其作用、职责与权限，是职业健康安全管理体系建立与运行的前提条件和有力保障。

在职业健康安全管理体系标准中，机构和职责条款明确规定，要明确组织内部全体人员的职业健康安全职责，形成文件并传达；要求管理者为职业健康安全管理体系的建立与保持提供必要资源；还特别强调在最高管理层任命一名管理者代表，并规定了其具有的职责与权限。

在职业健康安全管理体系的实际运行中，机构的合理可靠、职责的明确、资源的充分保障是体系运行的必要条件。同时实现标准中每一要素的要求都有赖于相关责权人员的参与执行，有赖于相关资源的充分保障。这样，职业健康安全管理体系的建立与保持就可使从最高管理者到员工的所有层次联系起来，体现了全面系统、结构化的管理特色。

13.3.4 管理体系的监控系统对体系运行起到保障作用

职业健康安全管理体系审核规范所建立的管理体系是一个管理上科学、理论上严谨、系统性很强的管理体系，具有自我调节、自我完善的功能。其监控机制，具有实施检查、纠错、验证、评审和提高的能力，包括检查与纠正措施、管理评审两大要素的所有内容。其中，绩效测量与监测，事故、事件、不符合、纠正和预防措施，审核，评审，这三个条款具有独立发现问题、解决问题的能力，包括日常监督管理，职业健康安全管理状况和体系要素评价，也包括根据组织内部因素和外部环境状况进行总体判断，形成比较严密的三级监控机制。

第一级绩效测量和监测，在事故、事件、不符合、纠正和预防措施中，包含着职业健康安全的日常检查，以及职业健康安全目标、法规遵循情况的监控；还包含着事故、事件、不符合的监控和调查处理。对于上述监控中发现的问题，解决的方法是随时产生，随时解决。

第二级监控措施，职业健康安全管理体系审核，由组织的职业健康安全管理者代表组织内部审核员进行，内审员得到了充分的授权，将对其职业健康安全管理体系的运行状况做出评价，判定其职业健康安全管理体系是否符合标准要求。职业健康安全管理体系审核是集中发现问题、解决问题的一种有效手段。内审中发现的问题，有些可立即解决，有些需汇报给最高管理者，由其决策并解决。内审完成后应对职业健康安全管理体系运行情况做出书面性结论。

第三级监控，即管理评审是由最高管理者组织进行的，将一些管理层解决不了的问题，关系企业大政方针的问题集中在一起，由决策层加以解决。管理评审的内容包括内审的结果、目标的实现程度及持续改进的要求等。管理评审应针对组织内部变化的因素和外部变化的环境，对体系的持续适用性、有效性和充分性做出判断，做出适当的相应调整。

这三级监控措施并不是各自独立的，在监控的内容上有所交叉，互为补充，构成了完整的监控机制，以保证职业健康安全管理体系的持续适用、充分和有效。

13.4 环境、健康与安全（EHS）三标体系

三标体系指的是质量管理体系 ISO9001、环境管理体系 ISO14001、职业健康安全管理

体系 OHSAS18001 三个，获得三标体系认证是企业产品进入国际市场的基本条件。截止2012 年底，三标体系的有效版本是 OHSAS18000：2007，ISO9000：2008，ISO14000：2004，另外常用的还有 ISO9000 派生的 TS16949：2009。

建立推行 EHS 管理体系的目的就是保护环境，改进我们工作场所的健康性和安全性，改善劳动条件，维护员工的合法利益。它的推行和实施，对增强工厂的凝聚力，完善工厂的内部管理，提升工厂形象，创造更好的经济效益和社会效益将起到极大的推动作用。

2009 年方圆标志认证集团出版了《质量环境及职业健康安全三合一管理体系的建立与实施》一书，书中提出了建立和实施质量、环境、职业健康安全管理体系的步骤和方法，为提高标准使用者的工作效率及促进组织管理工作的持续改进提供了参考依据。

13.4.1 三标体系概述

13.4.1.1 EHS 体系

EHS 是环境 environment、健康 health、安全 safety 的缩写，中文全称是"环境、职业健康安全管理体系"。EHS 管理体系是环境管理体系（EMS）和职业健康安全管理体系（OHSMS）两体系的整合。由于 ISO9000、ISO14000、OHSMS18000 管理体系的标准在标准的思想、标准要素等内容上有很强的关联性，在体系的运行模式、文件的架构上是基本相同的，这样就为 QMS、EMS、OHSMS 一体化管理体系的建立和实施提供了可能。企业建立一体化的管理体系和机构实施一体化的认证审核是可行的。

ISO（International Organization for Standardization，国际标准化组织）设立于 1947 年，其总部位于瑞士日内瓦，其成员包括 130 个会员国。ISO 设立的目的在于推动与制定国际性标准，以作为各国与企业遵循的依据。ISO 主要包括 ISO9000、ISO14000 和准 ISO 的OHSAS18000 三大管理性标准体系。

ISO9000 有四个组成部分：ISO9000《质量管理体系 基础和术语》；ISO9001《质量管理体系 要求》；ISO9004《质量管理体系 业绩改进指南》（业绩改进指南，非 ISO9001的实施指南）；ISO19011《质量和（或）环境管理体系业绩审核指南》。

ISO14000，即"环境管理体系"，核心标准是：ISO14001《环境管理体系 要求及使用指南》；ISO14004《环境管理体系 原则、体系和支持技术通用指南》；ISO14010《环境审核指南 通用原则》；ISO14011《环境审核指南 审核程序环境管理体系审核》；ISO14012《环境审核指南 环境审核员资格要求》。

OHSAS18001 系列标准的主体标准包括：

（1）原则（principle）：是说明体系的思想和要求的。

（2）规范（specification）：是说明一个组织要达到什么样的标准，才是合格的。

（3）指南（guide line）：是规范认证工作的方法和程序的文件。

（4）审核员要求（auditors requirement）：是对从事认证或者从事安全审核的人员的要求。

13.4.1.2 EHS 的方针与目标

EHS 方针是企业对其全部环境、职业健康安全行为的原则与意图的声明，体现了企业在环境、职业健康安全保护方面的总方向和基本承诺。因此可以说 EHS 方针是企业在环境、职业健康安全保护方面总的指导方向和行动原则，也反映最高管理者对环境、职业健康安全行为的一个总承诺。EHS 方针也是企业环境、职业健康安全领域一切活动的驱动力，涉及到全体员工和其他相关方，每位员工应理解并遵照执行。

一个积极的、切实可行的 EHS 方针，将为企业确定环境、职业健康安全管理方面总的指导方向和行动准则，并为建立更加具体的环境、职业健康安全目标提供一个总体框架。EHS 包括三个承诺，一是对遵守适用 EHS 法律、法规及其他要求的承诺；二是对持续改进的承诺；三是对事故预防、保护员工安全健康的承诺。

EHS 管理体系是针对重要的环境因素、重大的危险因素或者需要控制的因素而制定的量化控制指标。目标指标可以是保持维持型的指标，如控制年度工伤率在千分之几以下。也可以是改进提高型，如将某种资源的利用率提高多少个百分点。

13.4.1.3　EHS 管理体系内部审核

EHS 管理评审包括外审和体系内部审核两个部分。内审是企业对其自身的 EHS 管理体系所进行的审核，是对体系是否正常运行以及是否达到了规定的目标等所作的系统的、独立的检查和评价，是 EHS 管理体系的一种自我保证和监督机制。

13.4.2　三标体系的关系

许多企业正在建立与完善"全面管理体系"，见图 13-6，也就是三标体系。

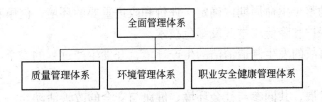

图 13-6　全面管理体系框图

（1）三标体系的相同点：

1）都是推荐采用的管理性质标准，承诺、方针和目标具有相容性；

2）遵循相同的管理原理，依据标准建立文件，依靠文件通过 PDCA 管理模式实现可持续改进；

3）基本程序的多样性（如记录控制、内审与管理评审等），强调过程控制和生产现场，框架结构和要素内容相似。

（2）三标体系的不同点，见表 13-3。

表 13-3　三标体系比较

主要区别	ISO9001	ISO14001	OHSAS18001
体系名称	质量管理体系	环境管理体系	职业安全卫生管理体系
承诺对象	顾客	顾客、居民、员工、政府机构	顾客、居民、员工、政府机构
承诺内容	保证产品或服务的质量	遵守法规，预防污染，持续改进	遵守法规，预防事故，持续改进
体系模式	封闭型（1994 版）	螺旋上升开环型	螺旋上升开环型
认证依据	ISO9001 标准	该标准满足环保法规	该标准满足安全法规

【案例分析 13-1】　LG 半导体公司环境、健康与安全方针

LG 半导体公司是半导体与液晶显示器制造专业厂商，公司依照 LG 集团环境声明的精神，在每一个管理活动中都围绕从事环境、健康和安全方面进行。

LG 半导体依照环境、健康与安全管理中的清洁与绿色的基本思想管理所有活动，通过积累经验，开发新技术促进环境健康与安全水平的提高，通过与地方社区良好的关系促进全球可持续发展。

公司 EHS 的 21 个元素（健康与安全框架元素）描述：现场健康与安全方案，健康与安全预期及表现评估，危险分析和遵守法规要求，员工参与，健康与安全专家，事故调查，健康与安全培训，健康、安全和车间整洁检查，个人劳保用具（PPE），承包商的健康与安全，应急准备及防火，工作岗位安全分析（JSA），高风险操作，设施和设备审查，工业卫生，化学品管理，人机工程学（工作环境改造），机动车辆安全，医疗服务，方案评估，锁定/加标。

在行动方面：公司承诺在环境、健康与安全方面尽他们最大的努力完成他们的职责与义务，包括：

（1）建立和维护以国际协定和国家环境、健康与安全法律法规为基础的企业内部标准。

（2）在产品的整个生命周期内确定、评价和改进重要的环境、健康和安全因素。

（3）为环境保护和降低成本开发绿色技术。

（4）为防止事故的发生制造清洁的生产环境，开发生产过程的安全技术，明确紧急状态反应的职责。

（5）为协调发展，共同参与社会环境、健康与安全的改善活动。

为了完成上述各项，我们建立环境、健康与安全目标指标，评价环境行为，向公众公布结果。

【案例分析 13-2】　职业安全健康形势严峻，农民工"受伤"最重

"没挣几文钱，却落下一身病"，这是许多进城务工人员的真实写照。近年来，各种职业病在悄然侵袭着农民工。

据介绍，职业危害具有群体性，致死、致残率高以及难以治愈等特点，造成了家庭伤害和单位、地区的不稳定，甚至引发社会矛盾，成为社会不安定因素。

"当前我国职业病患者总量大、发病率高、经济损失大、影响严重，是职业危害的突出表现。同时，随着工业化进程的加快，职业危害也呈现出一些新的特点：如发病时间短、职业危害有转移趋势、农民工群体受害最重、新型职业病不断出现等。"国家安监总局有关负责人说。据卫生部门统计，新中国成立至 2007 年底，全国累计报告职业病 690858 例，其中累计报告尘肺病 627405 例（已死亡 147070 例）。但是，由于目前我国职业卫生服务覆盖面有限，专家估计我国实际职业病患病人数要远高于现报告数量。

而国家统计局今年的最新调查显示，全国农民工总数为 2.2 亿人，其中本乡镇以外就业的农民工数量就达 1.4 亿人。

由于文化水平低，职业危害预防知识很少，绝大多数农民工工作在苦、累、脏、险的

岗位，企业主又不进行职业危害告知和相关教育培训，造成他们缺少防护意识和技能。国家安监总局曾对 13 个省的 64 家企业的抽样调查显示，农民工中高中以上文化程度的为 13%，初中文化程度的为 58.67%，28.33% 的农民工为小学及以下文化程度（其中 7% 是文盲）。农民工普遍接受能力差，安全培训缺乏基础教育的支撑。很多人在没有任何防护的情况下，从事有职业危害的工作。

此外，农民工与企业的劳动合同期普遍较短，1 年期合同居多，最短的只有半年；少部分农民工通过招工进入企业，均与企业签订了劳动合同，参加了工伤保险；大部分农民工则是自行到企业打工，多数与企业签有劳动合同，少部分参加了工伤保险。但是，由于农民工流动性大，导致群体性职业病事件不断出现。而这些职业病患者大多数是青壮年，直接影响到我国的劳动力资源状况。有的劳动者为了流动方便，拒绝签订劳动合同，也助长了企业违法行为，增加了健康监护、工伤认定和赔偿费用给付的难度。

造成我国职业安全健康形势严峻的原因是多方面的，既与我国仍处于社会主义初级阶段的基本国情有关，也有思想认识不到位、体制机制不顺、法规标准不健全、企业主体责任不落实、技术支撑体系薄弱等方面的问题。

国家安监总局将严格实施职业危害申报制度，建立并实施作业场所职业危害监督检查，实行职业卫生安全许可证管理等三项制度。通过夯实职业安全健康监管基础工作，构筑并完善职业安全健康法规标准体系，职业安全健康技术服务与支撑体系，宣传教育培训体系，以及信息与装备保障四大体系。同时，通过落实企业主体责任，提升企业职业安全健康管理水平。据了解，目前，国家安监总局正组织有关部门及专家就《职业安全健康监督管理规定（草稿）》、《职业卫生安全许可证管理办法（草稿）》、《作业场所职业危害申报管理办法（草稿）》等进行商讨。

【案例分析 13-3】 门卫管理

某公司有 2000 名员工，每天下午 17：30 下班，分两批从一个宽约 5m 的长门出厂，两批时间间隔为 15min，其中大约 40% 的员工乘摩托车上下班。出厂时，隶属于保卫部的两名门卫要对员工是否夹带公司物品出厂进行检查。审核组第一阶段审核时向门卫咨询是否考虑了对高峰时段的员工安全，门卫回答说"每天员工大量上下班的确是个问题，为了防止过分拥挤，公司正准备再聘请两名守卫。"但在建立职业健康安全体系时，保卫部主要考虑了消防等方面的危险，未将上下班人员纳入管理。

答：（1）不符合 GB/T 28002—2001 标准 "4.3.1" 危险源辨识、风险评价和风险控制的策划中组织应建立并保持程序，及持续进行危险源辨识、风险评价和实施必要的控制措施。这些程序应包含常规和非常规活动的要求。（2）不符合事实：工厂上下班时厂门口员工多非常拥挤，在建立职业健康安全管理体系时，没有将员工上下班时的这种情况纳入职业健康安全管理。

习　题

1. 职业安全管理体系的概念与模式是什么？

2. 职业安全健康管理体系的作用？

3. 职业安全健康管理体系与传统的安全管理有什么关系？

4. 简述 OSHMS 的思想体系。

5. 简述职业健康安全管理体系 28 个要素及其相互关系。

6. 企业如何进行 OHSAS18000 认证？

7. 三标管理体系的相同点与不同点有哪些？

8. 简述 OHSMS 体系文件的基本结构。

参 考 文 献

[1] 徐志胜，姜学鹏．安全系统工程[M]．北京：机械工业出版社，2012.

[2] 北京市建协认证中心有限公司．质量/环境/职业健康安全四标整合管理体系教程[M]．北京：中国建筑工业出版社，2012.

[3] 李洪．职业健康与安全(理工科版)[M]．北京：人民邮电出版社，2011.

[4] [澳] 杰夫·泰勒，凯丽·伊斯特，罗伊·亨格尼．职业安全与健康[M]．樊运晓，译．北京：化学工业出版社，2008.

[5] 何学秋，等．安全工程学[M]．徐州：中国矿业大学出版社，2000.

[6] 罗云，樊运晓，马晓春．风险分析与安全评价[M]．北京：化学工业出版社，2007.

[7] 闪淳昌．应急管理：中国模式与实践[M]．北京：北京师范大学出版社，2011.

[8] 汪元辉．安全系统工程[M]．天津：天津大学出版社，2003.

[9] 李树刚．安全科学原理[M]．西安：西北工业大学出版社，2008.

[10] 金龙哲，宋存义．安全科学原理[M]．北京：化学工业出版社，2004.

[11] 金龙哲，杨继星．安全学原理[M]．北京：冶金工业出版社，2010.

[12] 卢岚．安全工程[M]．天津：天津大学出版社，2003.

[13] 张景林．安全学[M]．北京：化学工业出版社，2009.

[14] 景国勋，施式亮，等．系统安全评价与预测[M]．徐州：中国矿业大学出版社，2009.

[15] 高等学校安全工程学科教学指导委员会，中国职业安全健康协会．安全工程师任职资格培训教材[M]．北京：中国石化出版社，2005.

[16] 左东红．安全系统工程[M]．北京：化学工业出版社，2004.

[17] 郑小平，高金吉，刘梦婷．事故预测理论与方法[M]．北京：清华大学出版社，2009.

[18] 章昌顺，郝永梅．事故树分析技术在三峡工程中的应用[J]．水利电力劳动保护，2002，4：25～27.

[19] 张兴荣，李世嘉．安全科学原理[M]．北京：中国劳动社会保障出版社，2004.

[20] 易发久，白沙．全面安全生产：安全生产管理的6大特效系统[M]．北京：电子工业出版社，2009.

[21] 许正权，宋学锋，吴志刚．本质安全管理理论基础：本质安全的诠释[J]．煤矿安全，2007，9：75～78.

[22] 徐志胜．安全系统工程[M]．北京：机械工业出版社，2007.

[23] 吴宗之．重大危险源辨识与控制[M]．北京：冶金工业出版社，2001.

[24] 王香春．本质安全的内涵与外延[J]．煤矿安全，2007，10：85～87.

[25] 王钦方．企业本质安全化模型研究[J]．中国安全科学学报，2005，15(12)：33～36.

[26] 邵辉．安全系统工程[M]．北京：石油工业出版社，2008.

[27] 刘宏．职业安全管理[M]．北京：化学工业出版社，2004.

[28] 刘安，杜在平，王莉英．应用危险性预先分析方法指导拆除工程顺利进行[J]．劳动保护，2003，5：66～67.

[29] 林柏泉，张景林．安全系统工程[M]．北京：中国劳动社会保障出版社，2007.

[30] 廖学品．化工过程危险性分析[M]．北京：化学工业出版社，2000.

[31] 湖北安全生产信息网[OL]．http://www.hbsafety.cn/article/12/240/21/200701/20635.shtml.

[32] 胡毅亭，陈网桦，卫延安．安全系统工程[M]．南京：南京大学出版社，2009.

[33] 高建忠．加油站安全检查表[J]．安全、健康和环境，2006，6(9)：37～39.

[34] 樊运晓，罗云．系统安全工程[M]．北京：化学工业出版社，2009.

[35] 邓琼. 安全系统工程[M]. 西安：西北工业大学出版社，2009.

[36] 陈宝智，吴敏. 本质安全的理念与实践[J]. 中国安全生产科学技术，2008，4(3)：79～83.

[37] 中国安全生产协会注册安全工程师工作委员会，中国安全生产科学研究院. 安全生产管理知识（2011 版）[M]. 北京：中国大百科全书出版社，2011.

[38] 国家应急救援指挥中心官方网站[OL]. http：//www. emc. gov. cn/emc/.

[39] 国家安全生产监督管理总局官方网站[OL]. http：//www. chinasafety. gov. cn/newpage/.

[40] 香港职业安全健康局官方网站[OL]. http：//www. oshc. org. hk/.

[41] 安全文化网[OL]. http：//www. anquan. com. cn/.

[42] 中国职业健康安全协会官方网站[OL]. http：//www. cosha. org. cn/.

[43] 方圆标志认证集团有限公司. 质量、环境及职业健康安全三合一管理体系的建立与实施[M]. 北京：中国标准出版社，2009.

[44] 艾学蛟. 突发事件与应急管理[M]. 北京：新华出版社，2010.

[45] 梁茂春. 灾害社会学[M]. 广州：暨南大学出版社，2012.

[46] [美] 乔治. D. 哈岛，琼. A. 布洛克，达蒙. P. 科波拉. 应急管理概论（第三版）[M]. 龚晶，等译. 北京：知识产权出版社，2012.

[47] 国家电网公司电力生产事故调查规程[M]. 北京：中国电力出版社，2005.

[48] 蒋军成. 事故调查与分析技术（第二版)[M]. 北京：化学工业出版社，2009.

[49] 生产安全事故报告和调查处理条例[M]. 北京：中国法制出版社，2007.

[50] 苗金明，等. 职业健康安全管理体系的理论与实践[M]. 北京：化学工业出版社，2005.

[51] 陈全. 职业安全卫生管理体系原理与实施[M]. 北京：气象出版社，2000.

[52] 王家德，陈建孟. 当代环境管理体系构建[M]. 北京：中国环境科学出版社，2005.

[53] 吴继霞. 当代环境管理的理念建构[M]. 北京：中国人民大学出版社，2003.

[54] 许宁，胡伟光. 环境管理[M]. 北京：化学工业出版社，2003.

[55] [美] 哈默，普赖斯. 职业安全管理与工程（影印本）[M]. 北京：清华大学出版社，2003.

[56] 罗云，程五一. 现代安全管理[M]. 北京：化学工业出版社，2004.

[57] 刘天齐. 环境保护[M]. 北京：化学工业出版社，2000.

[58] 张明顺. 环境管理[M]. 北京：中国环境科学出版社，2004.

[59] 哈佛商学院出版公司. 压力管理[M]. 王春颖，译. 上海：商务印书馆，2011.

[60] [美] 谢弗尔. 压力管理心理学[M]. 方双虎，等译. 北京：中国人民大学出版社，2009.

[61] [美] 西华德（Seaward B L). 压力管理策略健康和幸福之道[M]. 许燕，等译. 北京：中国轻工业出版社，2008.

[62] 张春华，陈佩杰. 压力管理理论与实务[M]. 北京：北京大学医学出版社，2008.

冶金工业出版社部分图书推荐

书　名	作者	定价（元）
安全技能应知应会 500 问	张天启　主编	38.00
安全评价	刘双跃　主编	36.00
安全系统工程（第 2 版）	林　友　等主编	32.00
安全原理（第 3 版）	陈宝智　张培红　主编	29.00
创新思维、方法和管理	张正华　雷晓凌　编著	26.00
大学生创新实践指导	杨向荣　陈　伟　编著	19.00
大学生创业教程	杨向荣　沈文青　编著	19.00
非煤矿山安全知识 15 讲	吴　超　刘　辉　潘　伟　编	20.00
高职院校学生职业安全教育	邹红艳　吕姝宜　主编	25.00
管理学概论	杨红娟　主编	29.00
化工安全	邵　辉　主编	35.00
会展经济学	傅　冰　编著	29.00
机电安全工程	刘双跃　主编	39.00
建设工程生产安全事故典型案例分析	王　超　张成良　刘　磊　编著	50.00
矿山安全工程	陈宝智　主编	30.00
矿山安全评价	夏建波　林　友　何丽华　卢　萍　编著	40.00
矿山及矿山安全专业英语	王光进　孔祥云　编著	38.00
煤矿安全技术与风险预控管理	邱　阳　刘仁路　主编	45.00
煤矿安全监测监控技术实训指导	姚向荣　朱云辉　主编	22.00
煤气安全作业应知应会 300 问	张天启　主编	46.00
燃气安全技术与管理	谭洪艳　于　革　郭继平　主编	35.00
土木工程安全生产与事故案例分析	李慧民　主编	30.00
系统安全评价与预测（第 2 版）	陈宝智　编著	26.00
冶金企业安全生产与环境保护	贾继华　白　珊　张丽颖　主编	29.00
职业健康与安全工程	张顺堂　高德华　主编	36.00
职业卫生工程	杜翠凤　等编著	38.00